S. FISCHER

Hanns-Christian Gunga

EXTREM

Was unser Körper zu leisten vermag

S. FISCHER

Aus Verantwortung für die Umwelt hat sich der S. Fischer Verlag zu einer nachhaltigen Buchproduktion verpflichtet. Der bewusste Umgang mit unseren Ressourcen, der Schutz unseres Klimas und der Natur gehören zu unseren obersten Unternehmenszielen.

Gemeinsam mit unseren Partnern und Lieferanten setzen wir uns für eine klimaneutrale Buchproduktion ein, die den Erwerb von Klimazertifikaten zur Kompensation des CO_2-Ausstoßes einschließt.

Weitere Informationen finden Sie unter:
www.klimaneutralerverlag.de

FSC
www.fsc.org
MIX
Papier aus verantwortungsvollen Quellen
FSC® C083411

Originalausgabe
Erschienen bei S. FISCHER

Satz: Dörlemann Satz, Lemförde
Druck und Bindung: CPI books GmbH, Leck
Printed in Germany
ISBN 978-3-10-397002-9

Für Luise.

Sie denkt. Sie lenkt. Sie schenkt.

Inhalt

Vorwort von Alexander Gerst

Dieses Buch handelt von Menschen in extremen Umgebungen und den Grenzen ihrer Belastung. Ich habe als Astronaut bei der Europäischen Weltraumorganisation ESA nahezu ein Jahr in einer sehr extremen Umgebung zugebracht – dem All. Ohne technische Hilfsmittel ist hier ein Leben nicht möglich – und ohne permanente Unterstützung eines hochqualifizierten Teams sowohl am Boden als auch auf der Raumstation ebenfalls nicht. Eine umfassende theoretische und praktische Vorbereitung für einen Aufenthalt auf der Internationalen Raumstation ISS ist unabdingbar, genauso wie die Bereitschaft, sich auf ein Abenteuer einzulassen. Ein intensives Training hilft, sich gerade in den ersten Wochen in dieser neuen Umwelt zurechtzufinden. Auf der ISS, aus der Perspektive eines sehr entlegenen »Lebensraumes«, ist mir erst richtig bewusst geworden, welch enormer technischer und logistischer Aufwand nötig ist, um ein lebensfähiges Habitat für den Menschen außerhalb der Erde zu schaffen. Umso mehr habe ich – gerade als Geowissenschaftler – die natürlichen Ressourcen unseres Planeten Erde zu schätzen gelernt. Das wird spätestens beim ersten Blick aus dem Fenster eines Raumschiffes klar. Dort unten stehen Sauerstoff, Wasser, Nahrungsmittel »einfach so« zur Verfügung – noch. Aber diese Verfügbarkeit wird zunehmend bedroht durch den Menschen selbst. Nicht nachhaltige Nutzung der Ressourcen, Umweltverschmutzung und der durch den Menschen beschleunigte Klimawandel verringern rasant den natürlichen Lebensraum des Menschen. Die zunehmende Ausdehnung von Wüsten ist hierfür nur ein Beispiel, wodurch die Lebensgrundlage von Millionen von Menschen in Afrika, Asien und Australien jetzt schon zerstört wird. Die wichtigste Grundlage dafür, um diesen Entwicklungen entgegentreten zu können, ist das bessere Verständnis unserer Umwelt und eine unabhängige Perspektive auf uns selbst – von außen. Dies wird nicht nur durch die astronautische Weltraumforschung ermöglicht, sondern auch durch die Erforschung entlegener Regionen unseres Planeten, seien es die Polargebiete, Hochgebirge oder die Tiefsee. Als Humanphysiologe hat Hanns-Christian Gunga in derartigen Regionen gearbeitet und für seine Feldforschungen zum Teil eigene, neuartige Methoden entwickelt. Eine von diesen zur kontinuierlichen Erfassung der Körpertemperatur kenne ich aus eigener Erfahrung sehr gut, denn ich war selbst Teil einer von ihm initiierten mehrjährigen Untersuchungsreihe auf der ISS, die die täglichen Schwankungen der Körpertemperatur in der Schwerelosigkeit untersuchte. Hanns-Christian Gunga beschreibt in diesem Buch aber nicht nur, welche Belastungen Menschen ertragen können, sondern zeigt gleichzeitig auf, wann diese Grenzen für den menschlichen Organismus überschritten werden, und gibt Beispiele, wie andere Organismen in solch extremen Umwelten überleben können. Dieser evolutionäre Blickwinkel eines Humanmediziners ist besonders interessant und dürfte auf seine zusätzliche Perspektive durch das Studium von Geologie und Paläontologie zurückzuführen sein. Was dieses Buch aber wirklich bemerkenswert für mich macht, ist die Verknüpfung von Biographischem und Naturwissenschaftlichem, von Geplantem und scheinbar Zufälligem, was sich erst in der Rückschau zu einem Gesamtbild zusammenfügt. So macht das Buch auch anderen Menschen Mut, ihren ganz eigenen Weg zu suchen.

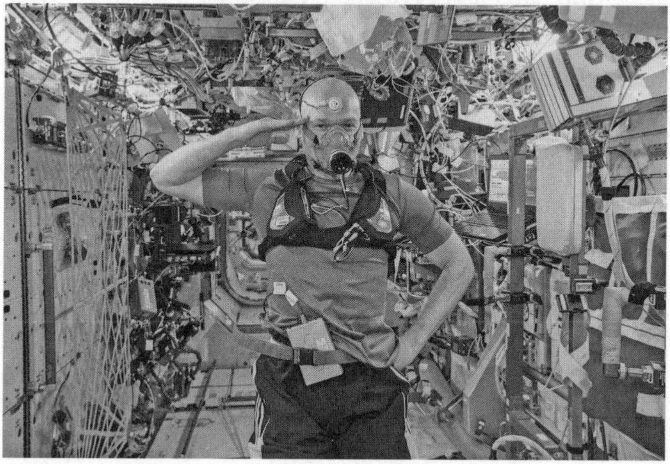

ESA-Astronaut Dr. Alexander Gerst auf der Raumstation ISS bei der Durchführung eines Experimentes zur kontinuierlichen Erfassung der Körpertemperatur (Quelle: European Space Agency, ESA)

Vorbemerkung

Wie reagiert der Körper auf monatelange Schwerelosigkeit, auf den arktischen Winter, auf sauerstoffarme Höhenluft, auf große Hitze oder Flüssigkeitsmangel? Wie ist es möglich, dass etwa Körpertemperatur, Blutdruck oder Pulsfrequenz auch unter extrem unterschiedlichen Bedingungen nur vergleichsweise minimal variieren? Die Wissenschaft hat noch längst nicht alle Geheimnisse des Lebens gelüftet.

Was Menschen zu leisten vermögen, über welche enorme Anpassungsfähigkeit der menschliche Körper verfügt, gibt auch der Medizin immer wieder Rätsel auf. Trotz aller Fortschritte in der medizinischen Forschung, trotz aller diagnostischen und therapeutischen Erfolge, wirft das Leben bis heute Fragen auf, die wir noch nicht beantworten können – deren Beantwortung aber sowohl für die Prävention als auch für die Therapie von Krankheiten ungeheuer wichtig wäre. Nehmen wir zum Beispiel die neuesten Erkenntnisse der Bluthochdruckforschung: Bei Isolationsstudien im Vorfeld zu Langzeitmissionen ins All hat sich überraschend gezeigt, dass die Haut offensichtlich als ein beachtlicher Speicher für Kochsalz im Körper dient. Wer diesen Speicher etwa aus genetischen Gründen nicht aktivieren kann, wird eher unter Bluthochdruck leiden. Nicht ausgeschlossen, dass in Zukunft Pharmakologen ein neues Medikament entwickeln, dass zur Blutdruckregulation therapeutisch in diesen Salzhaushalt der Haut eingreift. Sollten dann Wissenschaftler alle Details dieses physiologischen Phänomens verstanden und ein entsprechend wirksames Medikament entwickelt haben, könnte dies durchaus nobelpreiswürdig sein. Ferner haben neue molekularbiologische Erkenntnisse gezeigt, dass in der menschlichen DNA virale Erbsubstanz – und nicht zu knapp – zu finden ist. Vielleicht mag man das in Zeiten von Covid-19 nicht gern hören: Aber auch wir sind viral! Immerhin beinahe ein Zehntel des menschlichen Erbguts stammt von Erregern viralen Ursprungs ab, die einst in der Entwicklungsgeschichte unsere entfernten Vorfahren infiziert und im Genom des Menschen Spuren hinterlassen haben. Manche diese ursprünglich viralen Gensequenzen übernehmen heute wichtige Funktionen in unserem Immunsystems zur Abwehr von Erregern. Eine wirklich erstaunliche Wandlung vom einstigen Eindringling zum Schutzpatron des Menschen. Ob auch andere Bruchstücke viralen Ursprungs in der menschlichen DNA bestimmte Funktionen haben, ist noch weitgehend unbekannt – und ein spannendes Forschungsfeld. Es ist nicht ausgeschlossen, dass solche Genomsequenzen unter Umständen auch bei pathophysiologischen Veränderungen im Organismus eine Rolle spielen, so etwa beim Auftreten von bestimmten Krebserkrankungen. Sicher ist inzwischen, dass derartige virale Genschnipsel eine tragende Rolle bei der Entwicklung der Säugetiere innehatten, denn nur mit ihrer Hilfe kam es zur Reifung eines funktionsfähigen Plazentagewebes, was die Voraussetzung zur Einnistung des befruchteten Eis und zur ungestörten Weiterentwicklung des Embryos schuf.

Mittlerweile tritt die evolutionsbiologische Forschung insgesamt mehr und mehr in das Blickfeld der biologischen, physiologischen und medizinischen Forschung. So haben beispielsweise aktuelle Genforschungen Hinweise darauf gefunden, dass heutige Träger eines bestimmten Gens, das man schon bei den Neandertalern nachweisen kann, ein bis zu drei Mal höheres Risiko haben, schwer an Covid-19 zu erkranken. Das könnte erklären, warum manche Regionen auf unserem Planeten weniger stark von dieser Infektion betroffen sind als andere. Populationen, die evolutionsbedingt größere Gemeinsamkeiten mit dem Neandertaler aufweisen wie die in Nord- und Osteuropa, könnten demnach statistisch gesehen anfälliger für Covid-19 sein. Warum das so ist, konnte allerdings bisher noch nicht geklärt werden.

Gerade Extremsituationen, zum Beispiel solche Ereignisse wie Pandemien, Hungersnöte, Hitzewellen oder die vollkommene Isolation eines Menschen oder einer Gruppe von Menschen offenbaren oftmals überraschende Zusammenhänge, die uns in Demut erkennen lassen, dass der Mensch in Teilen immer noch ein »unbekanntes Wesen« ist. Die extreme physische und psychische Belastung kann dabei unwillentlich erfolgen, etwa im Rahmen einer Naturkatastrophe, oder willentlich aus beruflichen, sportlichen oder touristischen Gründen. Die medizinische Erforschung des Lebens in solchen extremen Umwelten, von denen der Weltraum zweifellos die lebensfeindlichste darstellt, ist deshalb alles andere als ein medizinisches Orchideenfach; sie motiviert uns, die Grenzen unseres Wissens zu überschreiten, um neue Erkenntnisse zu erlangen.

Von solcher Forschung, die unter teils abenteuerlichen Umständen stattfindet, werde ich in diesem Buch berichten. Wir werden erstaunliche Anpassungsleistungen von Menschen und Tieren kennenlernen, die das Überleben in Arktis und Antarktis, in Wüste oder Hochgebirge möglich machen und deren physiologische Grundlagen ich jeweils so »allgemeinverständlich« wie möglich zu beschreiben versuche, soweit sie bisher überhaupt bekannt sind. Denn entgegen der Annahme, die Wissenschaft habe nahezu alles Grundlegende in der Biologie und Medizin erforscht, tappt sie bei vielen Fragen nach wie vor im Dunkeln. Solche Fragen sind es, die mich als Physiologen umtreiben.

»Das ist ja schön und gut«, mögen Sie, verehrte Leserin, lieber Leser, nun einwenden. Aber was genau heißt das? Was, im Namen des Hippokrates, ist und macht ein Physiologe? Jeder weiß, womit sich ein Kardiologe, ein Orthopäde, ein Augen- oder Hautarzt beschäftigt. Viele wissen, was ein Onkologe oder ein HNO-Arzt beruflich so treibt, auch Pneumologen, Visceralchirurgen und – aufgrund ihrer aktuellen Medienpräsenz – Virologen mag man vielleicht noch kennen. Aber einen »Facharzt für Physiologie« wird wohl noch kaum jemand konsultiert haben. Entsprechend wurde ich schon als Physiotherapeut, Physiker, Psychologe oder Philologe eingeordnet, und freundliche Menschen machten mir Bücher über Astronomie, Astrologie und Demenz zum Geschenk. Aber dass die Berufsbezeichnung derart unbekannt ist, liegt gewissermaßen in der Natur der Sache. Wenn man so will, bin ich ein Arzt für Gesunde – etwa für die ja vergleichsweise topfitten Astronauten auf der Raumstation

ISS. Und das ist durchaus nicht widersinnig. Es geht dabei um mehr als Krankheit oder Gesundheit im herkömmlichen Sinne. Es geht um Wohlbefinden unter den verschiedensten Bedingungen: physisch, psychisch und sozial. Und das erfordert einen ausgesprochen weiten Blick. Denn was für den einen Menschen untragbar ist, mag der andere geradezu suchen, um sich wohl zu fühlen.

Wie aber erklärt sich bei allen biologisch-physiologischen Gemeinsamkeiten solche Unterschiedlichkeit? Und welche Lehren lassen sich daraus ziehen? Geht man diesen Fragen auf den Grund, wird schnell deutlich, dass die Antworten nicht allein von Medizin, Biologie oder Physiologie gefunden werden können. Um das »unbekannte Wesen« Mensch besser zu verstehen, ist tatsächlich ein ganzheitlicher Ansatz erforderlich, der viele andere Wissensgebiete, von der Geologie bis zur Astronomie, von der Paläontologie bis zur Psychologie, einschließt, der aber bei den deshalb erforderlichen »Ausflügen« in andere Wissenschaften stets den Körper des Menschen in den Mittelpunkt stellt. (»Das stimmt ja gar nicht«, würde meine Frau an dieser Stelle einwenden, »es werden ja meistens nur Männer untersucht!« Sie hat, mindestens was die Vergangenheit angeht, nicht unrecht.) Inwiefern also die eine oder andere »medizinfremde« Erkenntnis oder Beobachtung zum Verständnis unseres »Soseins« beiträgt, wird vielleicht nicht immer auf den ersten Blick ersichtlich – und erfordert hin und wieder ein gewisses Durchhaltevermögen. Manchmal fügen sich die Dinge – Was hat unser Herz-Kreislauf-System, unsere Temperaturregulation oder unser Flüssigkeitshaushalt mit dem Urknall zu tun? – eben nur in der Zusammenschau. Das hat sich auch mir erst nach und nach erschlossen, wovon ich im ersten Kapitel erzählen möchte.

Das Verb »erzählen« ist mit Bedacht gewählt. Zwar werde ich auf manche Fachausdrücke nicht verzichten können. Mein Anliegen hier ist aber kein primär wissenschaftliches. Und meine Adressaten sind nicht in erster Linie die geschätzten Kolleginnen und Kollegen, sondern im Grunde jede und jeder an den Wundern des Lebens Interessierte. Rätselhafte Phänomene aufzuklären ist eine spannende, häufig anstrengende und nicht selten abenteuerliche Aufgabe. Wenn es mir gelingt, dies im Folgenden hinreichend anschaulich machen zu können und damit einen bescheidenen Beitrag zum besseren Verständnis des Menschen, im Grunde alles Lebendigen, zu leisten – was zu beurteilen jeder Leserin und jedem Leser vorbehalten bleibt –, würde ich mich glücklich schätzen.

Hanns-Christian Gunga, im Juni 2021

HAARSTRANG
oder
SEIN IST GEWORDENSEIN

Mein Weg zur Physiologie

Wie kommt der Sohn einer evangelischen Pfarrersfamilie dazu, Geologe, Mediziner und Physiologe zu werden? Und was hat die Physiologie, die Wissenschaft von den Funktionen und Abläufen in den Zellen und Organen aller Lebewesen, mit der Entstehung und Entwicklung des Universums, unseres Sonnensystems und unseres Planeten zu tun? Ein persönlicher Rückblick.

Ich bin in einem protestantischen Pfarrhaus in einer katholischen Gegend im Münsterland aufgewachsen. Mein Vater war Pfarrer und meine Mutter Psychiaterin in einem Krankenhaus für psychisch Erkrankte. Eine eigenwillige Mischung, die prägt. Der Alltag meiner Eltern war gekennzeichnet durch Arbeit. Von uns Kindern, meinen beiden Geschwistern und mir, wurden gute Leistungen in der Schule und ein für einen Pastorenhaushalt angemessenes, störungsfreies Verhalten in der Gemeinde erwartet. Bei monatlich stattfindenden Pfarrkränzchen mit Kollegen meines Vaters sangen wir zu Beginn gemeinsam Lieder von Paul Gerhardt und beteten. Alle waren in Schwarz gekleidet. Nur meine Mutter trug Weiß. Anschließend blieben wir Pfarrerskinder unter uns. Waren alle Gäste wieder abgereist, wurde es in der Regel anstrengend: Die Eltern besprachen dann beim Abendessen, was in den anderen Pfarrfamilien offensichtlich nicht so gut lief. Schul- und Drogenprobleme, Pubertätszumutungen und sexuelle Aktivitäten des Nachwuchses waren das Thema. Indirekt sollte meinen Geschwistern und mir damit klargemacht werden, wo die Grenzen verliefen und wovon wir tunlichst die Finger lassen sollten.

Ich hatte der Biologielehrerin einmal im Unterricht von meiner Begeisterung für das Fossiliensuchen erzählt. Da war ich ungefähr zwölf. Kurz darauf rief der Schulrektor bei uns an. Vermutlich eine Schrecksekunde für meine Eltern, denn nicht nur der Mathelehrer hatte bei mir schon des Öfteren einen ausprägten Hang zur Saisonarbeit diagnostiziert. Der Rektor führte allerdings keine Beschwerde, sondern äußerte den Wunsch, mich bei der Fossiliensuche begleiten zu dürfen. Dazu würde er mit mir sogar in einen weiter entfernt liegenden Steinbruch fahren. Bis dahin hatte ich nur in der Nachbarschaft in den Uferböschungen der Lippe gesucht. Diese waren zur Begradigung von Flussläufen, was in den sechziger Jahren mit Vorliebe geschah, mit Kalksteinmaterial aus der Region aufgefüllt worden, und das enthielt zum Teil reiches fossiles Material aus der späten Kreidezeit, der »Oberkreide« von vor etwa 100 bis 66 Millionen Jahren.

Mit Feldbuch, Hammer, Meißeln und der Lokalzeitung im Rucksack – »Der Patriot« eignete sich hervorragend zum

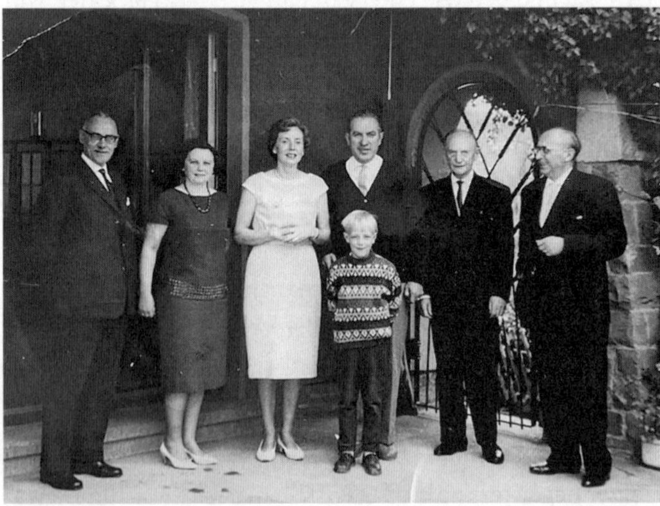

Pfarrkränzchen im elterlichen Pfarrhaus ca. 1966

Einwickeln der Fundstücke; das war gutes, kräftiges und saugfähiges Papier, dessen Druckerschwärze allerdings so manches Mal die Hände färbte – fuhren wir mit dem Fahrrad nach Klieve. Es war ein warmer, sonniger Tag, der Himmel strahlend blau. Die Sommergerste stand schon im Feld, die Fahrradtour mit dem Rektor muss also im Juli gewesen sein. Damals waren die Getreidefelder noch durchsetzt mit leuchtend blauen Kornblumen und mit Klatschmohn, so rot, dass selbst ich, ein Rot-Grün-Farbsinn-Gestörter, die Farbe erkennen konnte. So radelten wir beschaulich durch eine leicht hügelige, ruhige westfälische Landschaft, und am Horizont kam der von Westen nach Osten verlaufende Höhenzug des Haarstrangs immer näher, die südliche Begrenzung der Westfälischen Bucht mit Gesteinen aus dem Turon (vor etwa 90 bis 94 Mill. Jahren) und dem Cenoman (vor etwa 94 bis 100 Mill. Jahren). Am Steinbruch angekommen, säumten zunächst zwanzig Meter hohe Schutthalden den unbefestigten Pfad in die tiefste Sohle des Steinbruchs. Ein feucht-kühler, kalkig riechender Luftzug begleitete uns, stärker werdend, je tiefer wir in die im Schatten liegende Sohle eindrangen. Hier ließ mich der Rektor über die Stratigraphie, über Erdzeitalter, Leitfossilien, die fossilreichen und -armen Schichten, die verschiedenen Qualitäten des Gesteins berichten und fasste den Plan, eine ganze Schulklasse an diesen Ort zu führen. Ich sollte den Unterricht im Steinbruch übernehmen, was in der Tat einige Wochen später geschah. Er hat seine Aufgabe als Pädagoge sehr ernst genommen. Mir gehen die Gedanken an den sommerlichen Ausflug und den Beginn meiner »Lehrtätigkeit« in der Talsohle am Haarstrang nahe. Ich bin dem Rektor noch heute dankbar. Ich glaube, ich habe es ihm nie gesagt.

Einem anderen, weniger direkten Mentor bin ich ebenfalls dankbar. Es muss in der Mitte der sechziger Jahre gewesen sein – zu Zeiten, in denen das Fernsehen noch schwarzweiß war. Emma Peel jagte in der Krimiserie *Mit Schirm, Charme und Melone* in fabelhaften Overalls als Agentin Verbrecher, das Raumschiff *Orion* plante den Rücksturz zur Erde, im Westdeutschen Rundfunk wurde die Sendung zur *Entstehung der Arten* gezeigt, und im ZDF lief die Fernsehreihe *Unser blauer Planet.* Ein weißhaariger Physiker mit eigenwilliger Intonation berichtete aus einem kargen Studio über die Naturgeschichte der Erde. Meistens saß er hinter einem Schreibtisch, die Kamera direkt auf ihn gerichtet, auf einem Drehstuhl, der ihm geringe, aber pointierte Änderungen der Blickrichtung zum Zuschauer ermöglichte, wenn es ihm notwendig erschien, die Aufmerksamkeit besonders zu fördern. Sein Sprachfluss war minimal verlangsamt. Er behielt die Zeit genau im Auge und trug stets eine ans innere Handgelenk gedrehte Armbanduhr, auf die er zwischendurch einen flüchtigen Blick werfen konnte. Alles sehr kontrolliert. Im Hintergrund standen im Studio vereinzelt Pinnwände mit Bildern auf Pappkarton, eine Tafel, vielleicht auch mal ein Globus, aber stets vor ihm auf seinem Schreibtisch: ein schneeweißer DIN-A1-Block mit dicken Kohlestiften. Hierauf skizzierte der Moderator, Heinz Haber, anschaulich komplizierte Planetenbahnen und erläuterte physikalische Gesetze. Nur ausnahmsweise verließ er den Platz hinter dem Schreibtisch und schrieb das Erklärte zusätzlich mit Kreide an die Tafel oder nahm den Globus zu Hilfe.

Was war das Faszinierende, das Besondere an ihm? Er hat kosmologisches und astronomisches mit geologischem Wissen der Erdgeschichte verknüpft. Das war neu. Diese Einbeziehung der Erde hat die entferntesten Galaxien, die Strahlung im All und von der Sonne nah an den Zuschauer herangebracht. Er sprach über Themen, die im schulischen Lehrplan so gut wie keine Berücksichtigung fanden. Was Haber berichtete, evozierte Staunen und Erstaunen, indem er die wunderlichsten Dinge so erklärte, dass man glaubte, in tiefe Geheimnisse eingeweiht zu werden. Er hat das Komplizierte scheinbar einfach gemacht, ohne es zu trivialisieren. In Wahrheit blieb natürlich auch bei ihm vieles rätselhaft, aber gerade das (noch) nicht Enträtselte machte seine Sendung oft spannend wie einen Krimi, und die Kargheit des Studios lenkte das Interesse auf das Wesentliche.

Was ich damals noch nicht wusste: Haber hatte über Jahre hinweg eng mit dem renommierten Physiologen Otto Gauer (1910–1979) zusammengearbeitet. Der hatte das Physiologische Institut an der Freien Universität Berlin in den sechziger Jahren mit aufgebaut und zu einem Zentrum medizinisch-physiologischer Forschung von überregionaler Bedeutung gemacht. Otto Gauer war Kreislaufphysiologe und interessierte sich für die Auswirkungen von Gravitationskräften auf das Herz-Kreislauf-System des Menschen, insbesondere auf die Durchblutung des Gehirns. Durch seine Experimente kam er zu dem (richtigen) Schluss, dass die plötzlich eintretende Bewusstlosigkeit von Piloten, die gefürchteten »Blackouts« bei raschen Richtungsänderungen, auf eine Minderversorgung des Gehirns mit Blut zurückführen ist. Heinz Haber beschrieb mit mathematisch-physikalischem Verständnis die Vorgänge, die beispielsweise bei Flugmanövern eine Rolle spielten.

Direkt nach dem Krieg war Gauer, mit Haber und anderen führenden Luft- und Raumfahrtwissenschaftlern, in den Gebäuden des ehemaligen Kaiser-Wilhelm-Instituts in Heidelberg von den Amerikanern interniert worden, auch um sicherzustellen, dass diese Experten nicht in die Hände der Sowjets fielen. Gemeinsam arbeiteten die beiden während der Internierung in Heidelberg an dem Buch *German Aviation in World War II* und an einer theoretischen Arbeit mit dem Titel *Man under gravity-free conditions* – der weltweit ersten Publikation, die sich mit den möglichen Auswirkungen der Schwerelosigkeit auf den menschlichen Körper beschäftigte. Anfang der 1950er Jahre wurde Otto Gauer mit über 60 anderen Wissenschaftlern und Technikern in einer geheimen, von den Amerikanern durchgeführten Aktion namens »Operation Paperclip« über Mexiko in die Vereinigten Staaten gebracht. Dort hatten sie die Aufgabe, den Auf- und Ausbau des amerikanischen Luft- und Raumfahrtprogramms der NASA zu unterstützen. Erst 1960 kehrte Gauer aus den USA nach Deutschland zurück – gemeinsam mit Heinz Haber.

Dessen gleichnamiges Taschenbuch zur Sendung *Der blaue Planet* war das erste wissenschaftlich ausgerichtete Buch, das ich in einem Zug durchgelesen habe. Die darin behandelten Themen faszinierten mich, machten mich sowohl neugierig als auch mitteilungsbedürftig. Ich verfasste Wettbewerbsartikel über meine Voraussagen für die nächsten 50 Jahre und schrieb Beiträge zur Geologie des Tals der Pöppelsche, eines Baches im Kreis Soest am Haarstrang, in der Schülerzeitung *Iris* des Gymnasiums Kolleg Schloss Overhagen. Ein Organ, das sich in dieser Zeit ganz überwiegend mit Che Guevara, Fidel Castro, Rudi Dutschke, Black Power, den Ostermärschen oder prügelnden Polizisten auseinandersetzte und die neuesten Musikstücke von den Beatles oder Procol Harum feierte. Ich besorgte mir weitere Bücher zur Geologie-Paläontologie und Astronomie.

Nicht allzu überraschend fand alsbald ein kleines Teleskop seinen Weg in den elterlichen Garten. In den Wintermonaten gestattete unser Grundstück nach Süden hin einen ausgezeichneten Blick auf Orion, seinen Nebel und die Planeten hoch am Himmel. Unter den paläontologischen Büchern nahm Herbert Wendts *Ehe die Sintflut kam* sicherlich eine besondere Stellung ein, sonst hätte ich es mir nicht antiquarisch Jahrzehnte später wieder besorgt, dieses bibeldicke Buch mit zwei Seelilien aus dem Jura auf dem gelb-weißen Umschlag – Seelilien, die aus der Sammlung des Urwelt-Museums Hauff stammten. Die Geschichten und Erzählungen zur Paläontologie, das verstehe ich heute, waren offensichtlich eine willkommene Flucht aus der Enge des elterlichen Pfarrhauses – und weckten meinen Wunsch, Paläontologie zu studieren. Physiologie als Fachgebiet war mir damals so dunkel und weit weg wie das Präkambrium.

Es begann also mit Tagträumen beim Fossiliensuchen am

Haarstrang und in kalten, klaren Winternächten am Teleskop im Garten. Damals standen der Mensch und sein Körper, seine Physiologie, für mich noch nicht im Mittelpunkt. Erst später kristallisierte sich hier der Wunsch heraus, zu verstehen, wie die Dinge zusammenhängen – der Körper, die Welt und der Kosmos. Ich habe mich manchmal gefragt, warum dieses Interesse nicht schon in der Jugend einsetzte. Vielleicht hing es mit dem Pfarrhaus, genauer gesagt, mit dem Protestantismus zusammen. Körperlichem und Genussvollem zu entsagen ist bekanntlich im Protestantismus eine besondere Tugend, eine Charakterstärke. Man legte Wert auf ein geradezu aristokratisches Bewusstsein von Freiheit, basierend auf einer geordneten, innengeleiteten Lebensführung, und war dadurch zu allem und jedem auf ein wenig Distanz bedacht. Geist und Geistvolles standen im Mittelpunkt, nicht der Körper.

Gleichwohl war unser Zuhause ein offenes Haus. Betrat man es, hing dort im Windfang, der durch eine Pendeltür vom Innenraum des Hauses abgetrennt war, ein kleines, wirklich bescheidenes, einfaches Kreuz und daneben eine farbige geologische Karte des Sauerlands im Maßstab 1:200 000. Mit farbigen Stecknadeln waren darauf Fundorte für Fossilien und Mineralien in der Umgebung markiert. Der eine oder andere Besucher verweilte ein wenig irritiert davor, bis die Erklärung folgte, dass dies das Hobby eines der Kinder sei. Die Besucher traten, derart aufgeklärt, dann ins Pfarrhaus ein und wurden ins große »Herrenzimmer« linker Hand geführt. Zu jeder Tages- und Nachtzeit konnte dies passieren. Pfarrhaus, Pfarrer, Pfarrfamilie und Gemeinde wurden als eine Einheit gesehen. Die Familie hatte deshalb in Fragen der weltlichen und christlichen Lebensführung gegenüber der Gemeinde stets eine Vorbildfunktion. Das bedeutete für uns, meinen Bruder, meine Schwester und mich: Wir waren unter ständiger Beobachtung. Mein Vater nahm manches »Missverhalten« wahr, sagte aber mit einer gewissen Bauernschläue nichts, sondern wartete zunächst die Kommentare der Mutter ab, um sich dann von ihr auffordern zu lassen, sich doch bitte in das Gespräch oder die Konflikte einzuschalten. Religiöse Dinge vermittelte er erfrischend unmissionarisch, und frömmelnde Lebensweisen waren ihm – Gott sei Dank – zutiefst suspekt; ein *Haupt voll Blut und Wunden* wollte er sich nicht zu eigen machen. Für allerlei knifflige Fragen des täglichen Lebens fand er erstaunlich praktische Lösungen, die er mit seinem Gewissen mühelos in Einklang bringen konnte. Martin Greiffenhagens *Verweltlichung der Heilsbotschaft,* als ein Charakteristikum des evangelischen Pfarrhauses, hatte er voll verinnerlicht. Seine Predigten verfasste er meistens am Samstagabend im besagten Herrenzimmer. Kleine, lose DIN-A5-Blätter in gestochen scharfer, sehr individueller Schrift beschrieben. Gedanken, an einem viel zu kleinen Schreibtisch verfasst, dessen Schublade ein Sammelsurium aus mehreren Tintenfässern in unterschiedlichstem Blau – den Etiketten nach aus mehreren Jahrzehnten –, verschiedenen Füllern, Klebstoff, Tauf- und Heiratsurkunden beherbergte. Bei dieser Tätigkeit war er sehr konzentriert. Auf der Kanzel löste er sich dann aber in der Regel von den Manuskriptseiten und »verkündigte das Wort« in einfachen

Sätzen mit kräftiger, eindringlicher Stimme, und »um das Gemüt zu stärken«, wie er sagte, wurde mit Unterstützung des Organisten Ufer, der alle Register der kleinen Orgel zog, ausgiebig im Gottesdienst gesungen. Für seinen Religionsunterricht am Gymnasium Schloss Overhagen war er berühmt, denn dieser erfolgte in der Kapelle des Schlosses. Er parkte seinen kleinen weißen BMW 2002 direkt vor der Kapelle und packte Projektor, Lautsprecher, Leinwand und Filmrollen aus der Kreisfilmbildstelle aus. Vor dem Altar zog er dann die Leinwand hoch, nahm die Filmrollen aus den großen Aluminiumdosen und spannte die volle Filmrolle vorne und die leere hinten ein. Jetzt musste nur noch das Einfädeln des Zelluloids gelingen, und schon ratterte ein Film in der Kapelle los: *12 Uhr mittags* von Fred Zinnemann oder Erica Andersons *Albert Schweitzer*. Ein Western? Das mutet doch ein wenig befremdlich an, *Albert Schweitzer* kann man ja noch nachvollziehen. Was er uns im Religionsunterricht damit näherbringen wollte, war einmal mehr Haltung, Gewissen, Berufung, das Sich-Bekennen zu etwas. Seine Haltung, seine unkonventionelle Unterrichtsform brachte ihm nicht nur Anerkennung evangelischer Schüler ein, sondern auch einiger katholischer, die diesem Religionsunterricht lieber beiwohnten – das rührte ihn. Er war immer mehr Seelsorger als Pfarrer.

Wenn es die weitere Gemeindearbeit in der Woche zuließ, fuhr er mich zu Veranstaltungen in verschiedenen Volkshochschulen in der Region, so dass ich mehr über die Geologie unserer Umgebung erfahren konnte. Ich würde heute zu gern wissen, was er sich damals dabei gedacht hat, als er sich mit mir in ein Auditorium setzte und einem Vortrag zuhörte, der sich mit den Korallen des Devons und der Kreidezeit im Sauerland beschäftigte, gehalten von einem Paläontologie-Professor der Universität Münster in tiefstem österreichischem Dialekt. Wen interessiert das denn? Wie auch immer – beide Eltern zeigten jedenfalls Interesse an dem, was mich interessierte, und dies ist wohl entscheidend, weil es bestärkt.

Mutter war intellektuell, schnell, schlagfertig, scharfsinnig, und ihrer Beobachtungsgabe entging nichts. Sie besaß eine kolossale Empathie für geistig und körperlich Behinderte, baute allerdings in der Familie einen starken Bindungsdruck auf, dem ich mich irgendwie entziehen konnte – oder sie ließ dieses Sich-Entziehen bei mir aus irgendeinem Grund eher zu; meinen Geschwistern gelang dies nach eigenen Angaben nur bedingt, um es ein wenig euphemistisch ausdrücken. Sie achtete penibel darauf, dass die Vorbildfunktion des Pfarrhauses nicht angekratzt wurde. Ein aufschlussreiches Beispiel hierfür stellt ein banaler Möbeltransport dar. Ich hatte bei dem Bundeswettbewerb »Reporter der Wissenschaft« den Sonderpreis des Rundfunks gewonnen und mir von dem Preisgeld bei einem Trödler in Lippstadt einen Schreibtisch aus Eiche mit zahlreichen Schubfächern und einem hübschen Furnier gekauft. Als es um den Transport des Objekts nach Münster ging, bat ich einen Studienfreund darum, mir seinen geräumigen Mercedes Kombi dafür zu leihen, was dieser auch tat. So fuhr ich von Münster nach Hause und parkte den Wagen direkt vor dem Elternhaus. Nun ja, zugegebenermaßen, war es kein

»normaler« Kombi, sondern ein weitgehend entkernter, schwarzer Kombi, dem man durchaus noch ansah, dass früher darin andere Möbel aus Eiche bewegt wurden. Meinen Vater amüsierte das, Mutter war schier entsetzt: *Was sollen denn die Leute denken – schaff das Ding weg!* Ja, das war ihr immer sehr wichtig, dass die draußen in der Gemeinde nichts anderes dachten als das, was man von einem Pfarrhaus gemeinhin zu denken pflegt. Mein Vater war da wesentlich entspannter. So verwundert es auch nicht, dass er beim jährlichen Schützenfest in Benninghausen mit anlegte, um den Holzvogel runterzuholen, während Mutter hingegen alle Daumen drückte, dass der Vogel doch bitte bei seinem Schuss noch oben bleibt. Sie konnte da gar nicht hinsehen.

Zum Leben war zu Hause immer genug da. Die Eltern waren Stolz darauf, zu sagen, dass jeder von uns 20 Semester studieren könne – nur Achtung, auch hier wurde engmaschig kontrolliert; Arbeiten, Scheine, Examina, alles war vorzuweisen, nicht erst auf Nachfrage. Brauchte man zusätzlich Büchergeld, auch kein Problem, aber bitte nur gegen Quittung. Und wir? Wir hatten auch kein Problem, diese Vorgabe von 20 Semestern umzusetzen. Überlappend studierte mein Bruder erst Theologie, dann Medizin, meine Schwester zunächst Psychologie und wechselte dann vor dem Abschluss in die Theologie, und ich begann zunächst mit dem Geologie-Paläontologie-Studium, dann in den höheren Semestern kam die Medizin hinzu.

In das Medizinstudium bin ich tatsächlich eher beiläufig geraten, im Anschluss an ein Gespräch mit einer Kommilitonin in der Mensa am Aasee in Münster. Sie hatte mich darauf aufmerksam gemacht, dass noch am gleichen Tag um 24 Uhr die Bewerbungsfrist für das Medizinstudium im nächsten Semester abläuft und in diesem Jahr noch zurückliegende Studiensemester als Wartezeit dafür angerechnet würden. Das gab mir zu denken. Ich verließ umgehend die Mensa, suchte die notwendigen Unterlagen zusammen, machte mich nach Dortmund auf, reichte exakt eine Viertelstunde vor Abgabeschluss um Mitternacht meine Bewerbungsunterlagen bei der Zentralstelle für die Vergabe von Studienplätzen (ZVS) ein und erhielt dann tatsächlich einen Studienplatz – auch noch in Münster. Lag diesem spontanen Handeln ein Plan zugrunde? Nein. Hatte ich etwas zu verlieren? Nein. Vielleicht war ich einfach nur neugierig, wohin das führt, und beobachtete die weiteren Entwicklungen einfach. Viel konnte ich auch gar nicht machen, denn inzwischen hatte ich eine Halbtagsstelle – dies Detail wird noch wichtig sein – im Geologischen Institut angenommen und studierte – ganz im Ernst! – die Rückseite des Mondes; ich komme darauf zurück.

Die ganze Angelegenheit mit dem Studienplatz behielt ich für mich. Es gab damals allzu viele Studenten, die sich eigentlich nur in das Geologie-Studium einschrieben, um Grundlagenfächer wie Biologie, Chemie und Physik belegen zu können. Nach dem Erwerb dieser Scheine bestand für sie die Möglichkeit, sich dann in höhere Semester für das Medizinstudium einzuklagen. Das wurde verständlicherweise am Geologie-Institut nicht so gern gesehen, und mit jenen Studenten wollte ich mich nicht gemein machen. Allerdings profitierte auch ich davon, dass mir in der Tat viele Scheine für das Medizinstudium sofort anerkannt wurden. So kam es, dass ich mich in den ersten Semestern nur auf ein paar Pflichtveranstaltungen konzentrieren musste, um im Medizinstudium weiter voranzukommen: morgens Präparationskurs an der Leiche im Anatomischen Institut, nachmittags Erkundungen auf der Rückseite des Mondes, so sah mein Studienalltag aus.

Von den optionalen Veranstaltungen, die ich in dieser Zeit belegte, blieb mir besonders der Kurs zur Darstellung von Wissenschaft in Film und anderen Medien in Erinnerung. Dieses spezielle Interesse verdankte sich nicht nur meiner jugendlichen Begeisterung für die Sendungen von und mit Heinz Haber, sondern es rührte auch daher, dass ich in den siebziger Jahren mit dem Dokumentarfilmer Martin Schliessler aus Baden-Baden Kontakt aufgenommen hatte. Seine interessanten Berichte über riskante Expeditionen – vornehmlich zu Ostern und Weihnachten im Fernsehen gesendet – hatten mein Interesse geweckt. Er folgte in seinen Dokumentarfilmen Alexander von Humboldt den Orinoco hinauf oder bestieg auf seinen Spuren den Chimborasso. Er verdiente sein Geld mit solchen Reportagen und Vorträgen, die ihn in die entlegensten Orte auf diesem Planeten brachten. Das gefiel mir.

Der Kontakt mit Schliessler half mir, meine eigenen Reiseberichte für Zeitungen, Zeitschriften und Vortragsabende über Marokko zu professionalisieren. Ein Land, das gut in ein paar Tagen zu erreichen war und zudem – aus damaliger Sicht – für viele Bundesbürger noch als relativ exotisch galt. Seit den ersten Semestern im Geologie-Paläontologie-Studium war ich jährlich in den Semesterferien zur Fossiliensuche dorthin aufgebrochen, komplettierte so meine nordafrikanische Ortskenntnis, zog im Anschluss als Redner des *Document-Vortragsrings* (München) mit Diaprojektor, Leinwand und Mitbringsel in die einsamsten Volkshochschulen Deutschlands und hielt Vorträge in Kneipen, Jugendherbergen, Werkshallen, der Urania und später auf Kreuzfahrtschiffen. So gelang es mir, neben dem Studium, über diese »Expeditionen« jeweils genug Geld für die nächste Tour zu beschaffen.

Als nach sechs Semestern die Geländearbeit für die geologische Diplomarbeit näher rückte, entschied ich mich naheliegend für eine Arbeit im Antiatlas Marokkos. Alle Vorbereitungen und Genehmigungen des Ministère de Mines in Rabat lagen vor, da brach im Frühjahr 1976 endgültig der schwelende Westsaharakonflikt aus. Marokko führte Krieg gegen die Frente Polisario, die Freiheitskämpfer der Sahrauis, der Bevölkerung in dieser Region an der Atlantikküste Nordwestafrikas. Sie hatten nach dem Abzug der ehemaligen Kolonialmacht Spanien ein Jahr zuvor die Demokratische Arabische Republik Sahara ausgerufen und damit das Königreich Marokko herausgefordert. Diese politischen Entwicklungen machten alle meine Planungen zunichte, und ich war gezwungen, eine Alternative zu suchen.

Zusammen mit Stephan, einem Freund aus Jugendtagen, übernahm ich daraufhin eine geologische Kartierung der Montes de Toledo in Zentralspanien. Für mehrere Wochen schlugen wir in Porzuna, einem winzigen Dorf in der

La Mancha, unser Lager auf. Dies bestand aus einem schon damals uralten VW-Bus mit getrennter Windschutzscheibe und klapprigen seitlichen Flügeltüren, die schon mal bei der Fahrt aufsprangen, und einem trapezartigen, geräumigen Zelt, dem das Innenzelt fehlte, das dafür aber Tische, Stühle, einen Gaskocher, eine Gaslampe und die Vorräte, allerlei Konserven und Trockensuppen, beherbergte. Am Abend unter freiem Himmel erzeugte die Gaslampe eine besonders behagliche Lagerstimmung. Die Fundstücke des Tages, Gesteine und Fossilien, wurden auf einem Tapeziertisch ausgebreitet, näher gesichtet und beschriftet. Danach erfolgte die Übertragung der Aufzeichnungen ins Feldbuch, samt Hinweisen über die Fundorte oder die räumliche Lage der Gesteinsschichten sowie das von Geologen so genannte »Streichen der Gesteine«. Dieses Streichen der Gesteinsschichten wird mit Hilfe eines geologischen Kompasses ermittelt, neben dem Hammer, Bleistift und Feldbuch das wohl unbestritten wichtigste Instrument eines Geologen im Gelände. Bei dem Geologenkompass sind interessanterweise West und Ost vertauscht und die 360° Einteilung verläuft linkssinnig, also gegen den Uhrzeigersinn. Dies erfolgt aus praktischen Gründen, da beim Hantieren mit dem Geologenkompass beim Anlegen an die Gesteinsschichten die Kompassnadel immer Richtung Norden verbleibt. Um zusätzlich die Lage des Kompasses zu kontrollierten, verfügt dieses Standardwerkzeug eines Geologen über eine kleine, eingebaute Wasserwaage und ein Pendelklinometer, mit dem der Einfallswinkel der Gesteinsschichten bestimmt wird. Die Messergebnisse wurden dann in eine topographische Karte übertragen. So fügte sich Stück für Stück das Bild einer geologischen Karte der Montes de Toledo zusammen. Als besonders hilfreich erwiesen sich dabei Schwarzweiß-Luftaufnahmen, die wir uns vor der Abreise aus Münster in Luftbildarchiven besorgt hatten. Mit einem einjustierten Feldstereoskop, das ganz ähnlich funktioniert wie ein *Viewmaster*, dessen dreidimensionale Bilderscheiben mich schon in Kindertagen in Erstaunen setzten, konnten wir auf unserem Tapeziertisch in Porzuna ein überhöhtes, dreidimensionales Bild unseres Kartierungsgebietes erzeugen. Was für ein wunderbares Werkzeug! So konnte manche nochmalige Begehung des Geländes vermieden werden, besonders solcher Areale, die sich durch überdimensional große Zecken und unterschiedlich kolorierte Schlangen im Gelände auszeichneten.

Und natürlich ließ sich am Tapeziertisch nicht nur gut arbeiten, sondern auch prächtig tafeln – die Dorfjugend nahm daran begeistert teil, und mancher Abend endete später in der einzigen Bar des Dorfes an der Plaza Central bei Los Hermanos. Wir schienen eine willkommene Abwechslung zu sein. Die örtlichen Vertreter der Guardia Civil mit ihrem für uns komisch anmutenden Tricornio, lackierten Dreispitz-Hüten mit einem trapezförmigen Hutaufschlag am Hinterkopf, interessierte eher die Arbeitserlaubnis für unser seltsames Treiben in Porzuna. Aber hierauf waren wir gut vorbreitet gewesen. Ein entsprechend voluminös abgestempeltes Schreiben auf Spanisch aus Münster und Madrid hatten wir griffbereit.

Geebnet hatte den Weg für diese Untersuchungen der deutsche Geologe Franz Lotze. Er hatte seit Jahrzehnten in Spanien und Marokko geforscht, dort enge Kontakte bis in die Ministerien aufgebaut und war von 1948 bis 1968 Direktor des Geologisch-Paläontologischen Institutes der Westfälischen Wilhelms-Universität Münster gewesen. Einer seiner zahlreichen Schüler, Lutz Bischoff, führte die Studien in Spanien fort und spezialisierte sich auf Luftbildgeologie, ein Spezialgebiet, das ich als Geologiestudent zunehmend interessant fand. So wurden die neuen Möglichkeiten der Luftbildgeologie zum Thema meiner Diplomarbeit im engeren Sinne und führten mich zur Auswertung von Daten, die der LANDSAT-2-Satellit über Zentralspanien ermittelt hatte. Hierzu reiste ich zur Deutschen Forschungs- und Versuchsanstalt für Luft- und Raumfahrt e. V. (DVLR) nach Oberpfaffenhofen, die damals unter dem Kosenamen Konsonantenverein firmierte.

Nach Erhalt des Diploms wurde mir dann die besagte Halbtagsstelle im Geologischen Institut angeboten, um dabei mitzuhelfen, hochauflösende Aufnahmen der APOLLO-15-, -16- und -17-Missionen fotogeologisch auszuwerten. Die Arbeit war eingebunden in den Sonderforschungsbereich (SFB) Planetologie »Erde-Mond-System« an der Westfälischen Wilhelms-Universität in Münster. Der SFB untersuchte die Frage, ob der Mond am Anfang seiner Entwicklungsgeschichte vollständig geschmolzen war oder sich aus kalten, umherirrenden Trümmerteilen in der Frühphase des Planetensystems gebildet hat. Wie aktuell diese wissenschaftliche Frage noch heute ist, mag man daran erkennen, dass die chinesische Mondsonde »Chang'e 5« im November/Dezember 2020 bei ihren wissenschaftlichen Missionszielen unter anderem exakt dieser Fragestellung nachging. Unsere damaligen Berechnungen zur Abkühlungsrate der Masse des Mondes ließen den Schluss zu, dass, wenn der Mond am Anfang vollständig geschmolzen war, sich heute Verwerfungen nachweisen lassen müssten, insbesondere auf der Rückseite, dem Hochland des Mondes. Die Rückseite des Mondes, im Gegensatz zur Vorderseite, ist durch keine großen Einschläge gestört worden und damit in weiten Teilen älter als die Vorderseite, die ausgedehnte Maria-Gebiete, die sogenannten »Mondmeere«, aufweist. Diese Maria nehmen insgesamt 16,9 Prozent der Mondoberfläche ein. Ihre auffällige Gruppierung auf der erdnahen Seite führt zur Ausbildung des eigentümlichen »Mondgesichts«. Entstanden sind die Maria durch erstarrte Lavaüberflutungen im Anschluss an große Einschläge vor etwa 3,1 bis 3,8 Milliarden Jahren. Die angesprochenen Verwerfungen im Hochland auf der Rückseite des Mondes mussten laut unseren Berechnungen geologisch gesehen sehr viel jüngeren Datums sein – kaum älter als circa 200 Millionen Jahre. Man kann sich das so vorstellen, dass der Mond durch die langsame Abkühlung über Milliarden Jahre schrumpft wie ein liegengelassener Apfel auf dem Tisch. Tatsächlich konnten wir diese sehr zarten Strukturen nach intensiver Suche anhand der APOLLO-Aufnahmen nachweisen.

Für diese Arbeit wurden wir zunächst heftig kritisiert, als allgemein akzeptierte Lehrmeinung galt, dass der Mond kalt ist und immer kalt war. Dreißig Jahre später – im Jahr

2010 – sitze ich im Café de Normandie in der Kantstraße und lese im Wissenschaftsteil des *Tagesspiegel* die Nachricht aus dem Fachjournal *Science*, wonach eine amerikanische Forschungsgruppe nun eindeutige Hinweise darauf gefunden habe, dass der Mond am Anfang gänzlich geschmolzen gewesen sein muss. So, so. Wissenschaftlich erfuhren die Arbeiten der Forschergruppe Planetologie im Nachhinein dadurch eine gewisse Anerkennung – immerhin. Anderseits war ich damals buchstäblich auf der Rückseite des Mondes gelandet und hatte mich dort irgendwie verirrt, den Boden verloren. Vielleicht war ich zu jenem Zeitpunkt einfach ein wenig zu weit hinausgeschwommen und hatte Gegenströmungen nicht wahrgenommen. Kurzum, mein amerikanischer Doktorvater war »not amused«, als ich ihm mein Medizinstudium offenbarte, und es kam – wenig überraschend – zum Bruch. Der Arbeitsvertrag wurde nicht verlängert, und ein Promotionsstipendium, dass ich bei der Deutschen Studienstiftung angestrebt hatte, wurde abgelehnt. Punkt.

Ich nahm daraufhin für einige Monate eine noch offene Assistentenstelle im Paläontologischen Institut an und grub für ein Projekt der Deutschen Forschungsgemeinschaft im Sauerland Iguanodonten – schlicht gesagt: Dinosaurierknochen – aus der Kreidezeit aus, die zur Rekonstruktion einer ungewöhnlichen Fossillagerstätte bei Brilon führten. Eine nüchterne Analyse der eigenen Situation ergab: Ambitionen auf eine Promotion in Münster kannst du getrost vergessen, was auch hieß: Schließ mit der Geologie-Paläontologie ab und konzentriere dich auf das Studium der Humanmedizin. Ich rang mit mir und hatte eine ganze Weile an der Angelegenheit zu knabbern. Meine Mutter fand diesen verstörenden Prozess, der sich über ein halbes Jahr hinzog, erstaunlicherweise eher gut, wobei mir nicht ganz klar war: Fand sie es gut, weil ich mich mit mir selbst eingehender auseinandersetzen musste oder weil mir jemand einfach Grenzen aufgezeigt hatte? Wie auch immer, sie machte kaum Aufhebens daraus, und gab mir mit der Bemerkung »Das könnte dich doch auch interessieren« einen Beitrag aus dem *Deutschen Ärzteblatt*. Der Artikel behandelte die Deutsche Raumfahrtmission Spacelab-1 und die medizinische Forschung des Dr. Ulf Merbold an Bord des Space Shuttle im All. Das klang in der Tat interessant. Ich wusste zu diesem Zeitpunkt nicht, dass eine der Untersuchungen auf dem Raumflug auf den Arbeiten des Physiologen Otto Gauer beruhte. Sein Experiment zur Erforschung der Veränderungen des zentralen Venendrucks in der Schwerelosigkeit hatte er noch kurz vor seinem Tod bei der Europäischen Raumfahrtbehörde ESA eingereicht; die Versuche wurden von seinem Schüler Prof. Karl Kirsch fortgeführt.

Um aus der persönlich misslichen Lage in Münster herauszukommen, schien mir zunächst ein Studienplatz-, genauer: ein Ortswechsel angebracht, im heutigen »Beratersprech« eine Disruption, möglichst schnell, möglichst weit weg – von Münster. Klingt einfach, war und ist aber auch heute im Medizinstudium nicht so leicht zu arrangieren, denn man muss einen Tauschpartner finden. Ich fand ihn, genauer gesagt sie, 1984 in Berlin. Ich war zuvor nur einmal, kurz vor meinem Abitur 1973, in tristen, nebligen, kalten Januartagen mit der Abiturklasse für ein paar Tage dort gewesen. Schon vier Jahre früher hätte ich die Gelegenheit haben können, die geteilte Stadt zu besuchen. Bei einem Aufsatzwettbewerb der katholischen Jugend Nordrhein-Westfalens hatte ich für den Beitrag »Meine Voraussagen für die nächsten 30 Jahre« den ersten Preis gewonnen: eine Reise nach Berlin. Ein schöner Preis. Leider konnte ich ihn nicht einlösen, denn ich war noch nicht sechzehn. So gab es ein Preisgeld, das ich für ein nagelneues Mofa verwenden konnte, was meinen Radius zur Fossiliensuche im Sauerland erheblich erweiterte. Dem Mofa verpasste ich den Namen »Dino« – mit silberner Farbe –, was meine Eltern mit Zurückhaltung tolerierten, einige Klassenkameraden sonderbar fanden und im günstigsten Fall belächelten. Meine Voraussagen für den Zeitraum von 1970 bis zum Jahr 2000 sind im Übrigen überwiegend nicht eingetreten; wir haben in der Zwischenzeit weder Mond noch Mars besiedelt, noch die Bildung von Nervenzellen durch Gabe künstlicher Botenstoffe vermehren können. Beides aber rückt jetzt für die nächste oder übernächste Dekade näher.

In einem Ringtauschverfahren, an dem vier Universitäten beteiligt waren, gelangte ich also zu einem Studienplatz in Berlin. Die Medizinstudentin mit dem Nachnamen Glück, die sich in Berlin und insbesondere in Neukölln, wo sie lebte, überhaupt nicht glücklich fühlte, konnte ihr Glück gar nicht fassen, dass tatsächlich jemand mit ihr den Studienplatz tauschen wollte. Sie überließ mir ausgesprochen gern ihren Medizinstudienplatz an der Freien Universität und ging zurück nach Westdeutschland. Ich hingegen war beim Wechsel auf Berlin geradezu fixiert, weil es eine Jugendliebe dorthin verschlagen hatte. Ihr Vater, ein bekannter Wurstfabrikant, dessen Produkte mit dem Emblem einer Mühle einen überallhin verfolgten, hatte der Tochter einen der begehrten Medizinplätze durch Einklagen an der Freien Universität »besorgen« können. Sie wohnte jetzt in einer beschaulichen Altbauwohnung im dritten Stock eines Hinterhauses der Gleditschstraße in Schöneberg. Dort zog ich mit zwei Koffern in den ersten Märztagen 1984 ein – und schon bald wieder aus. Ich fand eine Wohnung in der Droysenstraße, nahe dem Kurfürstendamm in Charlottenburg. Diese neue Unterkunft wies eine astronomische Besonderheit auf: Nur einmal im Jahr zur Sommersonnenwende gegen 12 Uhr mittags fielen Sonnenstrahlen in die Parterrewohnung, aber auch nur dann, wenn in der sechsten Etage im Vorderhaus ein Fenster gekippt war. Im Berliner Sprachgebrauch wurde dieser Teil des Hauses auch Gartenhaus genannt. Die kleine, dunkle Zweizimmerwohnung wurde für die nächsten Jahre mein Rückzugsort und Anlaufpunkt für zahlreiche Freunde aus Westdeutschland. Jetzt, in Berlin angekommen, kam ich alsbald zu dem Schluss, dass es vermutlich das Beste wäre, Vergangenes endgültig abzuhaken und sich zügig ein neues Promotionsthema zu suchen.

Zufällig las ich Anfang 1984 im Berliner *Tagespiegel* einen Artikel über die Forschungsreise zweier Wissenschaftler in die USA: Prof. Winau vom Medizinhistorischen Institut und Prof. Kirsch, dem oben erwähnten Otto-Gauer-Schüler, vom Physiologischen Institut der Freien Universität

Berlin. Im Rahmen einer Forschungsarbeit im Auftrag der Deutschen Forschungsgemeinschaft hatten sie dort noch lebende deutsche Luft- und Raumfahrtexperten der 1930er Jahre interviewt, um mehr über die Hintergründe der *Operation Paperclip* auf deutscher und amerikanischer Seite und die beteiligten Institutionen zu erfahren. Bei ihren Recherchen stießen die beiden Wissenschaftler in einer Garage in San Antonio (Texas) auf den *Report from Heidelberg 1945–1947*, einer mit Schreibmaschine getippten und mit eingeklebten Schwarzweißfotos gespickten Kladde. Darin wurde die Zeit der Luft- und Raumfahrtexperten, unter anderem von Otto Gauer und Heinz Haber, im ehemaligen Kaiser-Wilhelm-Institut in Heidelberg beschrieben. Die Broschüre war offensichtlich als *unofficial report* unter der Aufsicht von Colonel Robert J. Benford, der die Operation vor Ort leitete, zusammengestellt worden. Einige der in Heidelberg internierten Personen, wie beispielsweise die Luftfahrtmediziner Hermann Becker-Freyseng und Siegfried Ruff, wurden später im Nürnberger Ärzteprozess, in dem das dunkelste Kapitel der deutschen Luft- und Raumfahrtmedizin aufgearbeitet wurde, wegen Kriegsverbrechen angeklagt. Heinz Haber und Otto Gauer gehörten nicht zu diesem Personenkreis. Dieser *Report from Heidelberg* beschreibt die konkrete Zielsetzung der stabsmäßig organisierten Zusammenführung der im Dritten Reich führenden Luft- und Raumfahrtexperten im Kaiser-Wilhelm-Institut unmittelbar nach Kriegsende. Der Report ist insofern interessant, weil er ganz unverblümt die eigentlichen Ziele der amerikanischen Aktion im Juni 1945 benennt: die wissenschaftliche Ausbeutung (*exploitation*) der deutschen Raketenwissenschaftler und Luftfahrtmediziner. Kenntnisse, die darüber hinaus auf keinen Fall in die Hände der Russen fallen sollten und die letztlich dazu geführt haben dürften, dass die Amerikaner ein Vierteljahrhundert später vor den Russen auf dem Mond landeten.

Eine Randnotiz in dem Zeitungsartikel weckte mein besonderes Interesse: Die Berliner Forscher waren in den USA auf einen Wissenschaftler aufmerksam geworden, der in Berlin im Kaiserreich bis in die 1920er Jahre Pionierarbeit in der Luftfahrtmedizin geleistet hatte, über den aber so gut wie nichts mehr bekannt war. Der Name dieses Wissenschaftlers ist Nathan Zuntz. Ich machte mich an die Arbeit. Fünf Jahre später, 1989, wurde ich an der Freien Universität Berlin mit dem Thema *Leben und Wirken des Berliner Physiologen Nathan Zuntz unter besonderer Berücksichtigung seiner Bedeutung für die Höhen- und Luftfahrtmedizin* bei Karl Kirsch promoviert. Nathan Zuntz, der fast 40 Jahre, von 1881 bis 1918, an der Königlich Landwirtschaftlichen Hochschule in Berlin gewirkt hatte, ist eine Schlüsselfigur in der Ideengeschichte der Höhen- und Luftfahrtmedizin und hat grundlegende Beiträge zur Ernährungs- und Stoffwechselphysiologie geleistet. Er verfasste über 700 wissenschaftliche Publikationen. Dreimal wurde er für den Nobelpreis in Medizin-Physiologie vorgeschlagen. Und dennoch führten die Ausgrenzung im Dritten Reich wegen seiner jüdischen Wurzeln sowie die Wirren des Zweiten Weltkriegs dazu, dass er in der deutschen Medizingeschichte in Vergessenheit geriet.

Das Thema für die Promotion wirkte wie eine Initialzündung. Was ich verteilt erlebt hatte, fügte sich auf einmal mühelos zusammen und entfaltete eine ungeahnte Dynamik. Zunächst war es schon ungewöhnlich, dass ich bereits im Mai 1987 eine Assistenzstelle in der Arbeitsgruppe Karl Kirsch antreten konnte. Kirsch hatte diese Stelle bereits mehrere Monate nicht besetzt, weil sich nach seiner Ansicht kein geeigneter Kandidat gefunden hatte und er – aus Erfahrung – ein Prinzip hatte: lieber keinen Assistenten als einen, der nicht ins Team passt. Allerdings, endlos offenhalten kann man eine Stelle am Institut auch nicht, sonst droht die Streichung oder Umwidmung. Seine Betreuung, unsere Zusammenarbeit im Rahmen der Dissertation gestaltete sich sehr zielführend, und er ließ durchblicken, dass er mich gern einstellen würde, aber nicht könnte, da ich ja noch nicht fertig sei, er jetzt aber schnell handeln müsste, um die Stelle nicht zu verlieren. Irgendwie beschäftigte ihn das Thema offensichtlich weiter, und er rief mich eines Tages im Frühjahr 1987 hektisch an und fragte: Haben Sie für ihr Geologie-Studium einen Hochschulabschluss? Das war die Lösung. Ich reichte meine Bewerbung mit dem Diplom ein und wurde im Mai 1987 als Geologe am Physiologischen Institut eingestellt, obgleich ich mein Medizinstudium ja noch gar nicht abgeschlossen hatte – Kirsch war beim Studium der Stellenausschreibung der FU Berlin aufgefallen, dass nur »ein Hochschulabschluss« gefordert wurde, nicht irgendein bestimmter. Wie ich in den nächsten Jahren merken sollte, hatte er großes Geschick darin, sehr unkonventionelle Lösungen zu finden – insbesondere dann, wenn formale Hürden für die Erreichbarkeit eines Ziels scheinbar im Wege standen. Ein bezeichnendes Beispiel hierfür trug sich wenige Monate nach meiner Einstellung in der Arbeitsgruppe zu. Die medizinisch-technische Mitarbeiterin äußerte den Wunsch nach einem Spiegel im Umkleideraum. Eine entsprechende Bestellung wurde an die Verwaltung geschickt und postwendend abgelehnt. Daraufhin bestellte er für die Abteilung im Physiologischen Institut einen »Humanreflektor« – der wurde anstandslos genehmigt.

Für die erste richtige gemeinsame wissenschaftliche »Feuertaufe« bot sich alsbald Gelegenheit. 1988, ich hatte inzwischen mein Staatsexamen abgelegt und die Approbation als Arzt erhalten, stand eine Forschungsreise in die Subsahara nach Ghana an. Die Gesellschaft für Technische Zusammenarbeit (GTZ), heute Gesellschaft für Internationale Zusammenarbeit (GIZ), hatte um eine Untersuchung der Arbeitsbedingungen in ghanaischen Goldminen gebeten. Hier spielen sowohl die physischen und klimatischen Belastungen innerhalb und außerhalb der Minen eine Rolle als auch der allgemeine Gesundheitszustand und die Ernährungssituation der Belegschaft. Ein wichtiges und interessantes Thema, ein hervorragender Einstieg für mich in die Physiologie des Menschen in extremen Umwelten.

Nach den Untersuchungen in den Bergwerken, die mir auf ihre Weise durch das Geologiestudium nicht fremd waren, knüpfte ich an die wissenschaftlichen Studien zum Thema Höhenphysiologie von Nathan Zuntz an und konzentrierte mich in den neunziger Jahren auf die Anpassungen des Menschen an mittlere und große Höhen in Alpen und Anden, bei Ausdauerbelastungen und in Isolation. Im Speziellen untersuchte ich die Bildung und Ausschüttung des blutbildenden Hormons Erythropoietin, vermutlich besser bekannt unter dem Akronym EPO. Da es Hinweise darauf gab, dass die Bildung dieses Hormons unter Schwerelosigkeit im All vermindert ist, konnte ich entsprechende Forschungen auf Shuttle und Sojus-Missionen ausdehnen. So war ich aus den Tiefen der Bergwerke, über Ausdauerbelastungen und das Hochgebirge nun im All gelandet. 1997 fasste ich für meine Habilitation diese verschiedenen experimentellen Studien im Labor und Feld zusammen und wurde noch im gleichen Jahr zum Privatdozenten ernannt. Jetzt wurde es – wie für jeden Privatdozenten – erst richtig spannend: Wann und wo und wie erfolgt der Ruf auf eine Professur?

In meinem Fall war vor allem das »Wie« recht interessant, weil zeitgeschichtliche Ereignisse meinen weiteren akademischen Werdegang entscheidend bestimmen sollten: der Fall der Mauer 1989, die nachfolgende Wahl von Berlin zur Regierungshauptstadt sowie die Gründung der DARA im gleichen Jahr. Die DARA, die Deutsche Agentur für Raumfahrangelegenheit mit Sitz in Bonn, übernahm Management- und Projektträgeraufgaben der damaligen DFVLR sowie des damals zuständigen Bundesministeriums für Forschung und Technologie (BMFT) in Sachen Raumfahrt. Die Aufgaben der DARA waren die Erstellung der von der Bundesregierung zu verabschiedenden deutschen Raumfahrtplanung, die Durchführung der deutschen Weltraumprogramme sowie die Vergabe von Aufträgen und Zuwendungen im Rahmen der vorhandenen Raumfahrtmittel, beispielsweise an die Universitäten, sowie die Wahrnehmung deutscher Raumfahrtinteressen im internationalen Bereich, insbesondere in der Zusammenarbeit mit der Europäischen Weltraumorganisation (ESA). Als nun Bundeskanzler Kohl und Gorbatschow im Rahmen der Verhandlungen zur Wiedervereinigung zusammentrafen, wurde unter anderem auch eine gemeinsame Raumfahrtmission ins Auge gefasst (MIR'92).

Kurz darauf erreichte Karl Kirsch ein Anruf der DARA aus Bonn, ob er kurzfristig in der Lage sei, ein medizinisches Experiment für die MIR'92 bereitzustellen. Das ließ sich durchaus machen. Das Tieftemperaturlabor der Freien Universität, direkt in Sichtweite auf dem Campus unseres damaligen Physiologischen Instituts in Berlin-Dahlem, baute das Messinstrument. Es war ein Ultraschallgerät zur Erfassung der Schnittdicke der Haut am Kopf und an den Beinen, um Flüssigkeitsverlagerungen im Gewebe entlang der Körperachse beim Astronauten / Kosmonauten unter Schwerelosigkeit zu erfassen. Dass der Bau und die Erprobung des Geräts so schnell und reibungslos vonstattengingen, beruhte auf der engen Zusammenarbeit mit der DARA, den Kollegen der russischen Raumfahrtbehörde und der Tatsache, dass ein ähnliches Messinstrument für die im nächsten Jahr (1993) geplante deutsche D-2-Shuttle-Mission STS-55 (englisch *Space Transportation System*) bereits entwickelt worden war. Wir testeten das Instrument in der Klimakammer des Instituts sowie bei Belastungsfahrten in der Zentrifuge und übergaben es der russischen Raumfahrtbehörde.

Im Frühjahr 1992 startete mit dem deutschen Kosmonauten Klaus-Dietrich Flade an Bord die einwöchige Mission von Baikonur aus ins All. Flade war der erste westdeutsche Raumfahrer, der die sowjetische Raumstation MIR besuchen konnte. 1997, fünf Jahre später, folgte Dr. Reinhold Ewald und blieb für einen Monat auf der Station. Im Rahmen dieser Mission MIR'97 konnte ich ein Experiment zur Blutbildung bei Langzeitaufenthalten im All durchführen, dessen Ergebnisse im angesehenen Journal *Lancet* publiziert wurden. Beide Missionen, MIR'92 und MIR'97, waren entscheidend für die Vertrauensbildung. Sie legten den Grundstein für die erfolgreiche Zusammenarbeit zwischen Russland und Deutschland in der Raumfahrt, die sich bis heute auf der Internationalen Raumstation ISS fortsetzt. Raumfahrt ist eben auch Völkerverständigung, das haben Kohl und Gorbatschow früh und gut erkannt.

Im Oktober 1997 ging die DARA im Zuge einer Reorganisation der deutschen Raumfahrtaktivitäten in der Deutschen Forschungsanstalt für Luft- und Raumfahrt (DLR) auf. In der Raumfahrtagentur in Bonn und in der Raumfahrtindustrie wuchs gleichzeitig die Erkenntnis, dass es sicher sinnvoll sein könnte, einen wissenschaftlichen Schwerpunkt »Raumfahrtforschung« in den Universitäten und Forschungseinrichtungen der Regierungshauptstadt aufzubauen. So kam es im Jahr 2000 auf Initiative des DLR zur Gründung des Zentrums für Weltraummedizin Berlin (ZWMB), in dem im Gründungsjahr sechs Forschergruppen der Freien Universität zusammengeschlossen waren. Gleichzeitig wurden mit der Raumfahrtindustrie EADS (heute AIRBUS, Bremen), Kayser-Threde (heute OHB, Bremen) und mit einem privaten Stifter, dem Berliner Mediziner und gleichzeitigem Vertreter der Jüdischen Ärzte in Deutschland Dr. Skoblo, erste Gespräche mit dem Ziel aufgenommen, eine Stiftungsprofessur für Weltraummedizin an der Freien Universität Berlin einzurichten. Das erschien den Stiftern notwendig, weil die Professur von Karl Kirsch an der Freien Universität den ominösen Verwaltungsvermerk »k.w.« enthielt – kann wegfallen. Mit diesem Kürzel waren Stellen versehen, die mit dem Ausscheiden des Amtsinhabers dem Institut aus Kosteneinsparungsgründen verlorengehen sollten. Die Gespräche mit den verschiedenen Organisationen und ihren Vertretern inklusive der Universität gestalteten sich zunächst gar nicht einfach, da damals Stiftungsprofessuren an der Freien Universität ein Novum waren.

Dann überschlugen sich die Ereignisse. Ein potenzieller großer Stifter sagte ab, ein neuer musste gefunden werden. Das gelang zwar, doch dann endete am 1. Februar 2003, nach zweiwöchigem Aufenthalt im All, die 113. US-Shuttle-Mission STS-107 mit dem tragischen Absturz der *Columbia*, bei dem alle sieben Besatzungsmitglieder ums Leben kamen. Mir war bewusst, dass sich die Einrichtung der Stiftungsprofessur, auf die ich mir Hoffnung machte, nun um Jahre verschieben könnte, weil laufende und geplante bemannte Raumfahrtprojekte auf »hold« gestellt würden. Zu meinem Erstaunen teilte der Stifterverbund diese Meinung nicht und trieb die Angelegenheit zügig voran – und so erfolgte die öffentliche Ausschreibung der Professur für Weltraummedizin und Extreme Umwelten im Sommer 2003. Drei Bewerber gelangten in die Endrunde, die Berufungskommission setzte mich auf *primo loco* – wie es so schön heißt –, Platz eins, und so erhielt ich den Ruf auf die Nathan-Zuntz-Stiftungsprofessur für Weltraummedizin und Extreme Umwelten.

Was folgte, war eine etwas skurril ablaufende Festveranstaltung zur Einrichtung der Stiftungsprofessur im großen Festsaal der Neuen Synagoge mit der markanten goldenen Kuppel in der Oranienburger Straße in Berlin-Mitte. Alle Stifter und circa 200 Gäste aus Politik, Wissenschaft und Wirtschaft hatten sich dort zusammengefunden. Nach der Begrüßung durch den Direktor der Synagoge ergriff der ehemalige Bürgermeister von Berlin, Walter Momper, das Wort, in dessen Amtszeit sich bekanntlich der Fall der Berliner Mauer ereignet hatte. Er begrüßte mich als sowjetischen Raumfahrtmediziner, der jetzt seinen Platz in Berlin an einer Berliner Universität gefunden habe. Ein Sinnbild, wie er betonte, für das Zusammenwachsen der Völker nach dem Mauerfall – schönes Bild, das eben nur nicht ganz der Realität entsprach. Da war seinem Redenschreiber offensichtlich ein Fehler unterlaufen. Der eine oder andere Bekannte im Auditorium war kurzfristig auch ein wenig irritiert, ich nahm es mit Humor und hielt anschließend einen Vortrag über Leben und Werk von Zuntz.

Doch worum ging es bei alldem? Was waren die wesentlichen Themen, die im Rahmen der Stiftungsprofessur als Nächstes von mir in Angriff genommen werden sollten? Ich fand das Thema Blutbildung, Erythropoietin, ausgereizt und wandte mich der Thermoregulation des Menschen zu, ein Thema, mit dem ich mich seit den 90er Jahren intensiver beschäftigt und dafür die Hauptvorlesung übernommen hatte. Im Labor experimentierte ich damals mit Wärmefluss-Sensoren herum, um den Wärmeaustausch des Menschen mit der Umgebung besser beschreiben und quantifizieren zu können. Das Projekt wurde finanziert durch die DARA und führte zu einem ersten Messgerät. Dieses wurde nach 2003 weiterentwickelt und kam für ein Forschungsprogramm der ESA 2008 unter dem Namen »Thermolab« auf die Internationale Raumstation ISS. 2014 wurden die Messungen dort abgeschlossen. Es zeigte sich, dass der Wärmeaustausch zwischen Astronaut und Umgebung in der Schwerelosigkeit deutlich vermindert ist und es bei schwerer körperlicher Arbeit zu einem raschen Körpertemperaturanstieg kommt. Das waren in dem Ausmaß völlig unerwartete Ergebnisse, über die wir 2018 in den *Nature Scientific Reports* berichteten. Da der Verlauf der Körpertemperatur über den Tag hinweg ein wichtiges Signal für die Synchronisierung einer Vielzahl von Körperfunktionen darstellt, wurden die Untersuchungen auf der Internationalen Raumstation ISS bis 2019 fortgesetzt. Die Auswertungen dieser Thermolab-Studien dauern zurzeit noch an, aber Planungen für ein neues, verbessertes System sind bereits angelaufen, die nach erfolgreichen Tests auf der ISS vielleicht den Weg zum Mond schaffen: *Gateway*. Dann wäre auch ich wieder zum Mond »zurückgekehrt«.

Bei all diesen Wegen hat mich übrigens der Schreibtisch meines Vaters über die Jahre begleitet. Die tiefblaue Tintenfarbe seiner Tintenfässer hat sich an mehreren Stellen bis heute ringförmig im Holz der eschefarbigen Arbeitsfläche erhalten. Keine Predigten mehr, aber Forschungsanträge, Artikel und Vorlesungen werden daran konzipiert. Es ist offensichtlich, beide Berufe, Pfarrer und Hochschullehrer, weisen viele Gemeinsamkeiten auf. Die Suche nach Erkenntnis und das Zweifeln dürfen, ja, sogar müssen als zusammenhängender Kern des Aufklärungsgedankens gelten, auch als Kern der protestantischen Aufklärung. Diese Suche und das Zweifeln haben zwar zum Ziel, das Leben zu verbessern, doch ist dieses Ziel in einem endlichen Sinne nicht erreichbar. Weil wir, die Menschen, niemals »fertig« sind. Wir entwickeln uns permanent weiter, die Evolution ist ein unabschließbarer Prozess, der erst mit dem Tod endet – und der bereits lange vor der Entstehung des Lebens eingesetzt hat. Evolution in diesem Sinne umfasst nicht nur die bekanntlich erstmals von Charles Darwin beschriebene »Entstehung der Arten«, sondern beginnt bereits lange vorher, mit dem sogenannten Urknall, als Entstehung und Entwicklung unseres Universums. Es mag verwirrend klingen, aber das Leben ist unter ganz besonderen »galaktischen« Bedingungen entstanden, und dieses Erbe tragen wir weiterhin in uns. Das gilt es bis heute mindestens zu bedenken, wenn es um unser Wohlbefinden geht. Um das Leben und den Menschen zu verstehen, ist es deshalb angeraten, zunächst einmal einen Blick auf längst vergangene, »leblose« Zeiten zu werfen – auf unsere kosmische Herkunft.

URKNALL
oder
DAS UNIVERSUM IN UNS

Vom Weltall ins Naturkundemuseum

Was haben der menschliche Körper und seine Funktionsweise mit der Entstehung des Universums zu tun, das sich über Jahrmilliarden entfaltete, bevor der Mensch erstmals die Szenerie betritt? Aus welchen Grundstoffen besteht das Leben? Welche Rolle spielt der Mond dabei? Und wieso interessiert sich ein Physiologe für die Anfänge von Zeit und Raum – und landet dabei am Ende im Berliner Naturkundemuseum, beim Brachiosaurus brancai?

Ich habe also schon in meiner Jugend nicht nur in der Erde gebuddelt und endlose Kubikmeter steinerne Ablagerungen zertrümmert, sondern auch in die Sterne geschaut. Nach meinem Geologiestudium konnte ich dann beides verknüpfen, indem ich gewissermaßen auf der Rückseite des Mondes gegraben habe. Mit dem Studium der Medizin geriet schließlich die menschliche Natur in den Fokus, die ja das Resultat einer sich über Millionen Jahre vollziehenden Entwicklung ist und im Grunde schon lange vor der »Menschwerdung« einsetzt. Insofern lag es mehr als nahe, meine nur scheinbar unterschiedlichen Interessengebiete zusammenzuführen. Nur so, nur in solcher Zusammenschau, davon bin ich überzeugt, lassen sich die Rätsel, die uns das Leistungsvermögen des Menschen bis heute aufgibt, lösen. Und nicht nur das. Wenn wir aus denselben »Stoffen« sind wie unser Planet, wie das Universum, wird unmittelbar einsichtig, dass wir, indem wir die Natur schädigen, uns selbst Schaden zufügen. Und das ist, was seit Jahrzehnten mit zunehmender Tendenz geschieht. Diesen Selbstzerstörungsprozess, der innerhalb kürzester Zeit die über Jahrmilliarden entstandenen Lebensgrundlagen bedroht, gilt es zu stoppen.

Wir sind Teil der baryonischen Materie. Was ist das? Der Körper besteht aus etwa 76 chemischen Elementen. Woher kommen die? Wie unterscheidet sich unsere Körperzusammensetzung von der umgebenden Materie im All? Und welche physikalischen und chemischen Voraussetzungen ermöglichen oder gefährden ein Leben auf unserem Planeten? Was die chemische Häufigkeitsverteilung der Elemente angeht, unterscheidet sich unser Körper natürlich vom All. Ist die Blickrichtung atomistisch, bestehen wir massenmäßig zum ganz überwiegenden Teil aus Sauerstoff. Ist die Blickrichtung chemisch, hauptsächlich aus Wasser. 60 Prozent macht diese Verbindung aus Wasserstoff und Sauerstoff beim erwachsenen Mann aus, beim Neugeborenen sogar 75 Prozent, beim älteren Menschen deutlich weniger. Die chemischen Grundbausteine, aus denen wir bestehen, sind aus kosmischen, katastrophalen Ereignissen hervorgegangen.

Wir wollen uns deshalb in diesem Abschnitt skizzenhaft mit der Entwicklung des Alls, des Planetensystems, der Erde und mit der Evolution des Lebens beschäftigen. Hier hat es eine Reihe neuer, bemerkenswerter Erkenntnisse seit meinen jugendlichen Ausführungen in der Talsohle des Steinbruchs aus der Oberkreide am Haarstrang gegeben – und einige davon haben Rückwirkungen auf unsere Physiologie bis heute. Damals im Steinbruch in Klieve in den sechziger Jahren erzählte ich dem Rektor, dass das Alter der Gesteine aus der Oberkreide auf etwa 80 Millionen Jahre geschätzt wird, das Alter der Erde auf 4,5 Milliarden und das des Universums auf neun Milliarden Jahre. An den ersten beiden Schätzungen hat sich in der Zwischenzeit nicht viel geändert. Allerdings liegt das Alter des Universums nach neuesten Berechnungen bei circa 13,8 Milliarden Jahren seit dem Urknall. Damals formte sich die uns bekannte Materie, die oben schon einmal erwähnte »baryonische Materie«. Die Bezeichnung »baryon« leitet sich vom altgriechisch βαρύς (barýs), ›schwer‹ oder ›gewichtig‹, ab und wurde von Kosmologen eingeführt. Der Begriff dient ihnen dazu, verschiedene Formen von Energie im Universum beschreiben zu können. Dabei setzt sich die baryonische Materie aus Quarks und Leptonen zusammen, die wiederum aus Mesonen und Baryonen und vermutlich noch weiteren Teilchen bestehen. Wir wollen uns an diesem Punkt nur vergegenwärtigen, dass es zum einen *diese* Materie ist, die wir mit den ausgefeiltesten Methoden quantitativ und qualitativ untersuchen, um deren Strukturen und Verhalten bei unterschiedlichen chemischen und physikalischen Zuständen zu verstehen, und zum anderen, dass wir selbst einen winzigen, offenbar sehr speziellen Teil dieser Materie im Universum darstellen. Nach Berechnungen der Kosmologen, Astrophysiker und Astronomen macht diese baryonische Materie nur ganze vier Prozent im gesamten Universum aus. Die anderen 96 Prozent (!) des Universums bestehen zu etwa 73 Prozent aus dunkler Energie (*dark energy*) und zu 23 Prozent aus dunkler Materie (*dark matter*). Ich stelle mir als Physiologe vor, nur vier Prozent des Gesamtsystems »Körper« zu kennen und von diesem geringen Anteil aus auf die Funktion des Gesamtorganismus und seine Regelkreise zurückschließen zu müssen – Astrophysiker und Kosmologen sind mutig, dürfen es vermutlich auch sein. Biologen haben es da deutlich schwerer, weil sich Leben mathematisch-physikalischen Rechenmodellen häufig entzieht und sich allenfalls in Teilbereichen mit quantitativen Methoden beschreiben lässt.

Bleibt die Frage: Woher kommen die chemischen Elemente, und wie sieht es mit der Verteilung im All und im Menschen aus? Bereits drei Minuten nach dem Urknall entstanden die ersten Elemente im Universum, aus denen auch unser Körper besteht, wie zum Beispiel Wasserstoff. Andere Elemente aus dem Periodensystem wie Helium oder Lithium folgten. 99,8 Prozent der baryonischen Materie bestehen aus Wasserstoff (92,9 %) und Helium (6,9 %). Die übrigen 118 Elemente im Periodensystem machen demnach ganze 0,2 Prozent der Materie im Universum aus. Ungefähr 10 000 Jahre nach dem Urknall sind Materie und Energie nahezu gleichmäßig im Universum verteilt. Geringfügige Unterschiede in der Verteilung der Materie führen unter dem Einfluss der Gravitation circa 300 000 Jahre später zur Bildung erster Sterne. Heute sind diese ersten Sterne als Quasare am Rand des Universums zu finden und besitzen ein Alter von etwa 13,6 Milliarden Jahren. Drei bis fünf Milliarden Jahre nach dem Urknall bildeten sich die ersten von mittlerweile eine Billion Galaxien. Für die Bildung dieser Systeme spielten wiederum kleine Dichteunterschiede und der Einfluss der Schwerkraft eine wichtige Rolle. Wir können heute diese Unterschiede in der Dichteverteilung innerhalb unseres Universums sichtbar machen, da es dadurch zu Temperaturunterschieden im Universum kommt. Diese Unterschiede sind zwar winzig – weniger als 0,0002 °C, aber mit ausgeklügelten Messtechniken erfassbar.

Eine von dieser Billion Galaxien ist unsere Milchstraße, eine Spiralgalaxie. In ihrem Zentrum befindet sich ein Schwarzes Loch. Hier ist die Schwerkraft so stark, dass noch nicht mal Licht entweichen kann. Für unsere kurzen Betrachtungen zur Entstehung und zum Fortbestand des Lebens auf der Erde ist hier entscheidend, dass unsere Sonne und ihr Planetensystem in einem ganz besonderen Teil der Galaxie liegen. Wir befinden uns – glücklicherweise – 26 000 Lichtjahre vom Zentrum der Galaxie entfernt, wobei ein Lichtjahr rund 10 Billionen Kilometern entspricht, der Strecke, die das Licht in einem Jahr zurücklegt. Damit haben wir eine hinreichende Distanz zum Schwarzen Loch im Zentrum der Milchstraße und seiner hochradioaktiven Umgebung, die das Entstehen von Leben, wie wir es kennen, unmöglich macht. Unsere Sonne befindet sich in einem Seitenarm, auch Orion-Cygnus genannt, der Milchstraße und gehört damit zur »bewohnbaren Zone« in der Galaxie. Langsam, sehr langsam, in 225 bis 250 Millionen Jahren, rotiert diese Galaxie einmal um ihre Achse. Das nennen die Astronomen dann ein kosmisches oder galaktisches Jahr. Die Milchstraße ist eine mittelgroße Spiralgalaxie, hat einen Durchmesser von circa 100 000 Lichtjahren und zählt etwa 200 Milliarden Fixsterne wie unsere eigene Sonne.

Ein Fixstern von der Größe unserer Sonne produziert seine Energie durch Kernfusionsprozesse, wobei er immerhin pro Sekunde 600 Millionen Tonnen Wasserstoff zu 596 Millionen Tonnen Helium fusioniert. Die fehlenden vier Millionen Tonnen stellen die in Form von Strahlung freiwerdende Energie dar. Der große Verlust an Sonnenmasse pro Sekunde mag zunächst beunruhigen, aber bei der Größe der Sonne macht dieser Verlust seit Beginn der Bildung unseres Planetensystems vor 4,6 Milliarden Jahren gerade einmal ein Tausendstel aus. Fällt unser kosmischer Heizstrahler aus, sinken die globalen Temperaturen innerhalb eines Tages auf 0 °C, innerhalb von 10 Tagen auf minus 70 °C Celsius, und nach einem Jahr fänden wir uns bei minus 269 °C wieder, einer Temperatur nahe dem absoluten Nullpunkt (–273,15 °C). Man stelle sich nur mal vor, unsere Sonne hätte zu Beginn 50 Prozent mehr Masse gehabt. Dann wäre unsere Erde von Anfang an sehr viel höheren Temperaturen ausgesetzt gewesen. Außerdem hätten die höheren Fusionsraten von Wasserstoff zu Helium dazu geführt, dass die Sonne eine wesentlich kürzere Lebenszeit gehabt hätte. Wie eine Kerze im Wind hätte sie heller geleuchtet, vermutlich wäre schon nach zwei Milliarden Jahre Schluss gewesen, und die Evolution des Lebens auf der Erde – wenn es sie denn gegeben hätte – wäre irgendwo auf halbem Wege stehengeblieben.

Unsere Altvorderen haben um die Bedeutung der Sonne offensichtlich intuitiv gewusst, davon zeugen die diversen Sonnengottheiten in den unterschiedlichen Kulturen und Religionen der Welt. Ein Grund mehr, sich diesen kosmischen »Heizstrahler« und seine Physik aus heutiger Sicht ein wenig genauer anzuschauen, denn die Sonne spielt sowohl für die Entstehung und die Evolution von Leben auf der Erde als auch direkt für unser Wohlbefinden eine elementare Rolle. Hierzu ist es notwendig, die unterschiedlichen Strahlungsanteile der Sonne zu kennen. Grundsätzlich gilt es hier zunächst die Sonnenstrahlung, auch Solarstrahlung genannt, vom Sonnenwind, einer Teilchenstrahlung, zu unterscheiden. Die Solarstrahlung ist Teil des elektromagnetischen Spektrums der Sonne und wird durch die Wärmeabstrahlung der heißen Sonnenoberfläche produziert. Sie hat die größte Intensität im Bereich des sichtbaren Lichts (Sonnenlicht), enthält aber unter anderem auch Anteile von Röntgen- und Infrarotstrahlung. Abhängig von der Wellenlänge wird diese Sonnenstrahlung von der Erdatmosphäre mehr oder weniger stark absorbiert. Die an der Erdoberfläche eintreffende Intensität dieser Strahlung hängt zudem stark vom Wetter und vom Sonnenstand ab. Die Sonnenstrahlung braucht rund 100 000 Jahre, um aus dem Kern der Sonne, wo sie im Zuge der Kernfusionsprozesse entsteht, an die Oberfläche der Sonne zu gelangen. Diese Verzögerung kommt dadurch zustande, dass die Strahlung unzählige Kollisionen mit anderen Kernen auf dem Weg nach außen erfährt, was sie ablenkt, zurückwirft und ihre Geschwindigkeit abbremst. Hat die Sonnenstrahlung schließlich die Oberfläche der Sonne erreicht, braucht es nur acht Minuten bei Lichtgeschwindigkeit, bis diese Strahlung auf der Erde eintrifft.

Was genau passiert, wenn diese Strahlung auf die relativ kühle Sonnenoberfläche (circa 3000 °C), auf die Millionen Grad heiße Corona der Sonne und auf ihr extrem starkes Magnetfeld trifft, ist Gegenstand laufender Untersuchungen. Die Sonnenmissionen *Solar Orbiter* der Europäischen Weltraumbehörde ESA und die NASA-Sonde *Parker Solar Probe* sollen hier sprichwörtlich Licht ins Dunkel bringen.

Diese Forschungssonden sollen unter anderem klären, welche Faktoren das »Weltraumwetter« beeinflussen. Schlechtwetter kennt man ja, aber was ist ein »Weltraumwetter«? Davon wurde am Ende der *Tagesschau* noch nie berichtet. Beim »Weltraumwetter« spielen nun die Sonnenwinde eine zentrale Rolle. Dabei handelt es sich um elektrisch geladene Gasteilchen, die sich mit hoher Geschwindigkeit von der Sonne wegbewegen. Die Ursache sind koronale Massenauswürfe und Sonneneruptionen, nicht unähnlich irdischen Vulkanausbrüchen. Astrophysikalisch betrachtet ist der Sonnenwind Bestandteil der kosmischen Strahlung, aber keine elektromagnetische Strahlung, sondern ein Teilchenstrom. Er besteht hauptsächlich aus elektrisch geladenem, ionisiertem Wasserstoff (Protonen und Elektronen) sowie einem kleinen Anteil (8 %) Helium-4-Atomkernen. Daneben enthält er Spuren von ionisierten Atomkernen verschiedener Elemente wie etwa Kohlenstoff, Stickstoff, Sauerstoff, Schwefel und Eisen.

Eruptionen und Massenauswürfe der Sonne können sich direkt und indirekt auf den Körper des Menschen auswirken. Warum? Sie beeinflussen das Magnetfeld der Erde, das einen Schutzschild vor Sonnenstrahlung, kosmischer Strahlung und Teilchenstrahlung des Sonnenwinds darstellt. Die gesamte elektromagnetische Strahlungsleistung der Sonne, die Solarkonstante, die außerhalb der Erdatmosphäre gemessen wird, liegt bei 1367 Watt/m^2. Was auf der Erde von dieser Strahlungsleistung ankommt, hängt von der Exzentrizität der Erdbahn im Jahreslauf und der Absorption und Streuung der Strahlung durch die Erdatmosphäre ab. Letztere wiederum ist stark wellenlängenabhängig, denn das Sonnenlicht beinhaltet bekanntlich verschiedenste Wellenlängen, deren spezifische Farben gut in einem Prisma oder einem Regenbogen sichtbar sind. Knapp die Hälfte der Strahlung, die auf die Erde trifft, ist für das menschliche Auge sichtbar, hat eine Wellenlänge von 400 Nanometern (nm) bis 780 nm und erreicht bei klarem Wetter und hohem Sonnenstand im Sommer gegen Mittag nahezu ungehindert die Erdoberfläche. Nicht sichtbar für den Menschen ist die ultraviolette (UV-)Strahlung im Wellenlängenbereich von 100 Nanometern (nm) bis 400nm. Sie macht weniger als zehn Prozent der Gesamtstrahlung aus, ist aber der energiereichste Teil der optischen Strahlung. Die UV-Strahlung wird wiederum in Abhängigkeit von der Wellenlänge in UV-A-, UV-B- und UV-C-Strahlung unterteilt. UV-A durchdringt weitgehend die Erdatmosphäre. Geschwächt wird sie durch den Zusammenprall mit Stickstoff- und Sauerstoffmolekülen in der Atmosphäre, die sogenannte *Rayleigh-Streuung*. Diese Streuung ist auch verantwortlich für das so geliebte »Himmelsblau«, weil blaue Wellenlängen des Spektrums bevorzugt von der Atmosphäre durchgelassen werden. UV-B wird von der Ozonschicht stark absorbiert, UV-C von der Ozonschicht und von Sauerstoffmolekülen in der Atmosphäre. Fällt die Sonnenstrahlung schräg ein, verteilt sie sich über eine größere Erdoberfläche und muss eine längere Strecke durch die Atmosphäre zurücklegen, was die Bestrahlungsstärke vermindert. Aufgrund dieser Tatsache haben wir ganzjährig im Bereich des Äquators eine hohe Einstrahlung, da die Sonnenstrahlung hier senkrecht zur Erdoberfläche einfällt. Jahreszeiten gibt es deshalb in den Tropen kaum, sondern nur ein Klima, das zwischen Tag und Nacht pendelt: ein Tageszeitenklima. In den nördlichen und südlichen Breiten hingegen sind die Jahreszeiten sowohl durch den Einstrahlungswinkel als auch durch die polwärts immer größeren Unterschiede bei den Tageslängen deutlich ausgeprägt. Das führt dazu, dass wir in Mitteleuropa im Sommer mit 16 Stunden Sonnenscheindauer bei gutem Wetter eine Bestrahlungsstärke von etwa 700 Watt/m^2 haben, im Winter bei acht Stunden Sonnenscheindauer aber am Tag nur auf 247 Watt/m^2 kommen.

Wird nun beispielsweise die Ozonschicht in der Atmosphäre geschädigt, gerät der Aufenthalt im Freien zum Risiko, weil diese Ozonschicht einen Großteil der UV-Strahlung im Sonnenlicht absorbiert. Der berühmt-berüchtigte Sonnenbrand wird durch eine zu hohe Durchlässigkeit der Atmosphäre für diesen Strahlungsanteil oder einfach durch eine zu lange Expositionszeit ausgelöst. In ALMA konnte ich mich davon selbst überzeugen. ALMA ist eine Anlage mit 64 Radioteleskopen auf einem Plateau im Norden Chiles an der Grenze zu Bolivien in 5000 m Höhe. Dieser Platz gehört ganzjährig zu den trockensten, am wenigsten bewölkten Orten der Erde, was für Radioteleskope natürlich besonders günstig ist. Den Menschen aber macht diese Höhenlage, die extreme Trockenheit und die extreme Belastung durch UV-Strahlung erheblich zu schaffen. Weniger als zehn Minuten in 5000 m Höhe reichen für einen Europäer aus, um an ungeschützten Hautstellen einen Sonnenbrand zu bekommen – was ich am eigenen Körper erfahren musste. Dabei habe ich die überall auf dem Gelände stehenden Ampeln gesehen. Diese Ampeln regeln in ALMA nicht den Verkehr, sondern warnen von weiß, über grün und gelb nach rot vor der Stärke der aktuellen UV-Strahlung. Bei meinem mehrtägigen Aufenthalt in ALMA für eine arbeitsmedizinische Untersuchung am Personal waren die Ampeln tagsüber ständig im roten Bereich, der höchsten Alarmstufe.

Die irdische Atmosphäre reicht bis in eine Höhe von circa 100 Kilometern. Dabei muss man sich vergegenwärtigen, dass der so wichtige Schutzschild des gesamten in der Atmosphäre vorhandenen Ozons gerade mal eine Dicke von drei Millimetern (!) hat, das sind nur wenige Seiten in diesem Buch. 90 Prozent von diesem Ozon finden sich in der Stratosphäre zwischen 15 und 50 km Höhe. Hier wandelt die energiereiche UV-C-Strahlung noch vorhandene Sauerstoffmoleküle (O_2) in Ozon (O_3) um – welch ein Geschenk für uns. Wir sollten also ein ausgesprochenes Interesse daran haben, dass diese Ozonschicht funktionstüchtig bleibt und nicht durch anthropogene Einflüsse zerstört wird. Halogenierte Kohlenwasserstoffe (FCKW) sind solche potenziell für die Ozonschicht gefährlichen chemischen Stoffe, die vom Menschen gemacht sind. Als FCKWs werden solche Kohlenwasserstoffe bezeichnet, bei denen mindestens ein Wasserstoffatom durch eines der Halogene Fluor, Chlor, Brom oder Jod ersetzt wurde. Diese FCKWs kommen als Treib- oder Kühlmittel zur Anwendung oder fallen bei der Aufbereitung von Isolationsmaterial für Kühlschränke oder Kühltruhen an. Wenn FCKWs in die Atmosphäre entweichen, können sie nach einigen Jahren bis in die Stratosphäre gelangen. Hier sind sie zunächst für das Ozon unschädlich – werden dort aber durch die starke UV-Strahlung in reaktive Gase umgewandelt, die dann ihrerseits die Ozonschicht zerstören.

Auch die koronalen Massenauswürfe der Sonne können uns Menschen direkt und indirekt beeinträchtigen. Bei solchen gewaltigen Ausbrüchen werden Milliarden Tonnen Sonnenmaterie in riesigen Gasblasen mit Geschwindigkeiten von bis zu 2000 Kilometern pro Sekunde in den interplanetaren Raum ausgestoßen. Sie bestehen hauptsächlich aus hochenergetischen Protonen, Elektronen und vollständig ionisierten Atomen. Trifft diese Teilchenstrahlung auf das Magnetfeld der Erde, verursacht sie nicht nur die wunderbar eindrucksvollen Polarlichter, sondern kann unter Umständen auch Satellitenausfälle, Störungen der Telekommunikation, der Navigation und sogar den Ausfall von ganzen Stromnetzen hervorrufen. Das *Carrington-Ereignis* aus dem Jahr 1859 könnte heute in unserer stark vernetzten Welt katastrophale Auswirkungen haben. Damals wurde von dem Astronomen C.R. Carrington der bisher größte, wissenschaftlich gesicherte Massenauswurf beobachtet. Der war so stark, dass Polarlichter in Rom, Havanna und auf Hawaii gesichtet wurden, die normalerweise nur in höheren Breiten auftreten, und ganze Telegrafie-Netzwerke ausfielen. Heute sind durch solche Auswürfe vor allem Astronauten außerhalb unserer schützenden Atmosphäre, zum Beispiel auf der Raumstation ISS oder zukünftig bei Reisen zum Mond und Mars, direkt gefährdet. Die beschleunigte, hochenergetische Teilchenstrahlung kann das Erbgut, die DNA, schädigen und eventuell Krebs auslösen.

Die Sonne hat aus kosmologischer Sicht inzwischen das Erwachsenenalter erreicht, und wie es mit unserem Zentralgestirn weitergeht, wissen die Kosmologen und Astronomen durch Vergleichsstudien mit anderen Fixsternen im All schon ziemlich gut. Aufgrund ihrer Größe sollte der Wasserstoffvorrat für die Kernfusionsprozesse in der Sonne noch für circa weitere fünf Milliarden Jahre reichen. Danach würde es allerdings richtig ungemütlich für das Leben und die Menschen auf der Erde. Denn die Sonne verliert durch die laufenden Kernfusionsprozesse ständig ein wenig an Masse. Das wiederum führt auf lange Sicht zu einer Abnahme der Gravitationskraft, was eine Ausdehnung der Sonne nach sich zieht. Die Sonne entwickelt sich; sie wächst zu einem sogenannten »roten Riesen«, der die Umlaufbahnen des Merkur und der Venus kreuzt, sich diese Planeten vermutlich »einverleibt« – und die Erde vielleicht ebenso. Schon weit vorher jedoch wird unser Planet unbewohnbar sein, die Meere verdampft und die Erdoberfläche wüst, kahl und heiß und ohne jedes Leben sein. Im letzten Akt stößt der rote Riese seine wasserstoffreiche Außenhülle explosionsartig ab. Der verbleibende Rest des Sterns stürzt aufgrund der Gravitationskräfte in sich zusammen, es entsteht ein »weißer Zwerg« und nach weiterem Abkühlen ein »schwarzer Zwerg«. Dieser schwarze Zwerg stellt das – zurzeit noch hypothetische – Endstadium eines Sterns dar. Seine Oberflächentemperatur ist so weit gesunken, dass weder infrarotes noch sichtbares Licht das Objekt verlässt.

Ähnlich wie der Mond war auch die Erde zu Beginn total geschmolzen. Im Erdkern sammelten sich die schweren Elemente wie Eisen und Nickel an, aufgrund der hohen Temperatur vor Ort von circa 5000 Grad in flüssiger Form. Auch im Erdmantel und der Erdoberfläche waren die Temperaturen immer noch so hoch, dass die Gesteine lavaartig flüssig waren. Für Wasseransammlungen auf der Urerde war es damit viel zu heiß. Über Hunderte von Millionen Jahren kühlte unser Planet langsam ab. Es bildete sich eine ozeanische und eine kontinentale Erdkruste, die sich hauptsächlich aus den Elementen Silizium, Magnesium und Aluminium zusammensetzt, wobei die ozeanische Erdkruste reich an Magnesium und die kontinentale reich an Aluminium ist. Die Ozeane bildeten sich, als die Oberflächentemperatur so weit abgekühlt war, dass das Wasser nicht gleich bei Kontakt mit dem heißen Gestein verdunstete. Das Wasser für die Ozeane der Erde ist dabei nichtirdischen Ursprung. Es geht, wiederum ähnlich wie die »Mondmeere«, auf die Einschläge gigantischer Staub- und Eisbrocken während des sogenannten »Large Bombardments« vor 3,9 Milliarden Jahren zurück. Es ist irgendwie eine schon etwas seltsame Vorstellung, dass damit letztlich auch die 60 Prozent unseres Körperwassers diesen kosmischen Ursprung haben. Neben solchen Einschlägen dürfte das besondere Erde-Mond-System von entscheidendem Einfluss für die Entwicklung des Lebens auf der Erde gewesen sein. Die Erde wird im Unterschied zu anderen Planeten unseres Sonnensystems von einem verhältnismäßig großen Mond begleitet. Die Bedeutung dieses Erde-Mond-Systems ist nicht so offenkundig und wird deshalb selten richtig wahrgenommen. Planetologen gehen heute davon aus, dass der Mond im Zuge einer gigantischen Kollision eines marsähnlichen kosmischen Objektes mit der Protoerde in der Frühphase des Sonnensystems entstanden ist. Diese Theorie könnte unter anderem erklären, warum die Erde einen relativ großen und der Mond nur einen kleinen Eisenkern besitzt. Während des Kollisionsprozesses, so die Annahme, ist das Eisenmaterial aus dem Mondkern in den Erdkern verlagert, sozusagen injiziert worden. Gleichzeitig wurde bei dieser frühgeschichtlichen Kollision Krustenmaterial der Erde in die Umlaufbahn der Protoerde geworfenen. Dieses Gesteinsmaterial zirkulierte um die Protoerde, verdichtete sich und formte schließlich unseren Mond.

Die Bildung des Mondes und seines Schwerkraftfeldes führte zu einer Stabilisierung der Erdachse, zur Ausbildung der Gezeiten in den Meeren und zu den Jahreszeiten in höheren und niedrigeren Breiten. Diese Hypothese zur Entwicklungsgeschichte des Erde-Mond-Systems löst darüber hinaus elegant die beobachtete Ähnlichkeit der gefundenen Sauerstoffisotope auf Erde und Mond und weitere geochemische Auffälligkeiten, wie den so geringen Anteil an flüchtigen chemischen Bestandteilen, die bei höheren Temperaturen durch Ausgasung dem Ausgangsmaterial verlorengehen. Darüber hinaus könnte es bei einem Kollisionsereignis auch zum Drehimpuls des Mondes gekommen sein. Heute umkreist der Mond die Erde in etwas weniger als 28 Tagen. Dieses astronomische Geschehen hat uns schließlich etymologisch auch den *Monat* beschert. In der Frühphase der Entwicklungsgeschichte des Erde-Mond-Systems war die Umlaufgeschwindigkeit viel höher, und der Mond war sehr viel näher an der Erde dran, was beträchtliche Gezeitenkräfte in den Urozeanen freigesetzt haben dürfte. Man schätzt, dass der Mond vor vier Milliarden Jahren etwa 150 000 km näher an der Erde war und sich aufgrund der stärkeren Gravitationskräfte mit 2 cm/Jahr nur langsam von der Erde entfernt hat. Heute liegt die »Geschwindigkeit« bei circa 3,8 cm pro Jahr und ist damit beinahe doppelt so hoch. Die Gezeitenkräfte verlangsamten die Rotation der Erde. Gleichzeitig führte das thermodynamische Auf- und Abströmen von flüssigem Eisen in dem mächtigen Eisenkern der Protoerde frühzeitig zur Bildung eines starken Magnetfeldes. Ein starkes Magnetfeld und ubiquitäre Wassermassen schirmten frühes Leben auf der Erde von den zerstörerischen Kräften der UV-Belastung ab.

Heute nimmt der Wasseroberfläche zwei Drittel oder 361 Millionen km² der Erdoberfläche ein, die insgesamt circa 510 Millionen km² beträgt. Das restliche Drittel entfällt auf die Landmassen. In der frühen Phase der Erde vor 4,5 Milliarden Jahren war die Erdoberfläche bekanntlich viel zu heiß, um Wasser zurückzuhalten. Es dauerte ungefähr 200 bis 600 Millionen Jahre, bis die Erdkruste so weit abgekühlt war, dass Wasser nicht mehr verdunstete. Zunächst ging man davon aus, dass das Wasser aus der Erdkruste stammt, neuere Theorien besagen, wie schon einmal erwähnt, dass das Wasser durch Kometen, die entweder aus dem Kuipergürtel oder der Oort'schen Wolke stammten, auf die Erde gebracht worden ist. Der Kuipergürtel beginnt jenseits der Umlaufbahn des Neptuns. Er erstreckt sich von 40 bis 500 astronomische Einheiten (eine AE = 150 Millionen Kilometer oder die Distanz Sonne-Erde). Die Kometen des Kuipergürtels bewegen sich in einer Entfernung von 6 bis 50 Milliarden Kilometern von der Sonne, zum Teil in extrem elliptischen Umlaufbahnen, die Jahre, wenn nicht Jahrtausende dauern können. Noch reichhaltiger an Kometen ist die Oort'sche Wolke, die unser Sonnensystem umgibt, eine Ansammlung astronomischer Objekte im äußersten Bereich des Sonnensystems, die in bis zu 12 Billionen Kilometern Entfernung von der Sonne ihre Bahnen ziehen. Dann und wann brechen astronomische Objekte aus der Oort'schen Wolke aus, vermutlich weil andere Objekte durch ihre Schwerkraft den Umlauf stören. Sie durchqueren dann, der Schwerkraft der Sonne folgend, den Kuipergürtel und das Planetensystem mit dem Asteroidengürtel. Auf ihrem langen Weg in Richtung Zentralgestirn werden die Kometen von Planeten abgelenkt oder führen auf diesen zu entsprechenden Einschlägen. Solche Einschläge sind besonders heftig, da diese Objekte auf ihrem langen Weg gen Sonne kontinuierlich an Beschleunigung zunehmen und Geschwindigkeiten um 200 000 km/Stunde erreichen. Gemäß dem zweiten Newton'schen Gesetz ist Kraft gleich Masse mal Beschleunigung. Bei einem Objekt, das mehrere hunderttausend Tonnen wiegt, entzieht sich jeder Vorstellung, was für Kräfte durch die abrupte Abbremsung plötzlich bei einem Einschlag freigesetzt werden.

Da einige Geologen und Paläontologen Hinweise auf ein Fauna- und Florasterben alle 26 Millionen Jahre gefunden haben, stellten sie die »Nemesis-Theorie« auf. Danach soll eine Schwester der Sonne, ein »brauner Zwerg«, existieren. Ein brauner Zwerg ist ein Himmelskörper, der eine Sonderstellung zwischen Sternen und Planeten einnimmt. Mit weniger als 75 Jupitermassen ist er nicht in der Lage, eine Wasserstofffusion in seinem Inneren in Gang zu setzen. Ein solcher dunkler, brauner Zwerg soll der Nemesis-Theorie zufolge auf einer stark elliptischen Bahn alle 26 Millionen Jahre die Oort'schen Wolke durchqueren und bei diesem Durchzug die dortigen Kometenbahnen durcheinanderwirbeln. Da nach neueren statistischen Berechnungen in der Oort'schen Wolke vermutlich Billionen von Kometen anzutreffen sind, könnten einige auf diese Weise ins Innere des Planetensystems gelangen und in relativ regelmäßigen zeitlichen Abständen von 26 Millionen Jahren zu Fauna- und Floraschnitten auf der Erde führen – so die Vorstellungen.

Da auf der anderen Seite diese Kometen zu fast zu 90 Prozent aus Wasser bestehen, führten einige Wissenschaftler auf sie auch die Bildung der Ozeane in der Frühphase der Erde zurück. Spektrographische Messungen mit Hilfe des Herschel-Teleskops legen nahe, dass die Kometen im Kuipergürtel genau jene Isotopenzusammensetzung von Wasser haben, wie wir sie aus unseren Weltmeeren kennen. Allerdings gibt es auch gegenteilige Beobachtungen, die einen reinen kometaren Ursprung des Wassers unwahrscheinlich erscheinen lassen. So ergaben die Messungen des Isotopenverhältnisses von Wasserstoff in den drei Kometen *Halley*, *Hyakutake* und *Hale-Bopp*, dass deren Verhältnis von Deuterium zu Protium (D/H-Verhältnis) etwa doppelt so hoch ist wie in ozeanischem Wasser. Weiterhin zeigten die Messungen im Dezember 2014 von der Raumsonde Rosetta, die den Wasserdampf in der Nähe des Kometen *Tschurjumow-Gerassimenko* analysierte, kaum Übereinstimmungen mit dem irdischen Wasser.

Alternativ zu diesen Theorien wurden der Asteroidengürtel und darin kreisende Protoplaneten als Quelle des irdischen Wassers vorgeschlagen. Die Analyse von Wassereinschlüssen in kohligen Chondriten, die sich durch einen hohen Anteil Kohlenstoff auszeichnen, wiesen tatsächlich eine vergleichbare Zusammensetzung wie ozeanisches Wasser auf. Und Untersuchungen aus dem Jahr 2019 legen den Schluss nahe, dass das Wasser bei der Kollision mit dem Protoplaneten *Theia* vor vier Milliarden Jahren auf die Erde gelangt und ein transneptunisches Objekt ist. Damit wäre auch das Wasser in unserem Körper transneptunischen Ursprungs – eine interessante Vorstellung. Wie wir sehen werden, musste sich die Evolution im Laufe der Millionen Jahre einiges einfallen lassen, dass dieses »transneptunische Wasser« immer in ausreichender Menge für unseren Körper zur Verfügung steht. In vielerlei Hinsicht spielte diese Verfügbarkeit von Wasser eine zentrale Rolle für die Entwicklung des Lebens auf der Erde – mit der wir uns nun kurz beschäftigen wollen.

Für die frühen Entwicklungsschritte war die Verfügbarkeit von flüssigem Wasser und chemischen Elementen wie Kohlenstoff, Wasserstoff, Sauerstoff, Stickstoff, Schwefel und Phosphor entscheidend, die, wie zuvor erwähnt, bei katastrophalen Ereignissen im Universum entstanden sind. Aufgrund neuester Berechnungen schätzt man die Gesamtzahl der lebenden eukaryoten Arten, also solchen, die über einen echten Zellkern verfügen, der von einer Doppelmembran umhüllt ist, auf knapp neun Millionen, wovon allerdings nur 1,25 Millionen Arten beschrieben sind, was bedeutet, dass vermutlich rund 86 Prozent der Arten an Land und 91 Prozent der im Wasser lebenden Arten noch nicht beschrieben worden, also unbekannt sind. Der weitaus überwiegende Anteil der Arten wird von den Insekten gestellt. Die Wirbeltiere stellen rund 70 000 Arten, wobei deren Variationsbreite im Bauplan extrem groß ist. So ist das kleinste Wirbeltier, *Paedophryne amauensis*, ein Frosch, gerade einmal 8 mm lang und wiegt nur wenige Gramm, wohingegen das größte, der Blauwal, eine Länge von über 30 Metern erreichen und bis zu 100 Millionen Gramm (100 Tonnen) wiegen kann. Unter den Wirbeltieren weisen wiederum die Fische den größten Artenreichtum auf.

Dabei sind die heute lebenden Arten nur ein winziger Bruchteil der Arten, die in der Entwicklungsgeschichte aufgetreten sind – vermutlich ganze 0,1 Prozent! 99,9 Prozent aller jemals entwickelten Arten sind ausgestorben, manche schleichend über Jahrmillionen hinweg, andere im Rahmen von großen Massensterben. Das erste große Massensterben fand vermutlich vor etwa 2500 Millionen Jahren statt, als die ursprünglich reduzierende Atmosphäre, die frei von Sauerstoff war, sich durch den Anstieg der Sauerstoffkonzentration in eine oxydierende entwickelte. Zu diesem Zeitpunkt in der Erdgeschichte, so legen es zahlreiche geologische Beweise nahe, war die Erde gänzlich vereist: »Schneeball Erde« – eine Beobachtung, die erstmals Mitte des letzten Jahrhunderts von dem berühmten Antarktisforscher und Geologen Douglas Mawson (1882–1958) gemacht wurde.

Diese totale Vereisung der Erde hielt etwa 30 Millionen Jahre an. Danach ziehen sich die Gletscher aus den äquatorialen Bereichen zurück. Es folgen 1,8 Milliarden Jahre, in denen die Erde offensichtlich weitgehend eisfrei blieb. Vor circa 800 Millionen Jahren bricht dann der äquatorial gelegene Urkontinent *Rodinia* auseinander, und es kommt zu einer Periode heftigen Vulkanismus, die unter den Geologen als *Franklin-Ereignis* geführt wird. Dieser Vulkanismus brachte große Mengen schwefelhaltiger Gase in die Erdatmosphäre. Diese wiederum traten in Verbindung mit anderen Staub- und Flüssigkeitsbestandteilen und bildeten dadurch Aerosole, die in der Atmosphäre das Sonnenlicht abschirmten. War auf dem früher zusammenhängenden Urkontinent *Rodinia* das Klima trocken gewesen, weil große Teile des Landes weit entfernt von den Küstenregionen lagen, waren jetzt die einzelnen Schollen viel stärker einem maritimen Klima mit vermehrten Niederschlägen ausgesetzt. Dies führte zu einer deutlich verstärkten Erosion an Land, und die bei der Verwitterung freigesetzten Silikate konnten das durch den Vulkanismus reichlich vorhandene CO_2 in der Atmosphäre binden. Beide Faktoren ließen die globalen Temperaturen sukzessive dramatisch fallen. So sanken die mittleren globalen Oberflächentemperaturen vor 750 Millionen Jahren von innerhalb nur 500 000 Jahren von plus 15 °C auf –50 °C, und die Gletscher rückten in geologisch rasanter Geschwindigkeit von den Polen Richtung Äquator vor. Die *marinoische* Phase totaler Vereisung der Erde begann, führte an den Polen zu einem drei und am Äquator zu einem 1,3 Kilometer dicken Eispanzer, der für zehn Millionen Jahre die weitere Entwicklung auf der Erde bremste. Computerberechnungen kanadischer Wissenschaftler legen den Schluss nahe, dass es, als die Gletscher den 30. Breitengrad überschritten, binnen 150 Jahren zu einer Vereisung der noch eisfreien Zonen entlang des Äquators kam. Ein derartiges Ereignis bezeichnet man als *tipping point*, einen sich plötzlich selbstverstärkenden Kreislauf. Dieser Tipping Point wurde dadurch in Gang gesetzt, dass sich mit zunehmender Vereisung die Rückstrahlung des Sonnenlichts von den weißen Eisflächen erhöhte, der Albedo-Effekt. Dies führte zu einem exponentiellen Wärmeverlust der Erde in kurzer Zeit.

Da drängt sich schlagartig die Frage auf: Wie konnte sich die Erde – einmal vollständig zugefroren – dann wieder vor 635 Millionen Jahren von ihrem eisigen Panzer befreien? Eine Möglichkeit wäre Megavulkanismus, der zwei ganz unterschiedliche Auswirkungen auf das globale Klima hat. Zunächst von Bedeutung sind dabei vor allem die Partikel aus Sulfaten, diese bilden sich aus den Vulkangasen im Verlauf einiger Monate in der Atmosphäre. Diese Sulfatpartikel absorbieren und streuen einen Teil der Sonnenstrahlung. Dies wiederum führt zu Erwärmungseffekten in der Stratosphäre, hält aber gleichzeitig einen Teil der Sonnenstrahlung zurück. Dadurch gelangt weniger Sonnenstrahlung bis zur Erdoberfläche, was zu einer zusätzlichen Abkühlung führt. Hochexplosive Vulkanausbrüche sind dabei besonders klimawirksam. Dabei wird die Asche bis in die Stratosphäre in ungefähr 10 bis 50 km Höhe geschleudert, manchmal sogar darüber hinaus bis in die Mesosphäre – wie vermutlich beim Ausbruch des *Tambora*-Vulkans 1815, des gewaltigsten explosiven Vulkanausbruchs der letzten Jahrhunderte. Als 1991 der Vulkan *Pinatubo* auf den Philippinen ausbrach, eine viel kleinere Eruption, sanken die globalen Temperaturen für einige Jahre um ein paar Zehntelgrad.

Dann aber kann ein anderer Prozess in Gang gesetzt werden. Bleibt die vulkanische Aktivität, in geologischen Zeitdimensionen betrachtet, auf hohem Niveau, beobachten Paläoklimatologen nach dem »vulkanischen Winter« typischerweise eine Phase stärkerer globaler Klimaerwärmung. Ursache hierfür sind beim Ausbruch gleichfalls ausgestoßenen Treibhausgase wie CO_2 und besonders Methan. Dabei sei hier angemerkt: Was der Mensch heute durch die Nutzung fossiler Energieträger und durch Waldrodungen an CO_2 in die Atmosphäre freisetzt, ist ein Vielfaches der CO_2-Mengen, die augenblicklich durch Vulkane freigesetzt werden; Vulkane trugen im Jahr 2018 nur rund ein Prozent zum globalen CO_2-Ausstoß bei. Was die Menschheit im Augenblick betreibt, ist somit – etwas salopp ausgedrückt – ein gigantischer anthropogener Vulkanismus mit all seinen Folgen für das globale Klima. Die Erdgeschichte hält uns anschaulich vor Augen, welche Auswirkungen dies auf die Lebensformen auf unserem Planeten hat. An der Grenze Präkambrium/Kambrium vor 600 Millionen Jahren führte die gesteigerte vulkanische Aktivität zunächst – wie zu erwarten – zu einer weiteren Abkühlung der globalen Temperaturen. Anschließend kam es zu ansteigenden Temperaturen, einem Zurückweichen der globalen Vereisung und zu einem explosionsartigen Auftreten verschiedener biologischen Baupläne. Dann wieder abfallende Temperaturen lösten das erste globale Massensterben in der neueren Erdgeschichte aus, weitere folgten. Mindestens fünf solcher Massenaussterben sind bekannt. Manche Wissenschaftler sehen in dem heutigen beschleunigten Aussterben bereits erste Anzeichen des Beginns eines neuen, sechsten Massensterbens, dessen auslösende, treibende Kraft diesmal eben der Mensch selbst ist. In der Erdgeschichte vernichteten derartige Ereignisse innerhalb geologisch gesehen kurzer Zeit unzählige Arten. Das bisher massivste Aussterben in der Erdgeschichte ereignete sich im Perm-Zeitalter vor rund 250 Millionen Jahren. 96 Prozent aller Meeresbewohner und mehr als drei Viertel aller landlebenden Wirbeltiere starben bei diesem Massensterben aus. Ein derartig massives Artensterben tritt statistisch alle 200 bis 600 Millionen Jahre ein. Nimmt man diese Zahlen zum Maßstab, wäre ein Massensterben zum derzeitigen Zeitpunkt ein bisschen »verfrüht«.

Im Schnitt stirbt heute alle 15 Minuten eine Art aus, in einem Jahr somit beinahe 60 000 Arten. Moderate Umgebungsbedingungen stellen für eukaryonte Organismen, also Lebewesen mit Zellkern, eine der wesentlichen Grundvoraussetzungen zum Überleben dar. Einfache Organismen wie die *Prokaryonten*, einzellige Lebewesen ohne Zellkern und ohne Zellwand wie Bakterien und Archaeen, die am

Anfang der Entwicklungsgeschichte des Lebens auf der Erde standen, sind hingegen noch heute an Orten mit extremen Umweltbedingungen anzutreffen: in hydrothermalen Quellen, Gewässern mit hohem Salzgehalt oder Regionen mit extremer UV-Belastung wie im Hochgebirge. Archaeen gehören neben den Bakterien und Eukaryonten zu den drei Domänen des Lebens. Man kennt heute etwa 700 Arten von Prokaryonten, von denen einige in der Lage sind, Temperaturen von mehr als 110 Grad Celsius in heißen Quellen zu überstehen. Sie weisen darüber hinaus zum Teil exotische Stoffwechselwege auf, etwa wenn diese Organismen an Orten leben, die kein Sonnenlicht zur Photosynthese erreicht, wie in den Tiefen der Ozeane. Dort dient dann aus hydrothermalen Quellen aufsteigender Schwefelwasserstoff als Energielieferant ihrer lebensnotwendigen biochemischen Prozesse. Es spricht heute einiges dafür, dass das Leben auf der Erde vor 3,6 Milliarden Jahren an eben solchen Orten seinen Anfang nahm. Die hydrothermalen Quellen liefern drei wesentliche Hauptvoraussetzungen für die ersten organischen Moleküle: Kohlenstoff, Wasser und Energie.

Den entscheidenden Unterschied zwischen einer Welt der organischen Chemie und ihren Verbindungen zu den ersten Lebensformen machen verschiedene Dinge aus. Zunächst muss jedes lebende System in der Lage sein, seine Bausteine zum Aufbau einer Zelle mit dem in seiner Umgebung vorhandenen Material selbst zu produzieren. Ferner muss es in der Lage sein, Energie aus seiner Umgebung aufzunehmen und in Aktivität umzuwandeln, um auf diese Weise lebenswichtige Arbeit wie die Nahrungssuche durchführen zu können. Dies erfordert, dass der Organismus vielfältige chemische Reaktionen katalysieren kann, dass also im Organismus diese chemischen Reaktionen schneller ablaufen als außerhalb, in der unbelebten Natur. Hierzu ist es erforderlich, dass eine Zelle den Stoffaustausch mit der Außenwelt sehr präzise steuern kann. Die Zellmembranen müssen dafür in der Lage sein, auf der einen Seite lebenswichtige Stoffe aufzunehmen und auf der anderen Seite im Stoffwechsel entstehende, unter Umständen toxische Abbauprodukte aus der Zelle herauszubefördern. Nicht zuletzt muss ein Organismus zur Reproduktion befähigt sein, zur Weitergabe seiner genetischen Informationen.

Es gibt Hinweise, dass derartige erste Lebensformen rund 700 Millionen Jahre nach der Entstehung der Erde vor 3,8 Milliarden Jahren auftreten. Nach gravierenden Veränderungen in der Zusammensetzung unserer Atmosphäre wurde vermutlich vor etwas mehr als 3,3 Milliarden Jahren die Photosynthese von oberflächennahen Organismen im Wasser zur Energiebeschaffung genutzt. In den folgenden zwei Milliarden Jahren nahmen die CO_2-Konzentration und der Wasserstoffgehalt der Atmosphäre drastisch ab, und die vormalig reduzierende Zusammensetzung der Erdatmosphäre wandelte sich in eine oxidierende. Hieran entscheidenden Anteil haben die Cyanobakterien und andere Organismen, die durch ihre Stoffwechselaktivität einen kontinuierlichen Anstieg des Sauerstoffpartialdrucks in der Atmosphäre bewirkten. Dass der Anstieg des Sauerstoffgehalts in der Atmosphäre über immerhin eine Milliarde Jahre so zögerlich erfolgte, hängt unter anderem damit zusammen, dass der durch die Photosynthese freigesetzte Sauerstoff in den Ozeanen sofort das dort reichlich vorhandene Eisen oxydierte und damit der Freisetzung in die Atmosphäre entzogen wurde. Hier liegt geologisch die Quelle der heutigen reichen Eisenerzvorkommen in Australien, Kanada, Nord- und Südamerika, der sogenannten *Iron Belts*. Für die Entwicklung des Lebens auf der Erde kam es aus evolutionärer Sicht zu einer stillen Periode von immerhin circa zwei Milliarden Jahren. Dieser erstaunliche Stillstand in der Evolution wurde vermutlich dadurch verursacht, dass die ersten Organismen auch aufgrund von starken Gezeitenkräften sich mit komplexen physikalischen und chemischen Umweltbedingungen auseinandersetzen mussten. Starke Änderungen unter anderem des Salzgehalts, der Temperatur, der Strahlung waren an der Tagesordnung.

Nun könnte man nicht ganz zu Unrecht einwerfen: »Is' mir doch wurscht, was die Zellen damals so vor 2,5 Milliarden Jahren gestresst hat.« Warum uns das nicht so egal sein sollte, will ich kurz erläutern. Aufgrund der Rotation der Erde und den damit einhergehenden Tages- und Nachtschwankungen, die unter anderem zu rhythmischen Änderungen von Licht, UV-Strahlung oder Temperatur führen, wuchs mit der Entstehung des Lebens gleichzeitig für die allerersten Einzeller die Bedeutung um das Wissen der jeweiligen Tageszeit. Wenn sie zur richtigen Tageszeit auf- beziehungsweise abtauchen konnten, waren sie zum Beispiel besser vor der schädlichen UV-Strahlung in den Urozeanen geschützt. Pflanzliche Zellen in den Ozeanen konnten effektiver ihre biochemischen Abläufe daraufhin ausrichten, mit Sonnenaufgang für Photosynthese bereit zu sein – alles Anpassungen, die gegenüber anderen Organismen, die über keine Tageszeitkenntnis verfügten, einen erheblichen Selektionsvorteil darstellten. Das war die Geburtsstunde der inneren Uhr, genauer gesagt, der inneren Uhren, denn wie wir heute wissen, gibt es in jeder Zelle, in jedem Organ, ob Leber, Niere oder Herz, solche molekularen Uhrwerke. Dies erfordert, dass die unterschiedlichen Uhren insbesondere bei einem mehrzelligen Organismus wie dem Menschen aufeinander abgestimmt, wie man sagt, synchronisiert werden. Nur so ist gewährleistet, dass jede einzelne der Zell- und Organ-Uhren im Einklang mit dem Gesamtorganismus und dem Tag-Nacht-Zyklus der Umwelt ist. Als wichtigste Kontrollstation in der Überwachung dieses Tag-Nacht-Zyklus galt lange Zeit der sogenannte suprachiasmatische Nukleus, ein sehr alter Kern im Gehirn mit circa 50 000 Nervenzellen, der mit einer Vielzahl anderer Nervenzellen in verschiedenen Regionen des Gehirns verbunden ist. Dieser Kern empfängt beispielsweise über spezielle Sinneszellen im Auge Informationen darüber, ob Licht, besonders im blauen Spektrum, auf die Netzhaut fällt. Ist dies der Fall, »weiß« der suprachiasmatische Nukleus, dass es Tag ist, und gibt diese Information an andere Zellen im Körper weiter. Bleibt dies Signal aus, ist es Nacht. Das Signal Licht / kein Licht fungiert damit als ein essenzieller Zeitgeber.

Als ein anderer möglicher Zeitgeber kann die Nahrungsaufnahme »einspringen«, ein Steuerungsmechanismus, den man erst seit kurzem kennt und unter dem Begriff Chronometabolismus zusammenfasst. In diesem Fall führen Änderungen im allgemeinen Energiestatus des Organismus, also Nahrungsaufnahme oder deren Restriktion, zum Beispiel beim Hungern, zu einem Signal in den stoffwechselaktiven Organen wie Leber und Pankreas, das die Gen-Aktivität zellulärer Uhren in diesen Organen beeinflusst. Hier kommt der Sauerstoff ins Spiel. Im Gegensatz zu vielen Bakterien und einigen niederen Eukaryonten sind Menschen und Tiere zur Aufrechterhaltung ihres Stoffwechsels auf die Verfügbarkeit von Sauerstoff angewiesen. Vor diesem Hintergrund ist es eigentlich überraschend, dass es im Organismus nur so wenige Enzyme gibt, die mit Sauerstoff umgehen können. Sage-und-schreibe etwa 98 Prozent des Sauerstoffs im menschlichen Stoffwechsel werden von nur einem einzigen Enzym umgesetzt: der mitochondrialen Cytochrom-Oxidase, die in nahezu allen aeroben Lebewesen abläuft. In Bakterien mit aerobem Stoffwechsel, also jenen Organismen, die Sauerstoff zu ihrer Energiegewinnung nutzen, findet man das gleiche Enzym.

Aber: kein Nutzen ohne Schaden. Schon die ersten aeroben Zellen vor circa 2,5 Milliarden Jahren standen vor einem riesigen Problem: Wie kann die Bildung von Sauerstoffradikalen in der Zelle vermieden oder zumindest in Grenzen gehalten werden. Chemisch-physikalisch gesehen, muss man sich Radikale ganz überwiegend als sehr reaktionsfreudige Atome vorstellen, deren Elektronenhüllen nicht vollständig besetzt sind. Das macht sie empfänglich für Verbindungen mit anderen chemischen Elementen und führt dazu, dass freie Radikale meistens nur den Bruchteil einer Sekunde existieren. In der Evolution der aeroben Lebewesen bedeutet das nun, dass nicht nur Strategien gefunden werden mussten, wie möglichst wenig reaktive Sauerstoffradikale entstehen, sondern auch, wie antioxidative Moleküle in den Zellen vorgehalten werden, die diese sehr reaktiven Sauerstoffradikale gegebenenfalls abfangen und unschädlich machen können. Denn frei umherirrende Sauerstoffradikale in der Zelle können unmittelbar die empfindlichen Zellmembranen schädigen und spielen vermutlich deshalb bei verschiedensten Erkrankungen sowie beim Alterungsprozess einer Zelle eine wesentliche Rolle.

Neben den Tieren haben auch die Pflanzen im Laufe der Evolution zahlreiche Antioxydantien entwickelt wie zum Beispiel die Ascorbinsäure (Vitamin C) oder das α-Tocopherol (Vitamin E). Am effizientesten aber lassen sich derartige reaktive Sauerstoffradikale durch Enzyme entsorgen. Auch diese Enzyme entstanden schon sehr früh in der Evolution atmender Lebewesen, praktisch parallel mit der Entwicklung der Atmungskette und dem Auftreten von reaktiven Sauerstoffen in den Zellen. Superoxid-Dismutasen, die zellulären »good guys«, die beim Menschen zelluläre Superoxide abbauen, lassen sich in ähnlicher Form bereits in den einfachsten aeroben Bakterien nachweisen. Hierzu zählen auch die Peroxiredoxine, Antioxydantien, die offenbar zusätzlich noch eine andere Aufgabe in der Zelle übernehmen können. Ihr Ursprung lässt sich molekularbiologisch bis zum Zeitpunkt des *Great Oxygen Event* vor 2,5 Milliarden Jahren zurückverfolgen. Das Erstaunliche daran ist, dass die Produktion dieser Peroxiredoxine in allen untersuchten biologischen Reichen wie Bakterien, Pilzen und Säugetieren inklusive des Menschen selbst dann tageszeitliche Schwankungen aufweist, wenn alle genetischen Steuermechanismen für die anderen inneren Uhren ausgeschaltet sind – offensichtlich haben wir es bei den Peroxiredoxinen mit einer Art Urmutter-der-Uhren im Reich der belebten Natur zu tun. Der Theorie zufolge entwickelten sich die Peroxiredoxine zum Schutz vor den schwankenden Sauerstoff-Konzentrationen in den Urozeanen unabhängig von anderen tageszeitlichen Rhythmen. Die Peroxiredoxine arbeiten auch in unseren Zellen als Radikalenfänger und dürften als mögliche Zeitgeber aktiv sein, wenn alle andere ausfallen.

Wie eingangs hervorgehoben, ist die Abstimmung und Rhythmisierung der unterschiedlichen biologischen Systeme von der Zelle bis zum Gesamtorganismus von elementarer Bedeutung für den Aufbau und die Erhaltung der Lebensfunktionen. Auch die Choräle in Bachs Matthäus-Passion klingen so harmonisch und nehmen uns gefangen, weil jedes einzelne Instrument im Orchester und jedes Mitglied im Chor genau über den Ablauf des Stücks und seine Rolle, seinen Einsatz vorab informiert ist, und der Dirigent am Pult darauf achtet, dass diese Vorgaben eingehalten werden. Wäre dies nicht der Fall, gingen im Musikstück die Harmonien verloren, und in biologischen Systemen käme es analog zu einer wenig lebensfähigen Kakophonie. Die biologischen Auswirkungen des *Great Oxygen Event* vor 2,5 Milliarden Jahren auf unseren Körper sollten uns also alles andere als »wurscht sein«.

Nachdem vor circa 3,7 Milliarden das Leben auf der Erde entstanden war und 1,5 Milliarden Jahre lang einzellige Archaeen und Bakterien ohne Zellkern die vorherrschenden Lebensformen in einer nahezu sauerstofffreien Umgebung darstellten, treten vor circa 2,5 Milliarden Jahren Photosynthese betreibende, eukaryote Algen hinzu. Was in der Erdgeschichte nach dem *Great Oxygen Event* folgte, war von den Geologen / Paläontologen dann lange als die *Boring Billion* oder die »langweilige Milliarde« angesehen worden. Dieser Begriff setzte sich in den Geowissenschaften durch, da dieser geologische Zeitraum zwischen 1,8 und 0,8 Milliarden Jahren sich durch eine bemerkenswerte tektonische und klimatische Stabilität auszeichnet. Dies sollte lange auch für die biologische Evolution gelten. Aufgrund neuerer geochemischer Forschungen an Gesteinen aus dem Proterozoikum melden verschiedene Forscher aber inzwischen Zweifel an. Sie weisen darauf hin, dass sich in diesem Zeitraum der Ursprung der Mehrzelligkeit, der sexuellen Reproduktion sowie die erste größere Diversifizierung der Eukaryoten vollzog. Sie nehmen an, dass die Periode im mittleren Proterozoikum (vor 1,8 bis 1,4 Milliarden Jahren) durch eine Armut an Nährstoffen und essenziellen Spurenelementen gekennzeichnet war. Dies verschärfte den evolutionären Druck in der belebten Natur und trieb die biologischen Innovationen im eukaryotischen Bereich voran. Hierzu zählt unter anderem auch die sogenannte Endosymbiose, bei der einzellige Prokaryoten aufgrund von Nährstoffeinschränkungen zu einer symbiotischen Beziehung gezwungen wurden, was möglicherweise zu Eukaryoten geführt hat – nach den Bakterien und Archaeen die dritte bekannte Domäne des Lebens, zu der auch wir gehören.

Diese Eukaryoten besitzen einen echten Zellkern, den Nucleus, der von einer Membran umgeben ist. Das Innere der eukaryoten Zelle weist neben dem Nucleus eine reiche Kompartimentierung, eine Unterteilung in verschiedene Teilbereiche (Kompartimente), der Zelle auf, wobei die unterschiedlichen Teile unterschiedlichen Aufgaben nachgehen. In eukaryonten Zellen finden sich darüber hinaus sogenannte 80-S-Ribosomen, die für die Proteinsynthese wichtig sind. Dies weist darauf hin, dass alle eukaryotischen Zellen – so auch unsere – von einem gemeinsamen anaeroben Urahn abstammen, der irgendwann in der *Boring Billion* durch Endocytose, durch Einverleiben, aerobe Bakterien aufnahm. Aus diesen entwickelten sich in weiteren Schritten die Mitochondrien, die Kraftwerke in unserem Körper, die beispielsweise für die Muskeln in Ihrem Arm jene Energie liefern, die Sie benötigen, um zur nächsten Seite umblättern zu können – was Sie im Augenblick aber noch nicht tun sollten.

Im Verlauf der *Boring Billion* stiegen langsam die Konzentrationen an Nährstoffen und essenziellen Spurenelementen in den Urozeanen an und verhalfen damit endgültig den mehrzelligen Organismen zum Durchbruch. Dieser Durchbruch vollzieht sich geradezu explosionsartig zu Beginn des Kambriums vor 570 Millionen Jahren. Innerhalb der sich anschließenden 40 Millionen Jahre tauchen neue mehrzellige Organismen mit unterschiedlichsten Bauplänen in den Meeren auf: Würmer, Weichtiere, Gliedertiere und *Pikaia*, der Urahn aller Wirbeltiere. Fossile Fundstätten für diese äußerst interessante Zeitspanne der Evolution, der

»Kambrischen Explosion«, sind weltweit sehr rar. Die wohl berühmteste ist der Burgess Shale in Kanada. In den letzten Jahren kamen ein paar neuere Fundstätten in China dazu, und sowohl in Kanada als auch in China hat man *Pikaia* nachweisen können, den frühen Urahn des Unterstamms der Wirbeltiere oder der Chordatiere.

Eine wegweisende Entwicklung in dieser frühen Phase der Kambrischen Explosion war, dass einem symmetrischen Bauplan der Vorzug gegeben wurde, also die linke oder rechte Körperhälfte gespiegelt werden kann. Außerdem muss sich parallel zu diesen Entwicklungen eine Art Herz-Kreislauf-System entwickelt haben. Einzeller können aufgrund der kurzen Distanzen ihren Stoffaustausch mit der Umgebung auf dem Weg der Diffusion betreiben. Bei größeren Organismen ist der Stoffaustausch auf diese Weise nicht möglich; es würde schlicht zu lang dauern. Um ein anschauliches Beispiel zu geben: Um in einem Gewebezylinder mit einem Durchmesser von einem tausendstel Millimeter eine 90-Prozent-Sättigung mit Sauerstoff zu erreichen, braucht man nur eine tausendstel Sekunde. Ist der Gewebezylinder aber 10 mm im Durchmesser, benötigt man hierfür gut drei Stunden. Auf den menschlichen Körper übertragen, hieße das, es bräuchte mehrere Jahre, um den Sauerstoff von den Zehen bis zum Kopf oder umgekehrt diffundieren zu lassen. Es war also in der Evolution von den ein- zu den mehrzelligen Organismen ein essenzieller Schritt, durch ein Herz-Kreislauf-System diesen An- und Abtransport von Sauerstoff, Nährstoffen und Abbauprodukten im Organismus zu ermöglichen. Für den Sauerstofftransport eignete sich in hervorragender Weise das Hämoglobinmolekül mit seinem Eisenmolekül im Inneren, das zur reversiblen Bindung von Sauerstoff befähigt ist. Das Hämoglobinmolekül war bereits vor der Kambrischen Explosion vorhanden. Seine sauerstofftransportierende Funktion in Organismen übernahm es nach genetischen Untersuchungen vor etwa 530 Millionen Jahren – und vollzieht diese Funktion in unserem Körper bis heute.

Die ersten Wirbeltiere wie *Pikaia* besaßen kein stark ausgebildetes Skelett; vielmehr verlieh ihnen ein Panzer die nötige Stabilität. Im Laufe der Evolution hat sich dieser Panzer zurückgebildet, das Skelett wurde dagegen immer stabiler. *Pikaia* ist damals im Kambrium ausgestorben, aber das noch heute lebende Lanzettfischchen weist manche Parallelen zu diesem ersten Vertreter der Wirbel- oder Chordatiere auf. Wie *Pikaia* besitzt auch das Lanzettfischchen eine biegsame, aber zugleich stabile Struktur im Rücken, die man als frühe Chorda, Wirbelsäule, interpretiert. *Pikaia* hatte einen Kopf, einen Schwanz und eine segmentierte Muskulatur entlang seines symmetrisch aufgebauten Körpers. Gleichfalls wie das Lanzettfischchen verfügte *Pikaia* über eine Mundöffnung, einen Darm, ein Nervensystem. Ein geschlossener Blutkreislauf und Organstrukturen, die Funktionen von Leber und Nieren übernommen haben dürften, alles das kann man bereits bei *Pikaia* und auch beim Lanzettfischchen nachweisen. Und an diesen Punkt, was überraschen mag, sind wir sehr nah bei uns. So beobachtet man bei der Embryonalentwicklung des Menschen in der vierten Embryonalwoche, dass sich am Rücken des Embryos ein knorpelartiges Rohr ausbildet, eben die Chorda, die sich später zu Rückenmark und Wirbelsäule wandelt. Was wir heute als gallertartige Masse zwischen den knöchernen Wirbelkörpern kennen und als Bandscheibe bezeichnen, sind die Reste dieser gallertartigen Chorda, die uns eine gewisse Elastizität der Wirbelsäule beschert und bei Überbelastung erhebliche Schmerzen in Form eines Bandscheibenvorfalls bereiten kann.

Vor 420 Millionen Jahren tauchen dann schließlich die ersten Vertreter der Knochenfische auf, die sich in zwei Großgruppen gliedern, die Strahlenflosser und die Fleischflosser. Zu den Letzteren zählen nach der modernen Systematik alle Landwirbeltiere, also auch wir. Die weitere Entwicklung dieser Knochenfische ist deshalb so bedeutsam, weil Vertreter dieser Wirbeltiere später im Mitteldevon vor circa 380 Millionen Jahren den Landgang wagten, ein Meilenstein in der Evolution, der der Mondladung gleichkommt. Pflanzen hatten diesen Schritt schon 20 bis 30 Millionen Jahre früher im Unterdevon vollzogen. Das belegen einzigartige paläobotanische Funde aus Schottland, Norwegen und auch – man beachte – aus Wuppertal-Elberfeld. *Asteroxylon elberfendense,* eine dieser ersten, ausgestorbenen Landpflanzen, die als Vorläufer der Bärlappgewächse gelten, wurde hier gefunden und erstmalig beschrieben.

Die Schritte vom Wasser zum Land für die ersten Wirbeltiere erfolgte durch Amphibien, die in Regionen lebten, die durch Gezeitenwirkung periodisch austrockneten – es kommen auch Süßwasserteiche oder Flüsse in Frage. Ein Art Übergangsform oder *missing link* zwischen den noch im Meer lebenden Knochenfischen und den Uramphibien stellt vielleicht *Tiktaalik* dar, eine Mosaikform, die erst vor kurzem in 380 Millionen Jahren alten Sedimenten im Norden von Kanada entdeckt worden ist. *Tiktaalik* weist sowohl Merkmale von den Knochenfischen als auch von den seit mehreren Jahrzehnten bekannten Uramphibien wie *Acanthostega* und *Ichthyostega* auf. Dass diese frühen Vertreter der Landwirbeltiere tatsächlich an Land und nicht nur im Wasser gelebt haben, belegen Fährtenfunde aus Polen und Schottland. Die Knochenfische brachten für den erfolgreichen ersten Landgang der Amphibien einige hervorragende anatomische Merkmale mit. Zum einen verfügten sie über ein stabileres, durch Kalziumeinlagerungen verstärktes Skelett. Außerdem sind in dieser Gruppe Vertreter zu finden, die Teile des Vorderdarms offensichtlich zu einer Schwimmblase umfunktionierten. Die Schwimmblase ermöglichte es diesen Knochenfischen, durch Veränderung des Gasvolumens den Auftrieb zu verändern. Dies dürfte energetisch ein beachtlicher Vorteil gegenüber den Knorpelfischen gewesen sein, die zum Ab- und Auftauchen muskuläre Kraft benötigten. Die Schwimmblase wurde dann in mehreren evolutionären Schritten bei den Lungenfischen in ein Atmungsorgan umfunktioniert. Die ersten Amphibien sind zwar zum Überleben noch an feuchte Biotope gebunden, und spezielle Entwicklungsphasen können nur im aquatischen Milieu stattfinden (Laich), nichtsdestoweniger markieren sie aber den Übergang der Wirbeltiere vom Wasser an das Land.

Dies war ein weiterer Meilenstein in der Evolution – aus

mehreren Gründen: ökologisch, weil der Landgang den Wirbeltieren einen ganz neuen Lebensraum auf unserem Planeten erschloss; physiologisch, weil die wesentlich stärkeren Temperaturschwankungen an Land zwischen Tag und Nacht die Evolution gleichzeitig an mehreren Stellen herausforderten: So galt es z. B., den Bauplan und die Immunabwehr dieser Organismen an die neue Umwelt anzupassen. Einerseits, weil es über die Lungenatmung kontinuierlich zu beträchtlichen Wasser- und Wärmeverlusten kommt, anderseits, weil von nun an die Lungen aufgrund ihres Bauplans flächenmäßig die größte und sensibelste Eintrittspforte für potenzielle Erreger in den Körper darstellten. Diese »Schwachstelle« im Bauplan ist bis heute geblieben, wie uns die aktuelle Covid-19-Epidemie dramatisch vor Augen führt.

Phylogenetisch ist die Lunge ebenso wie die Schwimmblase aus seitlichen Ausstülpungen des Vorderdarms abzuleiten, bei den Vögeln kommen noch Luftsäcke hinzu. Diese Ausstülpungen stehen über eine mehr oder weniger lange, mit Knorpelspangen gestützte Luftröhre, die Trachea, in Verbindung. Evolutionär wird auch eine wesentliche Steigerung der Leistungsfähigkeit der Lunge erreicht, da es zu einer beträchtlichen Zunahme der Oberfläche kommt. Beim erwachsenen Mann macht diese innere Austauschfläche ungefähr 100 Quadratmeter aus, und den Gasaustausch erledigen ungefähr 300 Millionen winzige Lungenbläschen, die Alveolen. Diese sind von einem dichten Netz feinster Blutgefäße, den Kapillaren, umsponnen, und hier findet der sogenannte Gasaustausch, die Beladung der roten Blutzellen (Erythrozyten) mit Sauerstoff und die Abgabe des im Stoffwechsel des Körpers entstandenen Kohlendioxyds (CO_2) statt. Anatomisch unterscheidet man einen rechten und einen linken Lungenflügel. Der rechte Lungenflügel setzt sich aus drei, der linke aus zwei Lungenlappen zusammen. Zwischen den beiden Lungenflügeln liegt bekanntlich das Herz. Hier treten auch die Bronchien und Blutgefäße aus dem Blutkreislauf in die Lunge ein.

Als evolutionär vor 380 Millionen Jahren die Anlage der Lungen im Brustkorb erfolgte, musste gleichzeitig für die Luftröhre, die Trachea, im Hals- und Brustbereich Platz gefunden werden. Die Evolution entschied sich, diesen »Versorgungsschacht« vor die Speiseröhre, den Ösophagus, zu verlegen. Diese räumliche Nähe von Trachea und Ösophagus war eine nicht unproblematische Lösung und hat bis heute tragische Nachwirkungen. Nach einer 2015 veröffentlichten Leitlinie der Arbeitsgemeinschaft der Wissenschaftlichen Medizinischen Fachgesellschaften in Deutschland kommt es beim Verschlucken oder Einatmen eines Fremdkörpers bei bis zu vier Prozent der Fälle zu einem tödlichen Ausgang durch totale Verlegung der Luftröhre. Von dieser Fremdkörperaspiration sind meist Kleinkinder im Alter zwischen sechs Monaten und vier Jahren betroffen, Jungen etwa doppelt so häufig wie Mädchen. Bei den aspirierten Objekten handelt es sich überwiegend um Nahrungsmittel wie Nüsse, Weintrauben, Karotten, bei älteren Kleinkindern auch um kleine Spielzeugteile.

Eine andere, meistens längst nicht so dramatische Folge des Landgangs der Wirbeltiere und der Anordnung und

Ausgestaltung der Atmungsorgane ist der Schluckauf, im medizinischen Fachjargon *Singultus* genannt. Dieser unmittelbar auftretende, etwas seltsam anmutende Reflex hat Eingang in alle Weltsprachen gefunden: *hiccough* (englisch), *hoquet* (französisch), *hipo* (spanisch), *singhiozzo* (italienisch), *hikka* (schwedisch), *ikota* (russisch) oder *sekseke* (parsi), um nur einige Beispiele zu nennen. Der neuronale Ursprung und seine physiologische Bedeutung sind noch nicht geklärt, aber es gibt gute Hinweise, dass dieses Phänomen genau in jene Zeit zurückreicht, als die ersten Amphibien jedenfalls zeitweise das Wasser verließen und an Land gingen. Schluckauf ist eine kraftvolle, unfreiwillige Einatmung, die von einem hohen Ton begleitet wird und in allen Altersgruppen vom Fötus bis zum Erwachsenen auftreten kann. Hierzu ist akut sowohl die Aktivierung von motorischen Zentren im Rückenmark (*Medulla oblongata*) und solchen für die Brustmuskulatur und das Zwerchfell erforderlich als auch der Verschluss der Stimmritze, wodurch es zu dem charakteristischen Geräusch des Schluckaufs kommt. Diese nahezu gleichzeitig ablaufende Aktivierung unterschiedlicher motorischer Zentren ist heute auch bei jenen Wirbeltieren zu beobachten, die zwischen Wasser- und Luftatmung wechseln können wie die Frösche und Lungenfische. Dies hat zu der Hypothese geführt, dass der Schluckauf Teil und Ausdruck eines archaischen motorischen Musters ist, der bei Kiemenatmung im Wasser durch einen gleichzeitigen muskulären Verschluss das Eintreten von Wasser in die Lunge verhindert. Beim Menschen ist dies der Verschluss der Stimmritze, wenn der abrupte Einatmungsvorgang ausgelöst wird, etwa durch die Aufnahme eines kalten Getränks. Ob dieser Reflex auch beim Stillen, also dem gleichzeitigen Saugen und Atmen des Säuglings, eine Rolle spielt, ist Gegenstand kontroverser Diskussion.

Die nächsten 100 Millionen Jahre von der Grenze des Devons zum Karbon bis zur Mitte des Perm-Zeitalters sind die Amphibien die dominierenden Wirbeltiere, obgleich sie weiterhin stark von einem aquatischen Milieu, insbesondere zur Reproduktion, abhängig waren. Aus diesen Amphibien entwickelten sich im Laufe des Perms die ersten echten Landwirbeltiere, die Amnioten. Die Membranen der Eier der Amnioten ermöglichten es dem Embryo, Sauerstoff aus der Atmosphäre aufzunehmen und im Stoffwechsel entstehendes Kohlendioxyd abzugeben. Gleichzeitig schufen sie eine anatomische Barriere, die die Feuchtigkeit im Ei für den heranwachsenden Embryo zurückbehielt. Mit diesem evolutionären Schritt wurden Amnioten befähigt, ihre Eier auf dem Land abzulegen. Im Gegensatz dazu sind Amphibien in der Regel darauf angewiesen, ihre Eier im Wasser abzulaichen. Die ersten Amnioten treten im Oberkarbon auf. Wenige Millionen Jahre später spalteten sich die Amnioten in zwei Evolutionslinien auf. Die eine Gruppe repräsentierte die Synapsiden, die Vorläufer der Säugetiere, und die andere die Sauropsiden, aus denen Echsen, Schlangen, Krokodile, Dinosaurier und Vögel hervorgingen. Die ersten Synapsiden tauchen vor 315 Millionen Jahren auf, und im unteren Perm stellen Vertreter dieser Gruppe, die Pelycosauria, bereits die häufigsten und anatomisch größten Landwirbeltiere. Diese Pelycosauria sind wichtig, da aus ihnen im mittleren Perm die Therapsiden hervorgingen, die ihrerseits zu den Cynodontiern, den Vorläufern der Säugetieren führen.

Die Entwicklung zu den echten Säugetieren erfolgte in mehreren evolutionären Schritten, wobei unter anderem Veränderungen am Schädel zu einer Leichtbauweise führten, der Geruchssinn sich verbesserte, Kieferknochenanteile einen Umbau zu Gehörknochen erfuhren und Backenzähne durch ein komplexeres Zahnkronenmuster eine verbesserte Nahrungsaufnahme und Nahrungsverwertung ermöglichten. Letzteres führte zu einem höheren Stoffwechsel und zu einer höheren Körpertemperatur und erweiterte damit den Aktionsradius, der nunmehr die Nachtaktivität miteinschloss – evolutionär sicher ein beträchtlicher Vorteil, der dadurch noch verstärkt wurde, dass es schon bei den frühen Säugetieren zur charakteristischen Ausbildung eines Fells kommt, um den Organismus vor Wärmeverlusten zu schützen.

Diese Veränderungen hin zum Bauplan der Säugetiere müssen als ein graduell verlaufender Prozess verstanden werden, der im mittleren Perm vor rund 270 Millionen Jahren begann und etwa 70 Millionen Jahre dauerte. In der mittleren Trias vor 240 Millionen Jahren finden wir bereits mehrere Arten, die Säugetieren schon sehr ähnlich sahen. Die ersten richtigen Säugetiere sind in den Ablagerungen des Unteren Jura zu finden. Aus den Reptilien spalten sich im Mesozoikum schließlich auch noch die Vögel ab. Keine Überraschung also, dass alle Reptilien näher mit den Vögeln verwandt sind als mit den Säugetieren. Die Reptilien, deren Entwicklungslinie, wie oben beschrieben, zu den Säugetieren führte, sind heute ausgestorben. Unbestritten aber waren im Mesozoikum die Reptilien und unter diesen die Archosaurier die dominierenden Wirbeltiere an Land und in der Luft. Zu den berühmtesten Vertretern dieser Gruppe zählen mit Sicherheit die Dinosaurier, die für 200 Millionen Jahre das Bild der landlebenden Wirbeltiere bestimmten, bevor sie vor 65 Millionen Jahren relativ plötzlich von der Bildfläche verschwanden.

Vom Bauplan her unterscheiden sich Dinosaurier markant von den Reptilien darin, dass ihre Gliedmaßen direkt unter dem Körper positioniert waren. Das ermöglichte in einigen Fällen eine deutlich schnellere Fortbewegung an Land, insbesondere bei zweibeinigen Läufern wie dem *Tyrannosaurus rex*. Vor allem aber zeichneten sich einige Vertreter der Dinosaurier, die Sauropoden, durch enorme Körpermasse aus. Sie repräsentieren die größten terrestrischen Organismen, die je auf der Erde gelebt haben. Der im Museum für Naturkunde in Berlin ausgestellte *Brachiosaurus brancai* ist ein Vertreter dieser Sauropoden und noch heute das größte komplett ausgestellte Exemplar. Es wurde um 1910 in Ostafrika im Zuge der legendären *Tenduguru-Expeditionen* (1909–1913) entdeckt. Noch heute lagert ein Großteil der Funde in den Katakomben des Berliner Naturkundemuseums. Für wissenschaftliche Studien werden die Knochen hervorgeholt – und Fragen gibt es genug für den Physiologen. Wie konnten die Sauropoden so groß werden? Wie schnell mussten sie dafür wachsen, und welche Art des Stoffwechsels muss dies Wachstum unterstützt haben? Welche Nahrung stand den Sauropoden zur Verfügung, welche Menge musste täglich aufgenommen und wie verdaut werden? Wie funktionierte die Lunge? Und wie überhaupt konnte der Kopf in zwölf Meter Höhe durchblutet werden? Welcher Druck musste dafür vom Herzen erzeugt werden? Wenn etwas »extrem« ist, dann dieser Organismus.

Ich hatte die Ehre und das Glück, einen Teil dieser Geheimnisse lüften zu helfen. Es war einer dieser grauen, kalten, trüben Novembertage in Berlin. Der Fall der Mauer lag gerade erst zwölf Monate zurück, und ich fuhr vom Physiologischen Institut der Freien Universität in Dahlem Richtung vereinter Stadtmitte, vorbei am Charité-Hauptgebäude in der Luisenstraße zum Museum für Naturkunde in der Invalidenstraße. Im rechten Seitenflügel des Museums befand sich der Eingang für die Mitarbeiter der Paläontologischen Sammlung. Diesen Seitenflügel des Museums hatte eine Fliegerbombe in den letzten Tagen des 2. Weltkrieges schwer getroffen und unwiederbringliche Sammlungsstücke zerstört. Aus den Ruinen dieses Seitenflügels wuchsen im November 1990 ganze Bäume. Hier traf ich damals einen großgewachsenen Mann mit schütterem blondem Haar, um die 55 Jahre alt. Er war Dr. Heinrich, der Kustos, der Verantwortliche für die Paläontologische Sammlung, und ich hatte ein Anliegen.

Ein halbes Jahr zuvor waren Karl Kirsch und ich bei einer Teerunde zum Wochenende auf die etwas skurrile Idee gekommen, es müsste doch möglich sein, zu berechnen, wie groß das Herz, die Lunge oder der Magen-Darm-Trakt beim *Brachiosaurus brancai* waren, oder welcher Blutdruck nötig war, um sein Gehirn mit Sauerstoff zu versorgen. Und in der Tat: Für ein derartiges Unterfangen gibt es sogenannte allometrische Funktionen, die Biologen in den letzten Jahrzehnten in mühevoller Kleinarbeit für die unterschiedlichsten Organismen zusammengetragen haben, für Säugetiere, Reptilien, Vögel und andere Organismen. Damit lassen sich biologische oder physiologische Größen eines Organismus abschätzen, wenn, ja, wenn man die Körpermasse kennt. Doch wie bestimmt man die Masse eines ausgestorbenen Sauriers? Er lässt sich nicht auf eine Waage stellen. Hier kam mir die Idee, es mit den Mitteln der Photogrammetrie und Fernerkundung zu versuchen, Methoden, die mir aus meiner Diplomarbeit in Spanien und den Studien auf der Rückseite des Mondes bestens bekannt waren. So könnte die Weltraumforschung auch für ein Naturkundemuseum plötzlich interessant werden. Diesen Plan wollte ich mit dem Kustos besprechen.

Doch an jenem Novembertag 1990 gingen wir nicht direkt in den großen Sauriersaal, sondern Dr. Heinrich führte mich zunächst in den zweiten Stock des Museums, vorbei an prächtigen Funden, hier und dort ein wenig eingestaubt, aber jedes Fossil sorgfältig handschriftlich katalogisiert und bestimmt. Dann hielten wir vor einem verschlossenen, flachen Kartenschrank in der Mitte des Raumes, der zwischen zwei hohen Vitrinen mit Fossilien stand, nahe einem der alten hohen Sprossenfenster des Museums. Seltsam, dachte ich mir, was will er mir hier zeigen? Dann öffnete er den Schrank und zog sehr vorsichtig aus der Mitte eine flache Schublade hervor. Ich erkannte bereits einen honigfarbenen, offensichtlich handgefertigten Holzrahmen, dessen glatte Oberfläche wie mit Bootslack behandelt glänzte. Das Ganze glich einem Bild, 40 × 50 cm groß – und war auch so etwas: Die Mona Lisa der Paläontologie, der *Archaeopteryx lithografica*, das *Berliner Exemplar* und wohl bekannteste Fossil der Welt – in einer einfachen Schublade! Es wurde um 1875 auf dem Blumenberg bei Eichstätt gefunden. Der damalige Finder Jakob Niemeyer tauschte es für eine Kuh im Wert von 150 bis 180 Mark ein. Das Stück wäre beinahe einmal nach London verkauft worden, hätte nicht Werner von Siemens 1879 den einzigartigen Fund für 20 000 Mark gekauft und als Dauerleihgabe dem Mineralogischen Museum der Humboldt-Universität zu Berlin übergeben. Dieser Urvogel im Berliner Museum für Naturkunde verkörpert wie kein anderer Fund den Siegeszug der Darwin'schen Evolutionslehre im 19. und 20. Jahrhundert. Dr. Heinrich schaute mich an und wusste, was für ein Geschenk er mir mit diesem Besuch beim *Archaeopteryx* gemacht hatte.

Eine Menge Arbeit lag vor uns, um dem *Brachiosaurus* mit unseren neuen Ansätzen und Methoden näher zu kommen. Mich bewegte die konkrete Beschäftigung mit dem *Brachiosaurus brancai* aber auf noch ganz andere Weise. 20 Jahre zuvor, im Juli 1969, als APOLLO 11 gerade auf dem Mond gelandet war, hatte mir ein enger Freund der Familie eine Holzkiste geschenkt, in der sich verschiedene Mineralien, Fossilien, ein kleiner, pechschwarzer Meteorit und drei Bände des *Kosmos* aus den Jahren 1909, 1910 und 1912 befanden. Die erste Geschichte im Jahrgang 1909 behandelte Fossilien aus dem Jurazeitalter und berichtete über einen Professor Fraas, Konservator der Stuttgarter Naturaliensammlung, der als erster Wissenschaftler damals die ostafrikanischen Fundplätze für Saurier im heutigen Tansania aufgesucht hatte. Um das Jahr 1906 war ein Mineningenieur auf riesige Knochen am Berg Tendaguru in Ostafrika gestoßen. Prof. Eberhard Fraas, als anerkannter Experte in Deutschland für Saurier aus dem Erdmittelalter, hatte sich daraufhin umgehend auf den Weg gemacht, um die Fundstätte zu inspizieren. Diese Gebiete in Ostafrika waren damals Teil der deutschen Kolonien, ebenso wie Kamerun und Deutsch-Südwestafrika. Eigene Schutztruppen sicherten die Grenzen dieser Länder und begleiteten Expeditionen wie die von E. Fraas. Sie schlugen mit äußerster Härte und Rücksichtslosigkeit einheimische Aufstände nieder, was zum Teil den Charakter von Genoziden annahm, wie der unter den Herreros in Deutsch-Südwestafrika im Jahr 1904. Damals, Ende der sechziger Jahre, als ich den Bericht über Tendaguru im Kosmos las, hatte ich noch nichts gewusst von den deutschen Gräueltaten in den afrikanischen Kolonien. Mir blieb nur eine verblichene Schwarzweißaufnahme aus dem KOSMOS-Buch über die Jahre sehr lebendig in Erinnerung: Da saß ein älterer Herr in Khaki-Kleidung mit einem klassischen *Pith helmet* in einer afrikanischen Buschlandschaft. Zu seinen Füßen lag, gleich einer wertvollen Jagdtrophäe, eine überdimensionale, fossile Extremität. Das war ganz offensichtlich beträchtlicher Zündstoff für meine Phantasie gewesen. E. Fraas berichtete in dem Beitrag im Buch über den Fundort, seine Bedeutung und die Schwierigkeiten, das Knochenmaterial von dort zunächst mit Trägern auf dem

Landweg nach Lindi und dann von der Ostküste Afrikas nach Deutschland zu transportieren. In der Folge führten seine Erkundungen vor Ort und seine spätere offizielle Beurteilung der Fossillagerstätte zur umfangreichsten Ausgrabungskampagne in der Geschichte der Paläontologie in Deutschland – die *Deutsche Tendaguru-Expedition von 1909 bis 1913*. Diese Expedition wurde vom Berliner Museum für Naturkunde durchgeführt und zeitweise von über 1000 einheimischen Hilfskräften vor Ort unterstützt.

Achtzig Jahres später schob ich nun mit tatkräftiger Unterstützung der Mitarbeiter des Museums für Naturkunde und des Instituts für Photogrammetrie und Fernerkundung der Technischen Universität Berlin eine riesige Hebebühne auf Balken durch das Hauptportal des Naturkundemuseums in der Invalidenstraße und brachte zahlreiche Vermessungspunkte am Skelett des *Brachiosaurus brancai* an. Mit Hilfe von CAD-Techniken, die zu diesem Zeitpunkt gerade in Mode kamen, wurde ein dreidimensionales Bild des Saurierskeletts im Computer generiert. Basierend auf diesen Daten waren wir in der Lage, das Körpervolumen und mit Hilfe von allometrischen Funktionen Organgrößen und Organfunktionen abzuschätzen. Wir ermittelten die vermutlichen hydrostatischen Distanzen zwischen Herz und Gehirn, berechneten den Blutdruck, stellten Überlegungen zu Wachstumsraten an und kalkulierten den täglichen Energiebedarf dieses riesigen Herbivoren (Pflanzenfressers). Immer neue Fragen zur Temperaturregulation und zum Wärmehaushalt, zur Verdauung und zu den Vor- und Nachteilen des Gigantismus tauchten auf.

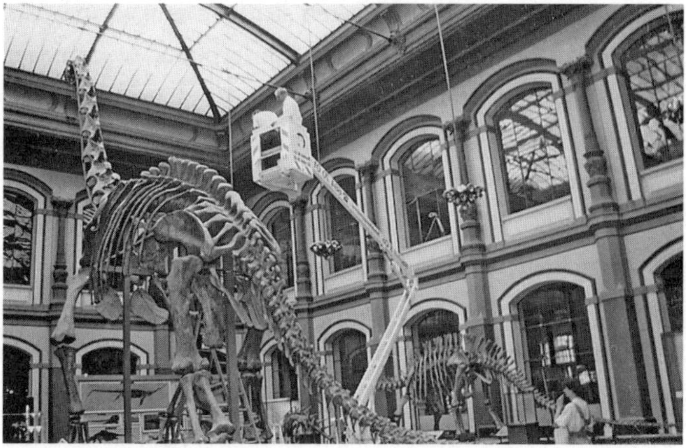

Sauriervermessung im Museum für Naturkunde

Dieses sind ganz grundsätzliche biologische Fragen zur Rolle der Körpermasse, der Körperoberfläche und der fraktalen Geometrie der Gewebe beim Bauplan eines Organismus. Auf zellulärer Ebene findet man nämlich kaum Unterschiede etwa zwischen der Größe und Funktion einer Leberzelle bei einer Spitzmaus, die fünf Gramm wiegt, und einem Elefanten, der eine Körpermasse von 5 000 000 Gramm aufweist – beides Säugetiere, die in der gleichen Umwelt leben können.

Zuerst gründete sich eine kleine wissenschaftliche Interessengemeinschaft in Berlin, dann in anderen Orten der Republik. Schließlich, mehr als zehn Jahre nach dieser ersten Messkampagne, erfolgte 2004 die Etablierung der Forschergruppe 553 bei der Deutschen Forschungsgemeinschaft »Sauropod Biology 533« unter der Leitung des Paläontologen Martin Sander in Bonn. Zwölf verschiedene

Wissenschaftlerteams widmeten sich von nun an intensiv dem Thema Gigantismus bei den Sauriern, und weitere vier Jahre später berichtete der *Spiegel* in seiner Titelgeschichte über die »Vermessung der Dinosaurier«. 2010 wurden die Forschungsergebnisse schließlich in den *Biological Reviews* publiziert. Das Untersuchungsteam kam zu einigen interessanten neuen Schlussfolgerungen, welche Gründe für die Entwicklung des Gigantismus bei den Sauropoden verantwortlich sein könnten. Im Detail stellten wir unter anderem fest, dass sich bei den Sauropoden vermutlich durch eine spezifische Kombination von stammesgeschichtlichen Erbmerkmalen und evolutionären Schlüsselinnovationen auf verschiedenen Ebenen eine bemerkenswerte evolutionäre Kaskade in Richtung Gigantismus in Gang gesetzt hat. Zu diesen Schlüsselinnovationen zählte mit großer Wahrscheinlichkeit der lange Hals, das gleichzeitig auffälligste anatomische Merkmal des Sauropoden-Bauplans. Dieser ermöglichte eine effizientere Nahrungsaufnahme, da er den Sauropoden einen viel größeren Raum als Nahrungsquelle erschloss, als dies für andere zeitgenössische Herbivoren der Fall gewesen sein dürfte. In ruhender Position dürften über den langen Hals nach unseren Berechnungen etwa 150 Kubikmeter Raum zur Nahrungsaufnahme erreichbar gewesen sein. Hierzu war es aber aus biomechanischen Gründen notwendig – um das Eigengewicht des Halses zu reduzieren –, einen verhältnismäßig kleinen Kopf und ein stark luftgefülltes, ein sogenanntes pneumatisiertes Skelett evolutionär zu entwickeln. Der kleine Kopf wiederum war möglich, weil das Pflanzenmaterial mit den Zahnreihen nur abgerissen und nicht gekaut werden musste. Der *Brachiosaurus* im Museum für Naturkunde muss circa 350 kg Pflanzenmaterial (Feuchtgewicht) pro Tag zu sich genommen haben, was etwa 120 kg Trockenmasse entspricht. Von diesen 120 kg wurden letztlich nach unseren Berechnungen rund 60 kg resorbiert.

Um diese Berechnungen anstellen zu können, haben wir um Unterstützung des Botanischen Gartens in Dahlem in Berlin sowie des Biochemischen Instituts der Freien Universität gebeten. Der Botanische Garten stellte Probenmaterial von Baumfarnen und anderen Pflanzen zur Analyse zur Verfügung, die bereits in der Jurazeit den Sauropoden als Nahrungsquelle gedient haben. Da es zu diesem Zeitpunkt in der Erdgeschichte noch keine Blütenpflanzen gab, stellt sich für den Paläoernährungsphysiologen das Menü recht übersichtlich dar: Farne, Ackerschachtelhalme, Cycaden, Ginkgo und Koniferen, das war es im Wesentlichen. Der Energieinhalt kann biochemisch in Kalorimetern bestimmt werden und liegt für Farne zum Beispiel bei 3,5 kcal/g und für Ginkgo bei 6,1 kcal/g. Zum Aufschließen der Nahrung im Magen-Darm-Trakt standen dabei weder ein intensives Kauen noch eine Magenmühle aus verschluckten Steinen, wie man es bei den Straußenvögeln kennt, zur Verfügung. Diese hätten die Nahrungsaufnahme nach Untersuchungen anderer Wissenschaftler in der Forschergruppe 533 nur begrenzt. Vielmehr haben weitergehende allometrische Berechnungen zur Größe des Magen-Darm-Traktes und zum Grundumsatz der Sauropoden ergeben, dass die notwendige Zerkleinerung der Zellulose vermutlich durch verlängerte Verweilzeiten im Magen-Darm-Trakt erreicht werden konnte.

Die ausgeprägte Bildung von luftgefüllten Hohlräumen im Skelettsystem, die Pneumatisierung, ist bei den Sauropoden stammesgeschichtlich eng mit der Entwicklung eines Atmungsorgans verbunden, das aus mehreren Luftsäcken besteht, wie wir es von den heutigen Vögeln kennen. Diese auf Luftsäcken beruhende Atmung ermöglicht, im Gegensatz zu einer Lunge wie bei uns, atmungsphysiologisch einen besseren Gasaustausch, verringert die Körpermasse und gewährleistet zusätzlich eine bessere Wärmeabgabe – eine besondere Herausforderung bei Organismen mit einer großen Körpermasse. Eine verbesserte Atmung ermöglichte eine höhere Stoffwechselrate der Sauropoden und diese wiederum einen höheren Grundumsatz. Dieser hohe Grundumsatz ist eine Eigenschaft, die offensichtlich schon früh in der Evolution der Dinosaurier angelegt worden ist. Die Analyse von Knochenmaterial ergab, dass die Sauropoden nicht älter als 80 bis 100 Jahre wurden. Zwischen dem 15. und 30. Lebensjahr war das Wachstum der Sauropoden offensichtlich besonders schnell, mit Wachstumsraten von bis zu 10 kg pro Tag. Diese schnellen Wachstumsraten führten damit auch zu schnelleren Fortpflanzungsgeschwindigkeiten bei den Sauropoden im Vergleich zu großen Säugetieren. Außerdem brachten es die Sauropoden als eierlegende Reptilien auf viel zahlreichere Nachkommen. Während bei den Sauropoden mit zunehmender Körpermasse auch die Anzahl der Eier im Gelege zunahm, beobachtet man bei den Landsäugetieren eine gegenläufige Entwicklung. Reptilien, die üblicherweise über einen ektodermen Stoffwechsel verfügen, also sehr stark von den Umgebungstemperaturen abhängen, sind durch ihren niedrigen Stoffwechsel stark in ihrer Aktivität eingeschränkt.

Die neuen Ergebnisse zum Knochenstoffwechsel, zur Biomechanik, zur Ernährung und Fortpflanzung wurden ergänzt durch neue Erkenntnisse zum Herz-Kreislauf-System. So musste das Herz zur Durchblutung des Gehirns eine Strecke von bis zu acht Metern überwinden, was einen Druck von mehreren hundert mm Hg erfordert. Millimeter Quecksilbersäule (mm Hg) ist eine Maßeinheit zur Angabe des Drucks. Sie wird aus historischen Gründen vor allem in medizinischen Wissenschaften noch heute häufig gebraucht anstatt der internationalen Einheit (SI-Einheit) Pascal, da zum Beispiel der Blutdruck früher mit Hilfe einer Quecksilbersäule gemessen wurde. Beim Menschen macht dieser Druckunterschied zwischen Herz und Gehirn gerade mal 30 mm Hg, bei der Giraffe bereits fast 200 mm Hg aus.

So kann es kommen, wenn man mit seinem Chef, in meinem Fall Prof. Kirsch, zusammensitzt, einen Tee am Freitagnachmittag trinkt und über alte, in Ostafrika gefundene Knochen nachdenkt. Und in Ostafrika waren nicht nur die Dinosaurier heimisch, hier nahm auch der rasante Aufstieg des Menschen seinen Anfang.

OLDUVAI
oder
DIE WIEGE DER MENSCHHEIT

Wo und wie wir wurden, was wir sind

Vor gut zwei Millionen Jahren, das legen Funde in der Olduvai-Schlucht in Tansania nahe, ging aus den Australopithecinen, den »Süd-Affen«, der moderne Mensch hervor – der sich fortan, wie vom Gott des Alten Testaments gefordert, »die Erde untertan« machte. Aus den erstaunlichen Anpassungen, die dabei stattfanden, können wir bis heute eine Menge lernen. Dabei spielte sowohl in der Evolution zum Menschen wie auch für seine Verbreitung auf der ganzen Welt stets das Klima eine entscheidende Rolle. Klimatische Veränderungen haben die Entwicklung der Menschheit – im Guten wie im Schlechten – maßgeblich beeinflusst. Zu Optimismus besteht deshalb aber kein Anlass. Denn der gegenwärtig zu verzeichnende Klimawandel wird »physiologisch« kaum zu meistern sein und die natürlichen Grenzen unserer Anpassungsfähigkeit übersteigen.

Es ist kurz vor Mitternacht im September 1981. Stockfinster. Nur die Scheinwerfer werfen einen hellen Lichtkegel den kurvigen Straßenverlauf hinauf. Ich komme von einem Vortragsabend und will in der Nacht noch den Veranstaltungsort für den nächsten Tag erreichen. Zum Wachbleiben schalte ich das Radio ein, und eine Frau mit melodischer, langsamer, warmer Stimme spricht: »Zittert die Luft über der Steppe jemals in einer Farbe, die ich an mir hatte, spielen die Kinder ein Spiel, in dem mein Name vorkommt, wirft der Vollmond einen Schatten auf die kiesbestreute Einfahrt des Hauses, das dem meinen gleicht? Halten die Adler von Ngong nach mir Ausschau?«

»Die kiesbestreute Einfahrt des Hauses« erschien damals direkt vor meinen Augen, mitten in die Nacht im Hochschwarzwald. Es war mir völlig unverständlich, warum ich von der Autorin dieser Zeilen, Tanja Blixen, von ihrem Lebensweg oder von Denys Finch Hatton noch nie etwas gehört hatte. Heute schaue ich auf diese kiesbestreute Einfahrt und sitze auf der überdachten Veranda, die inzwischen durch Grammophon und Klarinettenkonzert wohl weltberühmt geworden ist. Vieles von damals hat sich verändert. Ihre Farm in Afrika liegt jetzt am Stadtrand von Nairobi, und das M'Bogani, das Wohnhaus der Dänin Karen Christentze Dinesen, spätere Baroness Blixen-Finecke, ist jetzt ein Museum am Fuße der nahe gelegenen Ngong-Berge. Ein ganzer

Stadtteil trägt heute den Namen der berühmten Schriftstellerin: Karen. Die noch zahlreichen, gut erhaltenen und bewohnten Villen mit ihren weitläufigen Parks und Gärten in diesem Stadtteil zeigen das romantische Gesicht des jahrzehntelangen europäischen Kolonialismus. »Hier treffen«, wie die Autorin S. Lettenbauer im *Spiegel* darstellte, »die Sehnsucht nach kolonialer Ordnung und die Aufarbeitung der britischen Hinterlassenschaft unvermittelt aufeinander.«

Eine Zeitlang gehörte diese Farm denn auch dem wohl reichsten Familienclan Afrikas, den Kenyattas. Ein Mitglied dieses Clans, Jomo Kenyatta, wurde 1963 mit der Unabhängigkeit Kenias erster Ministerpräsident des Landes und 1964 nach der Proklamation Kenias zur Republik deren erster Staatspräsident. Er sicherte den Reichtum des Landes einer kleinen Oberschicht, während heute immer noch die Hälfte der Bevölkerung dieses eigentlich rohstoffreichen Landes unter der Armutsgrenze lebt, und die Situation verschlimmert sich zunehmend. Jahr für Jahr steigt die Zahl der Flüchtlinge nach Kenia aus der westlichen Subsahara, vor allem aus Burkina Faso, dem Tschad und aus Niger. Schon heute zählt Kenia nach Kolumbien mit zwei Millionen Flüchtlingen pro Jahr zu den Ländern mit den höchsten Flüchtlingszahlen weltweit. Ein wesentlicher Grund für diese Wanderungsbewegungen ist unter anderem der globale Klimawandel, dessen negative Auswirkungen die in den äquatorialen Bereichen lebenden Menschen deutlich früher und stärker treffen als die Bevölkerung weiter nördlich auf dem Globus. Es ist grotesk: Die Länder, die zurzeit am massivsten vom Klimawandel betroffen sind und in Zukunft betroffen sein werden, haben am wenigsten zum Klimawandel beigetragen.

Um die Auswirkungen des Klimawandels auf die Leistungsfähigkeit der einheimischen Bevölkerung zu untersuchen, bin ich in Nairobi auf dem Weg in den westlichen Teil des Landes nach Kisumu am Victoriasee. Die Untersuchung ist Teil der *Research Unit 2933* der Deutschen Forschungsgemeinschaft zum Thema »Klimawandel und Gesundheit«

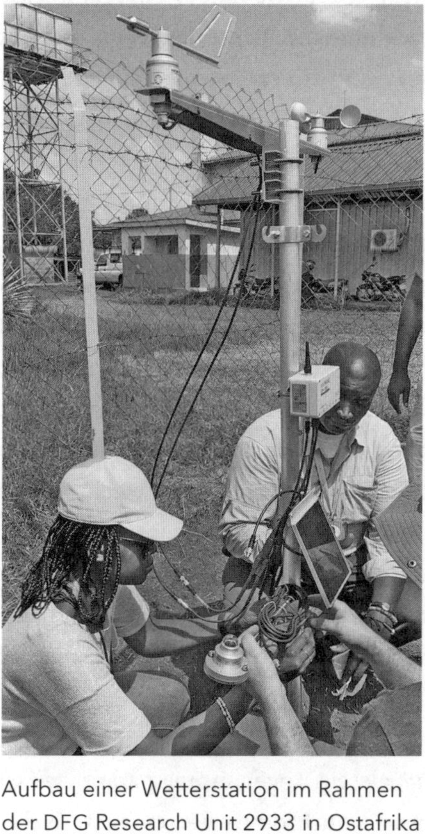

Aufbau einer Wetterstation im Rahmen der DFG Research Unit 2933 in Ostafrika

und setzt, ganz im Gegensatz zu kolonialen Zeiten vor 100 Jahren, auf starke Kooperation mit afrikanischen Partnern im Gesundheitswesen; mehr noch, sie ist auf diese Zusammenarbeit uneingeschränkt angewiesen. Verweilen wir aber zunächst noch kurz auf der überdachten Veranda des *M'Bogani*-Hauses und versetzen uns in Gedanken einige Millionen Jahre zurück, um zu sehen, dass der Klimawandel insbesondere hier, in der Region des Ostafrikanischen Grabenbruchs, des »Great Rift Valley«, eine ganz besondere Rolle in der Entwicklungsgeschichte des Menschen gespielt hat.

Die Erforschung dieser Geschichte nahm 1932 in Kanam, ganz in der Nähe von Kisumu, so richtig Fahrt auf. Dort fand der Paläoanthropologe Louis Leakey zunächst einen Unterkiefer, der der Wissenschaft ob seines Alters und Aussehens einige Rätsel aufgab. Später entdeckten er und seine Frau Mary zahlreiche primitive Werkzeuge und Skelettreste von *Australopithecinen* in der Olduvai-Schlucht in Tansania. Heute gehört die 50 Kilometer lange und 100 Meter tiefe Schlucht etwa 20 Kilometer nordwestlich des Ngorongoro-Kraters, gemeinsam mit den in den 1970er Jahren entdeckten Fundstätten im Afar-Dreieck in Äthiopien, den Ausgrabungen in Malawi in den 1990er Jahren und den frühen Funden in der südafrikanischen Provinz Gauteng, zur »Wiege der Menschheit«. Wer waren diese Australopithecinen? Warum starben manche Linien aus, und wann und wo erfolgte die Entwicklung zum *Homo sapiens*?

Die Paläoanthropologen bezeichnen die Gattung *Australopithecus* als ein sogenanntes paraphyletisches Taxon, aus welchem Paranthropus, der »robuste Nebenmensch«, und *Homo* (Mensch) hervorgingen. Doch was ist ein paraphyletisches Taxon? Ein solches Taxon, so heißt die biologische Einheit, der eine Gruppe von Lebewesen zugeordnet wird, bedeutet, dass zwar sämtliche Angehörige des Taxons auf eine gemeinsame Stammlinie zurückgeführt werden können, dieses Taxon jedoch nicht alle Nachkommen dieser Stammart enthält. *Australopithecus anamensis*, *Australopithecus afarensis*, *Australopithecus africanus*, *Australopithecus garhi* und *Australopithecus sediba* werden heute als allgemein anerkannte *Australopithecus*-Arten unter Paläoanthropologen geführt. Doch ihre verwandtschaftliche Nähe untereinander und insbesondere zu den Gattungen *Paranthropus* und *Homo erectus* ist unklar. Neueste Arbeiten aus dem Jahr 2020 legen zumindest nahe, dass *Paranthropus*, *Homo erectus* und *Australopithecinen* jedenfalls für einen kurzen Augenblick in der Entwicklungsgeschichte des Menschen zeitgleich nebeneinander gelebt haben müssen.

Im südlichen Afrika, sind die wohl berühmtesten Fossilfunde zur Entwicklungsgeschichte der Menschheit gemacht worden. Neuere Funde haben ein Alter von 1,95 bis 2,04 Millionen Jahren und stammen damit genau aus dem historischen Schnittpunkt, als die *Australopithecinen*, »die Südaffen«, von *Paranthropus robustus* und *Homo erectus* abgelöst wurden. Von hier aus, so die Vermutung, wanderte der moderne Mensch anschließend in ein paar hunderttausend Jahren entlang des Ostafrikanischen Grabenbruchs nach Norden.

Man nimmt an, dass die Arten *Australopithecus anamensis* und *Australopithecus afarensis* nicht durch Abspaltung, sondern durch langsame Umwandlung einer Art entstanden sind, die vor gut vier Millionen Jahren in Afrika ihren Anfang nahm. Aufgrund von Klimaveränderungen im Ostafrikanischen Grabenbruch, so vermutet man, kam es vor rund 2,5 Millionen Jahren zu zwei sehr unterschiedlichen Anpassungsstrategien innerhalb der Australopithecinen, die einerseits zu den »robusten« und andererseits zu den »grazilen« Australopithecinen führten. Paläoklimatische Untersuchungen zeigen, dass das südliche Afrika damals zunehmend unter Trockenheit und Kälte litt. Dies führte dazu, dass die Wälder zurückwichen und durch große Savannengebiete abgelöst wurden. Im Zuge dessen nahm die Menge der zur Verfügung stehenden Nahrung ab, und die Vielfalt des Nahrungsangebots im Vergleich zum tropischen Regenwald verringerte sich zunehmend. Zur Ernährung standen jetzt statt weicher Früchte und Blätter vorwiegend harte Gräser, Samen und Wurzeln zur Verfügung. Die »robusten« Australopithecinen (*Paranthropus*) spezialisierten sich auf solches hartfaseriges Pflanzenmaterial. Dazu entwickelten sie kräftige Kaumuskeln und vergrößerte Kauflächen der Backenzähne. Aufgrund dieser Merkmale wird der *Paranthropus bosei* auch als »Nussknacker-Mensch« bezeichnet.

Als die Temperaturen vor einer Millionen Jahre wieder anstiegen, starben die robusten Australopithecinen aus, aber die Entwicklungslinie der grazilen Australopithecinen überlebte, und aus ihr entwickelte sich die Gattung *Homo* mit ihren frühesten fossilen Vertretern: *Homo rudolfensis* und *Homo habilis*. Vieles deutet zudem darauf hin, dass es die grazilen Australopithecinen waren, die erstmals primitive Werkzeuge nutzten, um sich neue Nahrungsquellen zu erschließen, die ihnen aufgrund fehlender anatomischer Anpassung (keine kräftige Kaumuskulatur, keine breiten Kauflächen der Backenzähne) verwehrt waren. Entsprechend primitive erste Steinwerkzeuge wurden von L. Leakey und seiner Frau Mary in der Olduvai-Schlucht gefunden und werden heute als die Oldowan-Kultur geführt.

Neueste Untersuchungen des Max-Planck-Instituts für evolutionäre Anthropologie in Leipzig an mehreren frühkindlichen Schädeln legen den Schluss nahe, dass wesentliche Entwicklungsschritte des Gehirns bei den Australopithecinen, wie beim heutigen modernen Menschen, erst nach der Geburt erfolgten und für eine lange Betreuungsphase des Kindes durch die Eltern sprechen – länger als dies etwa bei Schimpansen und Gorillas zu beobachten ist. Diese lange Phase könnte unter anderem zur Anleitung und Herstellung von einfachen Werkzeugen aus Geröllmaterial, den *pebble tools* oder *choppern,* genutzt worden sein. Diese einfachsten Steinwerkzeuge wurden offenbar mit ein, zwei kräftigen, aber gezielten Abschlägen erzeugt; sie sind also keineswegs zufällig entstanden. Es fällt allerdings auch Experten manchmal schwer, diese frühen Steinwerkzeuge von natürlichen Geröllen zu unterscheiden. Nichtsdestotrotz setzt ihre Herstellung eine ganze Reihe kognitiver und handwerklicher Fähigkeiten voraus. So musste der Hersteller die Materialeigenschaften des Gesteins kennen, ob es sich beispielsweise um Feuerstein, Kalkstein oder Sandstein handelt. Er musste ferner abschätzen, welche Bruchlinien das Gestein zulässt, und beurteilen, wie der Stein gehalten und wie viel Kraft für den Schlag aufgewendet werden muss. Vielleicht gingen in die Bearbeitung bereits auch konkrete Überlegungen ein, für welchen Zweck das Geröllwerkzeug genutzt werden sollte: zum Abschaben von Fleisch oder Zertrümmern von Knochen, um an das schmack- und nahrhafte Knochenmark heranzukommen.

Sicher ist, die freie Verfügbarkeit der Hände durch die Entwicklung des aufrechten Gangs war für die Werkzeugherstellung eine zentrale Voraussetzung. Mit dieser Entwicklung wurden zwar die vorderen Extremitäten frei, aber die hinteren Extremitäten mussten im Verhältnis zu den vorderen massiver, muskulöser und länger werden, da sie im Gegensatz zu unseren nächsten Verwandten, etwa den Schimpansen, die sich hauptsächlich auf allen vieren bewegen, von nun an allein für die Fortbewegung sorgen mussten. Für diese Entwicklung hatten frühe Australopithecinen bereits circa fünf bis sieben Millionen Jahre vorher den Grundstein gelegt. Der aufrechte Gang ermöglichte ihnen eine energiesparende und effizientere Jagd in den sich durch den Klimawandel im Pliozän ausbreitenden Savannenlandschaften Ostafrikas. Außerdem verbessert eine aufrechte Haltung aus physiologischer Sicht die Thermoregulation, etwa weil beispielsweise unter körperlicher Belastung entstehende Wärmemengen vom Organismus besser an die Umgebung abgegeben werden können.

Aber wie das halt so ist in der evolutionären Entwicklung: Man erkauft sich mal wieder für einen Vorteil auf der eine Seite unter Umständen an anderer Stelle einen oder gleich mehrere Nachteile. So erforderte der aufrechte Gang eine massive Umgestaltung des Körperbaus, insbesondere im Bereich des Beckens, das sowohl für die bipedale Fortbewegung als auch für die Geburt eine Schlüsselrolle spielt. Zunächst begrenzt das Becken anatomisch den Geburtskanal, den der Fötus bei der Geburt passieren muss. Da der Beckeneingang bei der Frau meist transversal den größten Durchmesser aufweist, im Beckenausgang aber um 90 Grad verdreht ist, muss der Fötus in der schon anatomisch engen Situation eine Rotationsbewegung vollziehen. Bei den meisten anderen Primatenarten ist diese komplexe Körperdrehung im Geburtskanal nicht notwendig, da der Fötus einen direkten Weg durch den Geburtskanal nehmen kann. Aber dies ist nur ein Aspekt, vielleicht noch nicht einmal der wichtigste. Das menschliche Becken erfuhr in diesem evolutiven Prozess eine Verkürzung und entwickelte sich zu einem massiven, schüsselförmigen Knochenring. Das Kreuzbein, Sakrum, wurde stärker, breiter und bei Frauen im Vergleich zu Männern kürzer. Die Gelenkpfannen wurden größer, um den stärkeren Oberschenkelköpfen mehr Halt zu geben. Mit diesen Veränderungen war das Becken gemeinsam mit der Beckenbodenmuskulatur schließlich imstande, den gesamten Oberkörper abzustützen.

Nachdem der aufrechte Gang schon lange vollzogen und die dazu notwendigen Umbaumaßnahmen im Bereich des Beckens nahezu vollständig abgeschlossen waren, kam es zur Enzephalisation, das heißt zur überproportialen Zunahme des Gehirns. Unübersehbar stand die Evolution von nun an vor einem zunehmend schwer lösbaren Problem, dem die Anthropologen und Geburtsmediziner den treffenden Namen »Geburtsdilemma« gaben. Die Köpfe der

Föten wurden immer größer, aber die dafür anatomisch zur Verfügung stehenden Geburtskanäle der Frauen wurden im Laufe der Evolution immer enger. Dies Dilemma führt heute noch in Entwicklungsländern, die bei einer Geburt keinen entsprechenden Zugang zu medizinischer Versorgung bieten, wo also keine Kaiserschnitte durchgeführt werden können, zu einer hohen Mortalität von Gebärenden zusammen mit ihren Föten. Man sollte also erwarten, dass Frauen mit großem Becken im Vorteil sind, weil sie Föten mit größeren Kopfumfängen gebären können als Frauen mit kleinem Becken. Und genau dies wurde vor kurzem in einer groß angelegten Untersuchung mit Hilfe von 3D-Daten des menschlichen Beckens geprüft und tatsächlich auch nachgewiesen. Es gibt demnach eine komplexe Verbindung zwischen der Gestalt des Beckens, der Körpergröße und dem Kopfumfang. Die Dimensionen von Kopf und Körpergröße variieren laut diesen Ergebnissen also nicht unabhängig von der Gestalt des Beckens der Frauen, sondern sind damit verknüpft.

Menschliche Föten sind zum Geburtszeitpunkt im Vergleich zu anderen Primatenarten um 15 Prozent schwerer und haben im Verhältnis zur Masse eines Erwachsenen eine um rund 40 Prozent schwerere Gehirnmasse. Das heißt, menschliche Neugeborene sind extrem groß, besitzen einen überproportional großen Kopf – sind aber gleichzeitig im Vergleich zu den Neugeborenen anderer Säugetierarten in vielen physiologischen Funktionen unterentwickelt. Sie können nicht laufen, das Sehen funktioniert nur bedingt, sie sind thermoregulatorisch insuffizient, so dass dem Neugeborenen eine Auskühlung und der plötzliche Kindstod drohen.

Zusammenfassend kann man festhalten, dass der Mensch als extrem hilfloses Wesen zur Welt kommt. Schätzungen zufolge müsste der Fötus eigentlich noch sieben Monate länger im Mutterleib bleiben, um bei Geburt den vergleichbaren Status eines Affenbabys zu erreichen. Andere Forscher gehen auch davon aus, dass die eigentliche Ursache für das frühe Gebären des Kindes nicht im »Geburtsdilemma« zu suchen ist, sondern dass vielmehr der Stoffwechsel der Schwangeren keine andere als eine entwicklungsmäßig »verfrühte« Einleitung der Geburt zulässt. Denn eine Schwangere hat nur eine begrenzte ernährungsphysiologische Kapazität. Mit fortschreitender Schwangerschaft fällt es dem weiblichen Organismus immer schwerer, sich selbst und den Fötus mit ausreichend Energie zu versorgen. So steigt der Kalorienverbrauch der Mutter in den ersten bei den Dritteln der Schwangerschaft stetig an, erreicht dann aber ein steady-state. Von da an reicht ihr Stoffwechsel gerade noch aus, um sich und ihren Fötus mit genug Energie zu versorgen. Der Fötus wächst in den folgenden Monaten dennoch weiter, so dass der Organismus der Schwangeren nach neuneinhalb Monaten sicherheitshalber die Geburt einleitet. Nach den Berechnungen der Wissenschaftler würde eine Verlängerung der Schwangerschaft über die neuneinhalb Monate hinaus zu einer lebensbedrohlichen Stoffwechselkrise führen, weil die notwendige Energie für das Wachstum über die Plazenta nicht mehr bereitgestellt werden könnte. Dieser Umstand erfordert postnatal eine intensive Fürsorge und Zuwendung der Eltern. Die daraus resultierende enge soziale Beziehung zwischen Nachwuchs und Eltern kann in ihrer Bedeutung für die weitere Entwicklungsgeschichte der Menschenaffen (Hominiden) nicht überschätzt werden; sie ist geradezu ein Charakteristikum der Hominiden, zu denen nach neuerer nomenklatorischer Auffassung acht Arten gehören: der Mensch und verschiedene Gorilla-, Orang-Utan- und Schimpansen-Arten sowie die ausgestorbenen Arten *Gigantopithecus* und *Neandertaler.* Die Geschichte der Hominiden und ihrer Vorläufer, der Primaten, ist eng verknüpft mit der Entwicklung der Säugetiere. Denn obgleich es aus evolutionärer Sicht durchaus als ein Selektionsvorteil der Säugetiere gegenüber den Reptilien angesehen werden darf, im Uterus als Fötus geschützt und ernährt heranzuwachsen, hatte auch hierbei die Evolution am Anfang einige grundlegende Probleme zu lösen, die bis ins Mesozoikum zurückreichen, also in die Zeit der Dinosaurier vor etwa 250 bis 66 Millionen Jahren.

In jenen Zeiten, im Mesozoikum, dominierten, wie geschildert, die Reptilien und unter diesen die Dinosaurier das Wirbeltierleben auf der Erde. Im Känozoikum, vor circa 66 Millionen Jahren, wurden sie von den Säugetieren, den Mammaliern, abgelöst. Die Evolution der Mammalier begann schon in der Jurazeit, viele Millionen Jahre zuvor, im Schatten der Dinosaurier. Es waren zunächst kleine, nachtaktive Säugetiere, nicht größer als eine Maus oder Ratte. Die Entwicklung einer Plazenta und eines Uterus ermöglichte eine im Vergleich mit den Reptilien von Umweltfaktoren erheblich unabhängigere Fortpflanzungsstrategie, wenn auch eine beträchtlich kompliziertere. Nach dem Aussterben der Dinosaurier am Übergang von der Kreidezeit zum Tertiär besetzten die Säugetiere rasch die sich auftuende Lücke im Tierreich.

Am Beginn der Entwicklung der Plazentatiere galt es für die Evolution ein Problem zu lösen: Wie kann der heranwachsende Embryo / Fötus vor einer immunologischen Reaktion der Mutter geschützt werden, da das sich entwickelnde Gewebe im Uterus für das eigene Immunsystem der Mutter ja zunächst mindestens zur Hälfte fremd ist. Frühere Annahmen gingen davon aus, dass die Plazenta und die Nabelschnur hier eine entscheidende Rolle spielen und für eine gewisse Gewebeneutralität in der Schwangerschaft gegenüber dem Fötus sorgen müssten. Sowohl anatomisch wie auch immunologisch lag man damit nicht ganz falsch. Anatomisch, weil sogenannte Syncytiotrophoblasten eine Art Schutzwall für den Embryo bauen, und immunologisch, weil die Nabelschnur nicht nur eine einfache Verbindung zwischen Fötus und Mutter schafft, sondern selbst Zellen beherbergt und freisetzt, die immunologische Abwehrprozesse vonseiten des Immunsystems der Mutter herabsetzen. Heute weiß man aufgrund genetischer Untersuchungen, dass diese wichtigen evolutionären Schritte bei der Entwicklung der Plazentatiere vor etwa 170 Millionen Jahren stattgefunden haben, was gut mit den fossilen Funden der ersten Säugetiere übereinstimmt. Dabei muss man sich den genannten Schutzschild dieser Throphoblasten als ein Gewebe vorstellen, dessen einzelne Zellen durch eine Art Klebstoff miteinander verbunden werden.

Und da wird es interessant. Neuere genetische Untersuchungen haben ergeben, dass dieser »Klebstoff« durch Viren in die DNA der Säugetiere eingeschleust wurde, die aus der Gruppe der Retroviren stammen, welche dafür »bekannt« sind, sich durch rasch verändernde Oberflächenmerkmale dem Zugriff des Immunsystems zu entziehen. Einige dieser Viren gehen auf sehr primitive Lebensformen zurück, die bis an die Anfänge des Lebens auf der Erde zurückreichen. Wie man erst seit kurzem weiß, sind diese proviralen Kopien gar nicht so selten im menschlichen Genom. Über 30 000 verschiedene provirale Kopien – also genetisches Virus-Material, das in das Genom der Wirtzelle integriert worden ist – sind bereits im menschlichen Genom nachgewiesen worden. Manche Wissenschaftler gehen davon aus, dass über 100 000 solcher Kopien in der menschlichen DNA zu finden sind; das wären dann immerhin rund acht Prozent der menschlichen DNA. Etwa 80 verschiedene Familien proviraler Kopien sind bislang bekannt. Der überwiegende Anteil ist nach augenblicklichem Verständnis stumm, das heißt, diese von Retroviren infizierten DNA-Abschnitte sind aufgrund von Mutationen, *Insertionen* oder *Deletionen,* im Genom nicht protein-kodierend, also inaktiv. Bei der Insertion erfolgt aufgrund einer Genmutation der Einbau von zusätzlichen Nukleotiden oder DNA-Sequenzen in eine DNA-Sequenz, bei der Deletion der Verlust von genetischem Material. Als Nukleotide werden die Bausteine von Nukleinsäuren in der Ribonukleinsäure (RNA) und der Desoxyribonukleinsäure (DNA) bezeichnet.

Manche retrovirale Gene haben jedoch ihre Kapazität zur Kodierung beibehalten. Davon haben einige bei unseren frühen Vorfahren, den Primaten, eine physiologische

Rolle im Organismus übernommen. Dazu gehören eben auch die gerade erwähnten sogenannten *Syncytine*, die beim Menschen über eine Aktivierung der Syncytiotrophoblasten zu einer Zell-Zell-Fusion und damit einem »Verkleben« der mütterlich-fetalen Grenzschichtzellen führen. Die Syncytine sind damit entscheidend an der Schaffung eines abgegrenzten Raums für den Fötus im Uterus der Mutter beteiligt, in dem sich dieser geschützt – auch vor dem mütterlichen Immunsystem – in den nächsten Wochen und Monaten entwickeln kann. Neuere Studien haben darüber hinaus festgestellt, dass die Natur es nicht nur bei diesem Abwehrmechanismus des Fötus belassen hat. Es wurden spezielle Antigene beim Fötus, im Fruchtwasser, in Zellen der Fruchtblase und vereinzelt in anderen Geweben nachgewiesen: die HLA-G. Diese speziellen Antigene gehören zu dem sogenannten Haupthistokompatibilitätskomplex (engl. *major histocompatibility complex,* MHC). Die Moleküle sind entscheidend dafür, zu erkennen, was körpereigene oder körperfremde Zellen sind. Beim Menschen wird der MHC als HLA-System (Human-Leukozyten-Antigen) bezeichnet, weil man die Moleküle mit spezifischen Antikörpern auf der Oberfläche von weißen Blutkörperchen, den Leukozyten, nachweisen kann. Hauptaufgabe des HLA-Systems ist die Bindung von körperfremden Zellen, wie zum Beispiel Erregern, und deren Präsentation zur Erkennung durch andere Zellen des Immunsystems. Die speziellen HLA-G-Moleküle des Fötus sind nun in der Lage, die immunologischen Killerzellen der Mutter außer Gefecht zu setzen, indem sie bestimmte Proteine auf der Oberfläche der Killerzellen besetzen; dadurch sind die Killerzellen nicht mehr in der Lage, Enzyme aus ihrem Inneren freizusetzen, um das als fremd erkannte Gewebe zu zerstören.

Fehlt das HLA-G, kommt es zu einer Fehl- oder Frühgeburt oder erst gar nicht zu einer erfolgreichen Einnistung des befruchteten Eis im Uterus. Dass Wissenschaftler sich intensiv mit dem Beschreiben und Entschlüsseln der HLA-G beschäftigen, hat nicht nur mit der Bedeutung für eine erfolgreiche Einnistung des befruchteten Eis und mit der weiteren fötalen Entwicklung zu tun, sondern auch direkt mit klinischer Tumor- und Virenforschung. Denn manche Tumore verstecken sich vor den Abwehrmechanismen des Immunsystem gerade durch das Exprimieren von HLA-G-Molekülen; sie tarnen sich sozusagen als Föten, und entgehen so der Zerstörung durch das körpereigene Immunsystem. Eine ebensolche Strategie verfolgen offenbar Viren, die nach dem Befall einer Wirtzelle HLA-G exprimieren, um unentdeckt zu bleiben – sie streuen dem Immunsystem sozusagen »Sand in die Augen«.

Hier nur als Randbemerkung: Wir sollten nicht die Augen davor verschließen, wie im Laufe der Evolution bestimmte Abwehrmechanismen gegenüber Erregern von diesen für ihren Fortbestand und ihre Ausbreitung genutzt wurden und werden. Nehmen wir beispielsweise das Schnupfen und Niesen bei einer Erkältung. Bei einer Infektion erhöht der Organismus die Schleimproduktion im Nasen-Rachenraum und erzwingt ein vermehrtes Niesen, um den Erreger aus dem Organismus zu befördern. Aus Sicht des Erregers kann ihm nichts Besseres passieren. Hierdurch werden neue Individuen infiziert und eine sichere und schnellere Verbreitung in der Bevölkerung gewährleistet. So kann sich unter Umständen aus einer lokalen Mutation, die in einem Individuum stattfindet, in kürzester Zeit bei räumlicher Nähe und entsprechender Mobilität der Bevölkerung daraus eine Pandemie entwickeln. Covid-19 ist hierfür ein tragisches Beispiel aus unserer Gegenwart.

Unter den Säugetieren ist für uns Physiologen die Gruppe der Primaten von besonderem Interesse, da sie dem Menschen gewissermaßen den Weg bereitet haben. Die ersten Primaten dürften sich nach neueren Forschungserkenntnissen vor etwa 86 Millionen Jahren entwickelt haben, also noch zu Zeiten der Dinosaurier. Damals spaltete sich der Stammbaum in die Riesengleiter und die Primaten auf, was gleichzeitig bedeutet, dass alle Primaten auf einen gemeinsamen Vorfahren zurückgehen. Das ist erstaunlich, wenn man bedenkt, dass es heute über 500 Arten und 16 Familien innerhalb der Primaten gibt.

Die Primaten stammten zunächst nicht, wie lange vermutet, von den Spitzhörnchen ab, sondern zeigen starke verwandtschaftliche Beziehungen zu den besagten Riesengleitern. Diese waren katzengroß und hatten als besonderes anatomisches Merkmal eine Flughaut – die Vorfahren der Primaten taten es also Otto Lilienthal gleich. Sie konnten zwischen den Extremitäten und dem Körper eine Flughaut ausspannen und so von Baum zu Baum gleiten. Diese Art der Fortbewegung forderte gleich mehrere physiologische und anatomische Systeme heraus. Voraussetzungen waren unter anderem ein gutes räumliches Sehvermögen, ein sehr sensibles Gleichgewichtsorgan sowie ausgeprägte motorische und kognitive Fähigkeiten zur Steuerung des Flugs. Heute kennt man nur noch zwei Arten dieser Riesengleiter, die in den Wäldern Südostasien beheimatet sind.

Vor 68 Millionen Jahren spalteten sich dann die Primaten in die Feucht- und die Trockennasenprimaten auf. Zu den Feuchtnasenprimaten zählen heute Lemuren und Loriartige mit insgesamt 141 Arten. Vor 64 Millionen Jahren kam es schließlich zur Trennung der Trockennasenprimaten in die Koboldmakis und die Affen (*Anthropoidea*). Im Paläozän und Eozän sind Letztere bereits in Nordamerika, Europa und Asien weit verbreitet. Allerdings dürfte eine Vielzahl von Lebensformen, darunter auch die Primaten, im Zuge des Paläozän / Eozän-Temperaturmaximums (PETM) vor etwa 55,8 Millionen Jahren unter erheblichen evolutionären Druck geraten sein. Dieses PETM-Ereignis ist in der neueren Erdgeschichte einzigartig. Die globalen Durchschnittstemperaturen stiegen in einem Zeitraum von ein paar tausend Jahren um sechs Grad, von 18 Grad auf 24 Grad an. Zum Vergleich: Die mittlere globale Temperatur im Referenzzeitraum (1951–1980) betrug 14 Grad, und wir machen uns zu Recht Sorgen, wenn diese in den nächsten Jahrzehnten nur um 2 Grad steigt.

Der rasante Temperaturanstieg damals hat durch die Erwärmung der Meere ein Massensterben der wirbellosen Tiere in den Ozeanen verursacht, und an Land führte das ausgeprägte aride Klima über einen Zeitraum von 170 000 bis 200 000 Jahren zu einem Massensterben der bis dahin vorherrschenden Fauna und Flora. Bei den Landtieren können die Paläontologen eine sehr typische »Verzwergung« der Arten beobachten, was vermutlich auf das geringere Nahrungsangebot während der Hitzeperiode zurückzuführen ist.

Während des Oligozäns, vor etwa 33 bis 20 Millionen Jahren, begann das Klima auf der Nordhalbkugel wieder kühler zu werden. Das führte dazu, dass der Meeresspiegel sank und sich neue Landbrücken zwischen Afrika (Äthiopien) und der Arabischen Halbinsel auftaten. Diese machten den Weg frei für die Ausbreitung der geschwänzten Altweltaffen (*Cercopithecoidea*) und der Menschenartigen (*Homoinoidea*). Letztere spalteten sich vor 20 Millionen Jahren auf in die Gibbons (*Hylobatidae*) mit heute 20 Arten und die Menschenaffen mit acht Arten, inklusive des Menschen (*Homo sapiens*). Allein die große Vielfalt der über 500 Primatenarten deutet darauf hin, dass die Primaten sich im Laufe der Evolution die unterschiedlichsten Lebensräume erschließen konnten – allerdings ist der Mensch heute der einzige Menschenaffe, der nicht vom Aussterben bedroht ist. Wir haben eher ein Problem mit dem extremen, exponentiellen Bevölkerungswachstum dieser einen Art auf unserem Planeten. Dies dürfte unter den eukaryoten Organismen in der Erdgeschichte einmalig sein.

Im Miozän vor 24 Millionen Jahren bis vor 5 Millionen Jahren wurde das Klima im Ostafrikanischen Grabenbruch, wie schon einmal erwähnt, immer trockener, und tropische oder subtropische Wälder verwandelten sich in offene Savannen. Dies führte dazu, dass die frühen Primaten in diesem Lebensraum über Millionen Jahre einem starken selektiven Druck ausgesetzt waren. Dieser Selektionsdruck dürfte zunächst insbesondere Optimierungen im Salz-Wasser-Haushalt erzeugt haben, was sich dann auf die Ernährung und später auch auf die Ausdauerleistung auswirkte.

Es wird angenommen, dass aufgrund der zunächst ausschließlich vegetarischen Ernährung (Früchte, Blätter) die Kochsalzaufnahme stark eingeschränkt war. Sie lag bei etwa 0,6 g/Tag und im mittleren und späten Pleistozän mit 1,9 g/Tag. In diesem Zusammenhang wurde die interessante Hypothese aufgestellt, dass die im Laufe der Hominoidenentwicklung in den letzten 20 Millionen Jahren nachgewiesenen Mutationen bei den Uricasen auf den ständigen Mangel an Kochsalz zurückzuführen sind. Das Enzym Uricase bewirkt bei den Säugetieren, mit Ausnahme von Menschen, Primaten und einigen speziellen Tierarten (bestimmte Hunde, Katzen und Ziegen), die Umsetzung der wenig löslichen Harnsäure in das leicht lösliche Allantoin. Die Ursache für den Mangel an Uricase bei den genannten Säugetieren ist unklar. Bei den Ziegen vermutet man nahrungsbedingt einen Mangel an dem Spurenelement Kupfer, ein zentrales Element für die Funktionsfähigkeit der Uricase, das naturgemäß nur in sehr geringen Mengen in Getreide und Gräsern vorhanden ist. Diese Erklärung fällt aber bei der üblicherweise gemischten Ernährung der anderen genannten Arten weg – und wir brauchen tatsächlich nur Spuren dieses Metalls, maximal zwei bis vier Milligramm für den Erwachsen pro Tag. Aufgrund des Fehlens der Uricase weisen Hominoiden (Affen und Menschen) und bestimmte Neuweltaffen deutlich höhere Serumharnsäurekonzentrationen im Vergleich zu anderen Säugetieren auf.

Der evolutionäre Vorteil liegt darin, dass Harnsäure als ein sehr starkes Antioxidans wirkt und beispielsweise hochreaktive Sauerstoffradikale, die Zellmembranen etwa nach ausdauernden körperlichen Belastungen schädigen können, im Organismus neutralisiert. Ferner können die hohen Harnsäurespiegel dazu beitragen, den Blutdruck bei niedrigem Kochsalzangebot aufrechtzuerhalten, da Harnstoff als kleines, ungeladenes Molekül Zellmembranen frei durchqueren kann und so zur Aufrechterhaltung des osmotischen Drucks im Gewebe beiträgt.

Zählten vor 20 Millionen Jahren noch rund 80 Prozent aller Anthropoiden zu den Menschenaffen, so liegt ihre Anzahl 10 Millionen Jahre später nur noch bei 20 Prozent, vermutlich aufgrund des beschriebenen Selektionsdrucks durch klimatische Veränderungen. Zu ihnen gehören die noch heute lebenden Affen und der Mensch. Diese nahmen die freiwerdenden Räume ein. Es gibt heute vier Gattungen mit acht anerkannten rezenten Arten: Westlicher Gorilla und Östlicher Gorilla, Sumatra-Orang-Utan, Tapanuli-Orang-Utan, Borneo-Orang-Utan, Gemeiner Schimpanse, Zwergschimpanse (Bonobo) und der Mensch. Während der Mensch sich über den ganzen Globus verbreitet hat, sind die genannten Menschenaffen auf tropische Regionen in Afrika und Südostasien beschränkt und allesamt in ihrem Bestand gefährdet. Es sei der Vollständigkeit halber erwähnt, dass man in der biologischen Taxonomie zu diesen acht lebenden Menschenaffen auch noch sowohl die direkten Vorfahren als auch die nicht direkten fossilen Vorfahren zählt, wie etwa den *Gigantopithecus* und den *Neandertaler*.

In Ostafrika wurden die Umweltbedingungen nicht nur kälter und trockener, sondern zusätzlich hypoxischer, also sauerstoffärmer, da sich der Ostafrikanische Graben tektonisch hob. So liegen zahlreiche Gebiete im Ostafrikanischen Grabenbruch in Höhenlagen zwischen 1500 und 2500 Metern. In diesen Höhenlagen ist der barometrische Druck schon um 25 Prozent niedriger, wodurch auch der Sauerstoffpartialdruck in der Atmosphäre und damit die Verfügbarkeit von Sauerstoffmolekülen in der Einatmungsluft sinkt. Unter diesen sehr herausfordernden Umweltbedingungen entwickelten sich die Vorläufer des Menschen. *Ardipithecus ramidus,* gefunden in Aramis in Äthiopien, ist derzeit mit 4,4 Millionen Jahren der älteste bekannte Hominide. Sein Vorläufer wurde noch nicht identifiziert.

Es gibt gute Beweise dafür, dass sich schon der *Ardipithecus ramidus* zumindest teilweise bipedal, also aufrecht, fortbewegt hat, was neben zunehmender Gehirnmasse und umgebauten Zähnen ein wesentliches Merkmal in der menschlichen Evolution ist. Die vorderen Extremitäten verloren ihre Funktionen zur Fortbewegung und konnten nun vielfältige andere Aufgaben übernehmen – bis hin zur Herstellung erster Werkzeuge. Bislang ging man davon aus, dass die Fundstücke aus der Oldowan-Kultur mit einem Alter von rund 2,3 bis 2,6 Millionen Jahren die ältesten Steinwerkzeuge darstellten. Sie wurden als Werk dem *Homo habilis* zugeschrieben. Doch haben Forscher erst kürzlich, 2015, am Turkanasee in Kenia primitive Steinwerkzeuge entdeckt, die älter sind als alle bisher bekannten. Sie dürften vor rund 3,3 Millionen Jahren hergestellt worden sein, das heißt, mehrere hunderttausend Jahre bevor sich der erste Vertreter der Gattung *Homo* entwickelte. Es besteht weitgehende Übereinkunft darin, dass eine aufrechte Körperhaltung, eine bipedale Fortbewegung kombiniert mit zunehmenden Sehfähigkeiten und freien Händen bestens dazu geeignet gewesen sein dürfte, die kognitiven Fähigkeiten der frühen Australopithecinen zu fördern.

Neben *Australopithecus garhi* (2,6 Millionen Jahre alt, Äthiopien) und *Homo rudolfensis* (1,8 Millionen Jahre alt, Ostafrika) lebte schließlich im Ostafrikanischen Grabenbruch und im südlichen Afrika von vor 2,1 bis 1,5 Millionen Jahre der *Homo habilis*, der als Zwischenstufe zwischen Australopithecinen und *Homo sapiens* gilt. Diese Lesart war über Jahrzehnte nicht ganz unumstritten, was vor allem am Kriterium des Hirnvolumens hängt. Ein Teil der Paläoanthropologen zog die Grenze bei 700 cm^3, andere bei 800 cm^3 oder sogar 900 cm^3. In der Erstbeschreibung eines Fundes von *Homo habilis* in der Olduvai-Schlucht durch L. Leakey, P. Tobias und J. Napier wurde diese Untergrenze des Hirnvolumens für Arten der Gattung *Homo* hingegen auf 600 cm^3 herabgesetzt. *Homo habilis* hatte eine Körpergröße von 1,5 Metern, ein Körpergewicht von 50 Kilogramm und ein Hirnvolumen, das bei circa 800 cm^3 gelegen haben dürfte.

Warum sind Angaben zur Körpergröße, zum Körpergewicht und Gehirnvolumen interessant? Sie dienen den Paläoanthropologen unter anderem zur Rekonstruktion des Energieverbrauchs. Unter Ruhebedingungen tragen Muskelmasse, die inneren Organe wie Lunge, Herz, Niere, Leber sowie das Gehirnvolumen entscheidend zum Energieverbrauch eines Organismus bei. Dieses ist der Grundumsatz. Während Sie diese Zeilen lesen, verbraucht allein Ihr Gehirn rund zwanzig Prozent Ihres Stoffwechsels. Dieser basale Stoffwechsel hat sich kaum seit der Zeit unserer Vorfahren geändert, aber der tägliche Arbeitsumsatz, um Nahrung zu beschaffen, schon. Dieser zusätzliche Bedarf entstand durch den Energieverbrauch der Laufmuskulatur und führte dazu, dass Australopithecinen oder der *Homo erectus* einen circa 4–5fach höheren Arbeitsumsatz hatten als der Standard-Büromensch heutzutage. Die große Variation in der Morphologie der in Ostafrika gefundenen Schädel erschwert zwar eine Rekonstruktion der frühen menschlichen Evolution, ist aber ein Beleg dafür, dass die Natur unterschiedlichen Anpassungsstrategien Raum gab. *Paranthropus boisei*, ein Zeitgenosse von *Homo rudolfensis*, und möglicherweise auch *Homo habilis* in Ostafrika, hatte – wie erwähnt – ausgesprochen markante Jochbeine, die auf eine kräftige Kaumuskulatur hinweisen, und eine Bezahnung, die offensichtlich darauf spezialisiert war, harte pflanzliche Nahrung zu zerkleinern. *Homo habilis* und *Homo rudolfensis* hingegen weisen diese Merkmale nicht auf, auch nicht der sich vermutlich aus dem *Homo rudolfensis* entwickelnde *Homo ergaster*, ein bis zu 1,8 Meter großer, etwa 70 Kilogramm schwerer Vertreter der Gattung Mensch, der ein Hirnvolumen von circa 800 bis 900 cm^3 besaß, also deutlich mehr als *Homo habilis*. Dieser *Homo ergaster* fertigte Werkzeuge aus Holz, konstruierte eine Axt, war ein nomadischer Jäger und Sammler, benutzte Feuer und ernährte sich offensichtlich von tierischen und pflanzlichen Produkten.

An diesem Punkt kommen wir zu einem großen Rätsel der Primaten insgesamt, zu einer Mutation in deren Entwicklungsgeschichte, die so einschneidend war, dass sie uns noch heute lebensbedrohlich erkranken lassen kann, und die es mit sich brachte, dass rote Blutzellen eine eigenwillige, nicht ganz leicht zu verstehende Hilfestellung im Körper übernommen haben, nämlich die Versorgung mit Vitamin C, genauer gesagt, L-Ascorbinsäure, die ein unentbehrlicher Nahrungsbestandteil ist. Diese Säure ist ein wasserlösliches Vitamin und ganz im Gegensatz zu den fettlöslichen Vitaminen, wie beispielsweise den Vitaminen A, D, E und K, kaum speicherbar. Vitamin C muss regelmäßig, möglichst täglich, zugeführt werden. Im Organismus fungiert es als ein hochwirksames Reduktionsmittel, ein Radikalenfänger, es ist als Kofaktor für mehrere Enzyme und für den Aufbau von Gewebe aller Art in unserem Körper essenziell. Während die meisten Säugetiere in der Lage sind, Vitamin C selbst herzustellen, haben höhere Primaten einschließlich des Menschen diese Fähigkeit im Verlauf der Evolution bereits vor circa 40 bis 50 Millionen Jahren verloren, als sich die Feuchtnasenprimaten (Lemuren, Loriartigen) von den Trockennasenprimaten, aus denen sich später die Menschenaffen entwickeln sollten, abspalteten.

Der Gehalt an Vitamin C in verschiedenen Gemüse- und Obstarten ist sehr unterschiedlich. So enthalten beispielweise 100 g Schwarze Johannisbeere 177 mg, Petersilie 160 mg, Rosenkohl 90 bis 150 mg, Brokkoli 115 mg, Spinat 50 bis 90 mg und 100 g Apfelsinen 50 mg. Kommt es zu einer Mangelversorgung, wie früher häufig beispielsweise bei Seeleuten, wo frisches Obst und Gemüse im Proviant bei langen Seefahrten nicht zur Verfügung standen, erkrankten die betroffenen Personen an Skorbut. Von dieser Krankheit leitet sich auch der chemische Name dieses Vitamins ab, die »Anti-Skorbut-Säure«. Zu den klassischen Krankheitssymptomen zählen ein entzündetes und blutendes Zahnfleisch mit nachfolgender Zahnlockerung bis hin zum Zahnausfall, verzögerte Wundheilung oder Wasseransammlungen im Gewebe. Dass einige Primaten die Fähigkeit zur Eigenproduktion für dieses essenzielle Vitamin im Laufe der Evolution verloren haben, erscheint zunächst widersinnig. Bei genauerer Betrachtung des Sachverhalts lassen sich jedoch mindestens zwei Erklärungen hierfür heranziehen. Zum einen dürfte die Ernährungsweise unserer Vorfahren – der Australopithecinen, des *Homo rudolfensis,* des *Homo ergaster* oder eines seiner Nachfolger, des *Homo erectus* – im Ostafrikanischen Grabenbruch eine nicht unerhebliche Rolle gespielt haben. Ihre Ernährung hat vermutlich aus einer Mischdiät aus tierischen und pflanzlichen Produkten bestanden, wie es die Anatomie des Kiefers und der Zähne verrät. Die saisonale Verfügbarkeit von Obst, Wurzeln und Gemüse im Ostafrikanischen Grabenbruch war danach offenbar über einen langen Zeitraum hinweg mengenmäßig hinreichend und vielgestaltig genug. Mangelerscheinungen an Vitamin C wurden vermutlich auch dadurch entgegengewirkt, dass die Trockennasenprimaten im Laufe der Jahrmillionen einen ausgesprochen effizienten Weg fanden, um im Blut herumtreibende, oxidierte Moleküle der Ascorbinsäure in die roten Blutzellen, die Erythrozyten, einzuschleusen. Ein Protein namens Glut 1 in der Zellmembran der roten Blutkörperchen, normalerweise für die Aufnahme von Glukose verantwortlich, spielt hierbei eine besondere Rolle. Ein Erythrozyt besitzt über 200 000 solcher Glut-1-Transportproteine in seiner Membran. Dieses Glut 1 ist gleichzeitig darauf spezialisiert, in Zusammenarbeit mit einem weiteren Membranprotein namens Stomatin die oxidierte Form der Ascorbinsäure sehr effizient in die roten Blutkörperchen aufzunehmen. Im Erythrozyten erfolgt dann das Recycling der inaktiven Form der Ascorbinsäure in die aktive, das Vitamin C. Anschließend wird das so recycelte Vitamin C als wirksames Antioxidans dem Körper über den Blutkreislauf wieder zur Verfügung gestellt. Da die Erythrozyten mit ca. 25 Billionen Zellen die häufigsten Zellen im Körper darstellen, ergibt sich hier ein sehr effizientes, körpereigenes Recycling eines essenziell benötigten Stoffs – eben eines Vita (lat. Leben) Amin, eines Derivats des Ammoniaks. So brauchen die Primaten im Vergleich zu anderen Säugetieren extrem geringe Mengen an Vitamin C: 1 mg pro Kilogramm Körpergewicht täglich. Eine Ziege beispielsweise muss für den Eigenbedarf täglich 200 mg pro Kilogramm Körpergewicht produzieren.

Der *Homo ergaster* war die erste Art, die sich über Landbrücken von Nordafrika nach Arabien und von dort nach Südostasien ausbreitete. In Europa tauchte der *Homo ergaster* vor etwa 1,2 Millionen Jahren auf und entwickelte sich dort weiter zum *Homo heidelbergensis*, dessen erste Funde auf circa 600 000 Jahre datiert werden. Schließlich wurde *Homo heidelbergensis* vor 200 000 Jahren vom *Homo neanderthalensis* in Europa abgelöst, der erst vor 25 000 Jahren ausstarb. Während interglazialer Warmzeiten, also einem Zeitraum mit im Durchschnitt höheren Temperaturen zwischen zwei Zeitabschnitten mit durchschnittlich tieferen Temperaturen, könnte der *Homo erectus* bis nach Europa vorgedrungen sein. Nachfolgende Kaltzeiten könnten einige *Homo-erectus*-Populationen isoliert haben, die sich dann zu Arten wie dem *Homo antecessor* (etwa 800 000 Jahre alt, Nordspanien) oder dem *Homo heidelbergensis* und dem *Homo neanderthalensis* entwickelt haben. Dies wäre die einfachste Erklärung für die unterschiedlichen Vertreter in Europa.

Neueste genetische Untersuchungen des Max-Planck-Instituts für Evolutionäre Anthropologie in Leipzig legen jedoch ein viel komplizierteres Bild der Wanderbewegungen unserer Vorfahren in den letzten 500 000 Jahren in Europa nahe. Danach sollen die Vorfahren der modernen Menschen über Nordafrika sowie die Arabische Halbinsel vor 600 000 Jahren nach Europa eingewandert sein. Sie breiteten sich im Westen bis nach Marokko aus, im Osten spaltete sich die Gruppe der Vorfahren des modernen Menschen in die *Neandertaler* und die *Denisovaner* auf, wobei aufgrund einer neuen Analyse der Gesamtgenomsequenz eines panafrikanischen Probensatzes noch zu klären ist, ob es da zu weiteren Wanderbewegungen dieser Vorfahren gekommen ist. Diese könnten dazu geführt haben, dass es zu einem archaischen Genfluss von einer ausgestorbenen Grundpopulation moderner Menschen in Populationen südlich der Sahara gekommen ist. Das würde bedeuten, dass unsere Vorfahren sehr rege hin und her gewandert sind. Bei diesen Wanderungen hinterließen sie Spuren im Genom der ansässigen Populationen; wissenschaftlich bezeichnet man einen derartigen Vorgang als Introgression, also die Überführung von Genen einer Population in den Genbestand einer anderen durch wiederholte Kreuzung und Rückkreuzungen. Auf diese archaische Introgression einer »Geisterpopulation« weisen Befunde mit einem ähnlichen, aber nur geringfügig unterschiedlichen Prozentsatz bei der subsaharischen Population der Khosian (4,0 Prozent), bei den Mbuti-Pygmäen (4,3 Prozent) und den Mandenka (5,8 Prozent) hin. Bestätigen sich diese Ergebnisse, dann, so die Schlussfolgerung, könnte der geschätzte Anteil des Neandertaler-Erbguts bei Eurasiern stark von dieser bislang unbekannten Population beeinflusst worden sein und eventuell dreimal höher liegen, als bislang angenommen.

Klarer rekonstruiert ist die weitere Entwicklung bei den Neandertalern und den Denisovanern. Die Denisovaner zogen durch den Irak in nördlicher Richtung über den Kaukasus zum Kaspischen Meer ins Altai-Gebirge (Denisova-Höhle). Die Neandertaler wanderten vor 500 000 Jahren über die Türkei und Griechenland in den Westen Europas ein, erreichten vor 400 000 Jahren den Norden Spaniens (Sima de los Huesos) und gelangten bis nach Norddeutschland. Eine weitere, abgespaltene Gruppierung zog über Mesopotamien und das Zagros-Gebirge in den Iran und den Fernen Osten. Die Populationen der Neandertaler und der Denisovaner blieben in Europa zunächst offenbar getrennt. Dann, vor 100 000 Jahren, drangen die Neandertaler nach Osten vor und vermischten sich dort mit den Denisovanern.

Vor 270 000 Jahren kommt es zu einer ersten Einwanderung früher moderner Menschen aus Afrika über die Levante nach Europa, aber diese erste Einwanderung führte zu keiner dauerhaften Besiedlung. Erst eine zweite Auswanderungswelle, die vor 70 000 Jahren im Ostafrikanischen Grabenbruch begann, über die Arabische Halbinsel führte und erst vor etwa 40 000 Jahren endete, vollzog diesen wichtigen Schritt. Jetzt vermischten sich der moderne Mensch und der Neandertaler. Dabei verdichten sich die Hinweise, dass die Neandertaler im Vergleich mit den modernen Menschen längst nicht so stumpf waren, wie es lange Zeit angenommen wurde. Neueste Ergebnisse aus Untersuchungen in der Höhle von Figueira Brava an der Küste von Arrábida, rund 30 Kilometer südlich von Lissabon, weisen beispielsweise darauf hin, dass die Neandertaler bereits vor 100 000 Jahren einen abwechslungsreichen Speiseplan mit Fischen, Krustentieren, Vögeln und Rehen gehabt haben. Bislang gingen einige Anthropologen davon aus, dass Omega-3-reiche Nahrung aus dem Meer, die eine wichtige Rolle bei der Entwicklung des Gehirns spielte, nur im Speiseplan des modernen Menschen enthalten war. Das ist offenbar nicht der Fall.

Dass eine Vermischung des modernen Menschen mit dem Neandertaler stattgefunden hat, kann heute als sicher angenommen werden, und es dürften nach verschiedenen Schätzungen im Erbmaterial der heutigen Europäer bis zu vier Prozent Neandertaler-Gene stecken. Die Nachfahren der Neandertaler / Denisovaner waren Jäger und Sammler, die, aus Ostasien kommend, vor mindestens 11 500 Jahren (höchstens jedoch vor 35 000 Jahren) über eine damals bestehende Landbrücke, *Beringia*, auf den nordamerikanischen Kontinent gelangten. Lange Zeit war dieser Weg durch Gletschermassen versperrt. Erst als diese sich zurückzogen, war der Weg frei für die Auswanderer aus Sibirien. Sie erreichten vor 20 000 Jahren schließlich Feuerland.

Einige der Einwanderer aus Sibirien wandten sich aus unbekannten Gründen von den Küstengebieten ab und drangen bis in extreme Höhenlagen in Südamerika vor. Im tibetischen Hochland lassen sich Spuren von Jägern und Sammlern schon 20 000 Jahre früher nachweisen. Einige Adaptationen der heutigen Hochlandbewohner in Südamerika, der Quechua und Aymaras in Bolivien, Peru und Chile, lassen den Schluss zu, dass diese Anpassungen im Laufe von mehreren tausend Jahren erworben wurden. Ein möglicher Grund für diese kontinuierliche Ausbreitung unserer Vorfahren bis in die letzten Winkel der Erde – mit Ausnahme der Antarktis – könnte gewesen sein, dass diese Kulturen von Jägern und Sammlern zunächst ihren Jagdtieren von Sibirien über die Beringstraße nach Nord- und Südamerika folgten. Ein ähnliches Verhalten ist noch heute bei Nomaden in der Arktis zu beobachten.

Für die Fauna Nordamerikas und die dort verbleibenden Frühmenschen dürfte es dabei von einschneidender Bedeutung gewesen sein, dass es – im Unterschied zu Europa und Kleinasien – während der letzten Eiszeit vor 11 000 Jahren zu einem Aussterben der Megafauna gekommen ist, also der Tierarten, die in einem Lebensraum die körperlich größten Organismen stellen. Das führte in Amerika dazu, dass für die dort noch überlebenden Populationen im weiteren Verlauf der Geschichte keine großen Tiere zur Domestizierung zur Verfügung standen. In Europa und Kleinasien hingegen konnten die dort lebenden Populationen auf domestizierte Rinder, Schafe, Ziegen, Pferde, Rentiere sowie Wasserbüffel, Yaks, Dromedare und Kamele weiterhin zurückgreifen. Die Vorteile der Domestizierung von Tieren sind offensichtlich. Zunächst ist mehr Fleisch, also Protein, kontinuierlich verfügbar, als dies eine Jagdkultur sicherstellt. Gleichzeitig kam es offenbar bei den europäischen Populationen zu einer wichtigen Mutation im Chromosom 2, die das Ernährungsspektrum der Frühmenschen einmal mehr entscheidend beeinflusste. Auf diesem Chromosom 2 befinden sich die Gene, die die enzymatische Aktivität des Laktase-Enzyms steuern. Wegen dieser Mutation konnte die Milch domestizierter Tiere getrunken werden, ohne Beschwerden zu verursachen, denn für die Aufspaltung der Milch als Energieträger benötigt der Mensch ein spezielles Enzym; hinzu kommt, dass die Zufuhr von Milch auch eine keimfreie Flüssigkeitszufuhr für die Populationen gewährleistet, die entsprechende milcherzeugende Tiere gehalten haben. Wenn der Flüssigkeitsbedarf nur aus natürlichen Wasserläufen und Tümpeln erfolgte, war stets die Infektionsgefahr mit Erregern gegeben und führte zu einer höheren Kindersterblichkeit als in den bäuerlichen Gesellschaften, die Viehhaltung betrieben. Neuere anthropologische Studien zeigen, dass die autosomal-dominante Mutation des LCT(Lactase-Gen)-Allels von Chromosom 2 für eine hohe enzymatische Aktivität der Laktase verantwortlich ist und – höchst interessant – dass diese Mutation erst nach der Domestikation der Rinder auftrat. Eine Laktoseintoleranz –

auch Laktasemangel oder Hypolaktasie genannt – ist heute sehr selten in Nordeuropa (5 %), liegt aber in der Bevölkerung in China und Südostasien bei 80 bis 100 Prozent. Dieser Mangel führt dazu, dass nach Zufuhr von Milchprodukten unter anderem schmerzhafte Bauchschmerzen, Durchfall, Blähungen, Völlegefühl oder Übelkeit auftreten. Die Ursachen hierfür liegen darin, dass Bakterien erst im Dickdarm die Milchprodukte zerlegen und es dabei zur Produktion von Gasen und Säuren kommt. Diese Erkrankung ist nicht gefährlich, schränkt aber natürlich die Lebensqualität ein. Die Therapie dieser Erkrankung besteht darin, entsprechende Milchprodukte zu meiden oder auf andere Produkte wie Soja-Milch auszuweichen. Deshalb unter anderem exportieren die weltgrößten Soja-Produzenten, die USA und Brasilien, jährlich Millionen Tonnen in den südostasiatischen Raum. Die Mutation des LCT-Allels ist ein eindrucksvolles Beispiel dafür, wie ein Ereignis auf Nanometerebene vor ein paar tausend Jahren heute weltwirtschaftliche Warenbewegungen beeinflusst.

Darüber hinaus lieferte ein domestiziertes Tier in seiner Lebensspanne der bäuerlichen Gemeinschaft damit ein Vielfaches der Energie- und Nährstoffe, die ein durch Jagd erlegtes Wildtier erzielen konnte, zumal Konservierung damals nur sehr begrenzt möglich war. Die so erzielte bessere Ernährung führte im Vergleich mit nomadisierenden Jägern und Sammlern zu deutlich höheren Geburten- und Überlebensraten; diese wiederum zu einer höheren Bevölkerungsdichte, zur vermehrten Gründung von Dörfern und Städten, in denen sich das Gemeinschaftsleben immer weiter ausdifferenzierte.

Zunächst führten diese Entwicklungen, insbesondere in Kleinasien, zu einer prosperierenden Entwicklung der Landwirtschaft und Kultur in der Region von Euphrat und Tigris. Dabei betraf die Domestizierung nicht nur die Tiere, sondern gleichzeitig auch die Pflanzen. So dürfte die Domestikation des Emmer-Weizens um 8500 v. Chr. im »Fruchtbaren Halbmond« stattgefunden haben. Um 6500 v. Chr. ist dies für Griechenland belegt und für Deutschland weitere 1500 Jahre später. Eindrucksvolle archäologische Belege für diese ausgesprochen rasche, erfolgreiche Entwicklung größerer Siedlungen und Gemeinschaften in Mesopotamien und angrenzenden Ländern sind die neolithischen Städte Jericho am Toten Meer and Catal Hüyük in Südanatolien. Ihr Alter liegt bei 9000 bis 10 000 Jahren.

Wie nachhaltig das Klima auch weiterhin die geopolitischen Entwicklungen beeinflusst hat, zeigt Kyle Harper anschaulich in seinem erst kürzlich erschienenen Buch *The Fate of Rome* (*Fatum* in der deutschen Ausgabe). Er belegt darin mit vielfältigen Hinweisen, dass klimatische Bedingungen sowohl den Aufstieg als auch den Zerfall des Römischen Reiches begünstig haben. So führt er die Blütezeit des Römischen Reiches auf das klimatische Optimum mit warmen Sommern und feuchten Wintern von 200 v. Chr. bis 150 n. Chr. zurück. Als sich dann die Temperaturen im Mittelmeerraum und in Nordeuropa deutlich abkühlten und die Winter noch feuchter wurden, begann auch der Niedergang des Römischen Reiches. Diese Phase von 250 bis 450, in der zusätzlich mehrere Seuchenwellen Europa heimsuchten, wird deshalb auch als das »Pessimum der Völkerwanderungszeit« bezeichnet. Es sollte erst etwa 750 enden. So wie diese Abkühlphase war auch die sich anschließende Wärmeperiode, die »Mittelalterliche Warmzeit« (circa 950 bis 1250 n. Chr.) ein lokales und kein globales Phänomen. Von Kritikern des Klimawandels wird diese Warmzeit gern als Argument gegen den von Menschen verursachten Klimawandel ins Feld geführt, »es sei ja schon mal so warm gewesen«. Zu dieser Warmzeit in Nordeuropa kam es vermutlich aufgrund von Veränderungen der Meeresströmungen, die wärmeres Wasser in den Nordatlantik umleiteten und zum Beispiel ein grünes Grönland ermöglichten, wie es die Wikinger kennengelernt haben. In anderen Regionen der Erde war es eher kühler als heute, insbesondere in den tropischen Bereichen. Ähnliches trifft nach neueren Untersuchungen auch für die sogenannte »Kleine Eiszeit« zu, die ebenfalls kein globales, sondern ein lokales Phänomen auf der Nordhalbkugel gewesen sein soll.

Was uns allerdings wirklich zum Denken und auch zum substanziellen Handeln in Form von Gegenmaßnahmen veranlassen sollte, ist die Tatsache, dass die Sommertemperaturen der letzten drei Dekaden (1985 bis 2015) in Europa höher waren als in den vergangenen 2000 Jahren, also höher als je zuvor, seit dem oben genannten Temperaturmaximum zu Zeiten des Römischen Reiches. Rückblickend – und auch vorausschauend – ist es jedenfalls verblüffend zu sehen, wie bedeutsam klimatische Veränderungen die Entwicklung der Menschheit in verschiedenen historischen Zeitabschnitten beeinflusst und unter Umständen spezielle Anpassungsstrategien befördert haben. Allerdings erfolgten die Anpassungen auf verschiedenen Ebenen, und deshalb sollten wir bei allen gut gemeinten Initiativen zunächst Vorsicht walten lassen.

Hierzu ein, wie ich finde, sehr erhellendes Beispiel: Die Massai sind eine ostafrikanische Volksgruppe, die in den weiten Ebenen im Süden Kenias sowie im Norden Tansanias beheimatet ist. Im Film *Jenseits von Afrika* begleitet Kanussia, ein Massai, Denys Finch Hutton auf seinen Safaris in Ostafrika; ein Halbmassai, wie der Großwildjäger an anderer Stelle präzisiert. Baronin Blixen fragt Denys Finch Hutton: »Soll ich dafür sorgen, dass er etwas Abendessen bekommt?« »Tun Sie bitte nichts, Baronin«, lautet seine etwas lakonische Antwort, während sie gemeinsam über die Kaffeeplantage schreiten. Ein durchaus weiser Rat! Als Ärzte vor Jahren im Rahmen eines Hilfsprogramms feststellten, dass die Volksgruppe der Massai einen erniedrigten Eisenspiegel im Blut besitzt, vermutlich aufgrund reichlicher Milchzufuhr, gab man ihnen in guter Absicht Eisenpräparate. In der Folge erkrankten 88 Prozent von ihnen an Amöbeninfektionen. Ähnliches beobachtete man bei somalischen Nomaden, denen man gleichfalls Eisenpräparate wegen eines vermeintlich zu geringen Eisenspiegels verschrieb. Keine Frage: Anämie, Blutarmut, ist eine Erkrankung, und Eisenmangel kann ein Grund dafür sein. Eisen ist ein wichtiges Spurenelement im menschlichen Körper. Es spielt eine maßgebliche Rolle für den Sauerstofftransport, die Sauerstoffaufnahme und für Zellfunktionen wie den Elektronentransport im Mitochondrium. So hängt zum Beispiel die wichtige Funktionsfähigkeit des Hämproteins Cytochrom P450 von der Verfügbarkeit von Eisen ab. Beim Menschen sind rund 60 Untertypen dieses Proteins bekannt, das aus etwa 500 Aminosäuren besteht und dessen aktives Zentrum ein Eisen(III)-Ion bildet. Das Cytochrom P450 ist in allen Organen zu finden, vor allem aber in den Leberzellen. Es dient der Oxidation vieler körpereigener und körperfremder Substanzen beispielweise auch Arzneimitteln. Dadurch kann das Cytochrom P450 entweder eine beschleunigte oder verlangsamte Enzymaktivität bewirken. Entscheidend für die Funktion des Proteins ist die Verfügbarkeit des Eisens. Über diese wichtige Funktion hinaus ist der gesamte Energiestoffwechsel auf ein ausreichende Eisenangebot angewiesen. Dabei ist ein Drittel des gesamten Eisens im Körper an Hämoglobin, den Blutfarbstoff, gebunden. Das Depot-Eisen befindet sich hauptsächlich in Leberzellen und speziellen Zellen des Immunsystems, die zur Krankheitsabwehr und der Beseitigung von körpereigenen abgestorbenen Zellen befähigt sind, den sogenannten Makrophagen.

Eisen ist deshalb auch längst ins Visier von Lebensmittel- und Pharmaunternehmen geraten. Ein Weltkonzern für Nahrungsmittel verkauft nach eigenen Angaben allein täglich rund 100 Millionen seiner berühmten Maggi-Würfel in Westafrika – angereichert mit Jod, Eisen und Vitamin A, um nach eigenen Angaben einem Mangel an diesen Substanzen in der Bevölkerung vorzubeugen. Flächendeckende Substitution mit Eisen ist jedoch eine zweischneidige Angelegenheit. Sie kann bei einem ausgeprägten Eisenmangel durchaus angebracht sein und Symptome wie Müdigkeit, Abgeschlagenheit, kognitive Leistungseinbußen, physische Schwäche, Blässe, Haarausfall, brüchige Nägel, aufgerissene Mundwinkel und Anfälligkeit für Infekte lindern helfen, aber gerade in Bezug auf Infektionen auch genau das Gegenteil bewirken.

Warum? Dazu muss man sich mit der Lebensweise von Bakterien und Mikroorganismen beschäftigen, zu denen eben unter anderem die oben erwähnten Amöben gehören. Amöben sind Einzeller und vornehmlich in stehenden Gewässern in tropischen Gebieten zu finden. Beim Menschen können diese Amöben schwere Erkrankungen hervorrufen, von eitrigen Hirnhautentzündungen über schwere Magen-, Darm- und Lebererkrankungen bis zu Entzündungen am Auge. Bei den ursprünglich lebenden Massai und Somali sind diese Erkrankungen allerdings eher selten zu finden. Und diese Tatsache bringt uns der Klärung solcher Erkrankungen beträchtlich näher. Denn Eisen ist für eine Vielzahl von Bakterien ein lebensnotwendiges, aber nicht leicht zu erlangendes Element, weil viele potenzielle Wirte durch Schutzmechanismen den Bakterien das Eisen vorenthalten. So besitzt zum Beispiel Muttermilch in großer Menge Lactoferrin, ein Protein, das Eisen bindet. Unter anderem deshalb sind vermutlich gestillte Säuglinge besser vor Infektionen geschützt als solche, die mit Kuhmilch aus der Flasche ernährt werden. Außerdem finden sich erhöhte Konzentrationen dieses Proteins in Tränenflüssigkeit, Speichel und Wunden, wo ein niedriger pH-Wert im Übrigen die Eisenbindungsfähigkeit noch erhöht. Im Blut ist ähnlich wie in der Muttermilch gleichfalls ein eisenbindendes Protein vorhanden, das Transferrin. Dieses Hormon gibt das Eisen nur an solche Zellen frei, die über einen speziellen Transferrin-Rezeptor verfügen. So stellt der Körper sicher, dass nur diese körpereigenen Zellen das Eisen verwenden können, denn Bakterien verfügen nicht über diesen Rezeptor. Die Vorläufer der roten Blutzellen, der Erythrozyten im Knochenmark, verfügen über einen solchen Rezeptor an der Zelloberfläche, der nach Aufnahme des Eisens in die Zelle abgeworfen wird. Die Konzentration der abgeworfenen Transferrin-Rezeptoren gibt somit indirekt eine Auskunft über die Aktivität der Blutbildung des Menschen im roten Knochenmark.

In der Tat ist heute in der klinischen Medizin die Bestimmung der Transferrin-Konzentrationen ein probates Mittel, die blutbildende Aktivität des Knochenmarks zu überprüfen. Auf der anderen Seite bedeutet dies, dass bei stark unterernährten Personen vor Eisengabe zunächst der Transferrin-Spiegel im Blut überprüft werden muss. Denn in Hungerzuständen wird die Bildung des Proteins vom Körper heruntergefahren. Erfolgt jetzt plötzlich eine Eisenbeladung, ist der Körper nicht in der Lage, das aufgenommene Eisen hinreichend zu binden. Das überschüssige Eisenangebot kann dann von Bakterien zum Wachstum genutzt werden, mit der Folge, dass es zum Beispiel plötzlich zu einem deutlich schlechteren Krankheitsverlauf kommt. Ähnliches beobachtete man bei der Tuberkulose. Neuere experimentelle Untersuchungen an Mäusen haben diesen Zusammenhang gleichfalls bestätigt. Hatten die infizierten Mäuse einen Eisenüberschuss, vermehrten sich die Erreger im Organismus schneller, nahm man einen Entzug vor, wurde dieses Wachstum hingegen stark gehemmt. Unter diesem Blickwinkel ist auch der in früheren Jahrhunderten praktizierte therapeutische Aderlass bei entzündlichen Erkrankungen medizinisch-therapeutisch durchaus nachvollziehbar, wurde doch durch den Blutverlust ein kurzfristig ausgeprägter Eisenmangel im Körper verursacht.

Noch heute im 21. Jahrhundert wird, wie mir ein Arzt im Hospital in Kisumu versicherte, bei schweren Verläufen etwa einer cerebralen Malaria, die Verknappung der Verfügbarkeit von Eisen im Körper aus therapeutischen Zwecken genutzt – allerdings mit weniger blutigen Praktiken, sondern mit pharmazeutischen Präparaten. Und – man erinnere sich selbst: Wenn man krank und mit Fieber im Bett liegt, hat man da Appetit auf irgendetwas, das einen extrem hohen Anteil von Eisen aufweist? Nein, gewiss nicht! Man will gar nicht daran denken. Intuitiv vermeidet man alles, was eine Eisenzufuhr ermöglichen könnte.

Heute aber bin ich gesund, habe kein Fieber, fühle mich ausgeschlafen und sitze an einem langem Frühstückstisch auf der überdachten Veranda im Kisumu Country Club. Die Sonne ist gerade aufgegangen, und ein englisches Frühstück wird mir serviert. Gebratene Würstchen, Bohnen (die lass ich liegen), Toast, Melonenscheiben (die auch), dazu ein Glas Orangensaft, ein gekochtes Ei und reichlich Kaffee in einer großen Thermoskanne. Als ich das Ei aufschlage und die Gedanken durch den Garten streifen, geht mir die Sache mit dem Eisenmangel und dem Bakterienwachstum nochmals durch den Kopf. Ja, so ist es: Die Schale ist gerade porös genug, um für den Stoffwechsel genügend Sauerstoff herein- und entstandenes CO_2 hinauszulassen. Sie ist auf der anderen Seite dicht genug, um nicht zu viel Flüssigkeit aus dem Inneren des Eis an die Umgebung zu verlieren, was zu einer

Austrocknung führen könnte. Ein Nachteil bleibt: Die Poren können auch als willkommene Eintrittspforte für Bakterien dienen. Aber – es gibt ja noch das Eiweiß. Diese breite Zone im Ei ist nahezu frei von Eisen (0,1 mg). Die drei mg Eisen eines Eis befinden sich nahezu ausschließlich im Eidotter. Durch diesen anatomischen Aufbau verhindert das Ei eine ungewollte Besiedlung durch Bakterien und stellt die notwendige Versorgung mit Eisen für das heranwachsende Küken sicher. So einfach und trickreich arbeitet die Natur. Wir können eine Menge von ihr lernen. Wir müssen nur hinschauen, wie die frühen Menschen bei der Auswahl der Gesteine zur Herstellung der *pebble tools*.

Heute sind Bioniker da von Berufs wegen besonders aufmerksam. Sie nehmen sich die Natur zum Vorbild und entwickeln anhand ihrer Beobachtungen beispielweise neue Oberflächen oder Membranen für Kleidungsstücke, von denen insbesondere der Arbeitsschutz, aber auch Extremsportler profitieren können. Der Klettverschluss ist ein berühmt gewordenes Beispiel, dessen *Velcro*-Prinzip heute regelmäßig an Bekleidungsstücken oder sogar als zertifiziertes Material für Verpackungen auf der Raumstation ISS verwendet werden darf. 1951 hatte sich der Schweizer Ingenieur George de Maestral die Beobachtung zunutze gemacht, wie Kletten im Fell seines Hundes hängenblieben, und ließ sich seine darauf beruhende Entwicklung patentieren. In den 1990er Jahren führten genaue Oberflächen- und Strukturanalysen an der Haifischhaut zur Entwicklung von Schwimmanzügen, die einen deutlich niedrigeren Gesamtwiderstand als herkömmliche Materialen aufwiesen. Winzige Erhebungen, kleine Zähnchen im Material bewirken, dass der Schwimmer mit weniger Wasser in Berührung kommt, was den Strömungswiderstand verringert. Fiona Fairhurst aus Großbritannien hatte die geniale Idee, und es wurde der »*Fastskin*«-Schwimmanzug daraus, der sein Debut bei den Olympischen Spielen 2000 in Sydney erlebte. Am Ende sollen 83 Prozent der Medaillengewinner bei dieser Olympiade mit dem neuen High-tech-Schwimmanzug von *Speedo*® ausgestattet gewesen sein. Auch in der Luftfahrtindustrie hat die Morphologie der Haifischhaut Eingang gefunden und verringert dort durch Herabsetzung des Luftwiderstandes maßgeblich den Kerosinverbrauch und damit die Kosten.

Schließlich haben sich Bioniker, um neue Materialen für Outdoor-Kleidung zu entwickeln, mal genauer das Fell von Eisbären angeschaut. Dieses ist wasserabweisend und wärmeisolierend zugleich. Sie fanden heraus, dass das Fell des Eisbären dadurch seine hohe Isolationsfähigkeit erhält, dass die einzelnen Haare innen hohl sind und Luft ein ausgezeichneter Isolator ist. Außerdem lassen die weißen Haare, die pigmentfrei sind, die wärmende Sonnenstrahlung bis auf die schwarzblaue Farbe der Haut des Eisbären durch. Die dunkle Hautfarbe kann die Strahlung besser absorbieren als helle, und die gut isolierenden Haare halten so die Wärme im Körper zurück. Diese Beobachtungen führten schließlich zur Herstellung von Polyester-Hohlfasern wie beispielweise von *Hollofil*® von DuPont, die hohe Isolationswerte aufweisen und heute in den Materialen von Schlafsäcken und Outdoor-Textilien erfolgreich als Kälteschutz eingesetzt werden – und ein solcher ist im nächsten Kapitel dringend angeraten.

WHITEHORSE
oder
DIE GRENZTESTER

Der seltsame Charme der Extremsportarten

Jetzt folgt ein scheinbar kühner Sprung! Ein Themenwechsel von unseren Urahnen zu den Extremsportlern der Jetztzeit? Aber nein, das Thema bleibt im Grunde das gleiche. Die Leistungen dieser grenzgängerischen Athleten und Athletinnen sind genauso erstaunlich wie die Überlebensfähigkeit unserer Vorfahren und macht sie als Untersuchungsgruppe für die Physiologie ebenso interessant. Wie schafft man es, bei extremer Kälte (Yukon Arctic Ultra), extremer Hitze (Marathon de Sable), extremer Höhe (Andean transverse) oder extremer Dauer (Self-Transcendence Race) physische und psychische Belastungen auszuhalten, die so enorm sind, dass auch die Medizin sie lange kaum für möglich gehalten hat? Welche Lehren können wir daraus ziehen? Und können solche »Exzesse« tatsächlich gesund sein?

Wie wir im letzten Kapitel gesehen haben, mussten sich unsere Vorfahren unter sehr herausfordernden Umweltbedingungen bewähren, die zunehmend trockener und kälter wurden und im Ostafrikanischen Grabenbruch zusätzlich mit einer Höhenexposition verbunden waren. Die sich dadurch verkomplizierende Beschaffung der täglichen Nahrungs- und Flüssigkeitsmengen dürfte das Leben in diesen Zeiten massiv geprägt haben. Wiederholte Engpässe in der Verfügbarkeit lebensnotwendiger Ressourcen werden wesentlich dazu beigetragen haben, dass nur diejenigen Australopithecinen überlebten, die zu ausgeprägten Ausdauerleistungen fähig waren. Die Population des modernen Menschen, die vor etwa 100 000 Jahren den Ostafrikanischen Grabenbruch zu verlassen begann, dürfte – den Schluss legen genetische Daten nahe – nur ein paar hundert Individuen gezählt haben. Deren anatomische, biochemische und physiologische Anpassungen stecken uns noch »in den Knochen«.

Mit solchen kardiovaskulären, respiratorischen, thermoregulatorischen, muskulären und metabolischen (Stoffwechsel-)Anpassungen wollen wir uns in diesem Abschnitt beschäftigen. Es wird auch darum gehen, ob wir durch Training die Leistungsfähigkeit dieser Systeme verbessern können und wo die Leistungsgrenzen liegen. Meine eigenen Erfahrungen beschränken sich hierzu auf einen (inoffiziellen) Weltrekord und Halbmarathondistanzen. Bei Ersterem spielte wieder ein Ei die Hauptrolle. Diesmal im Hinblick auf seine außergewöhnliche mechanische Belastbarkeit – sofern die Belastung von der richtigen Seite her erfolgt. Kurz vor dem Abitur hatte ich – vermutlich mal wieder im *Patriot* – gelesen, dass irgendwo ein Weltrekord im Eier-Weitwurf mit circa 40 Meter aufgestellt worden war. Bei diesem Wettbewerb werfen sich zwei Teilnehmer ein Ei über eine möglichst große Distanz zu. Die Herausforderung dabei: Ein Wurf ist nur dann gültig, wenn das Ei vom Gegenüber gefangen wird und intakt bleibt. In der Distanz lag damals für uns nicht das Problem, Klassenkamerad Klaus Scholven erzielte in allen Wurfdisziplinen herausragende Weiten. Die Schwierigkeit lag eher aufseiten des Fängers – das war meine Rolle –, also darin, das Ei beim Auffangen geschmeidig abzubremsen. Wir besorgten uns eine Kartonage mit 30 Eiern, die gesamte Abiturklasse marschierte zum Anfeuern vom Kolleg Schloss Overhagen über die Bahngleise zum nahe gelegenen Bolzplatz. Sicherheitshalber trug ich einen Ostfriesennerz, dessen Farbe alsbald gut mit dem Eigelb harmonierte. Es war nicht einfach, diesen schnellen, kleinen, weißen Objekten zu folgen, aber der grau verhangene Westfalenhimmel an diesem Morgen kam uns da entgegen. Es mögen an die zwanzig Eier geflogen sein, bis dann das erste Ei unbeschadet nach circa 50 Metern auf meiner rechten Handfläche auftraf und ich das Ei in Höhe der Schulter mit der linken Hand zu fassen bekam. Es war also tatsächlich möglich! Heute gibt es Weltmeisterschaften mit einem internationalen Teilnehmerfeld; in der Schweiz findet alljährlich zu Ostermontag in der Gipfelregion des Mont Vully ein entsprechender Wettkampf statt, und der Weltrekord liegt inzwischen bei über 100 Metern.

Sind bei diesem »Sport« vor allem Wurf-Technik, Geschicklichkeit und Reaktionsschnelligkeit beim Fangen gefragt, war bei den Marathon-Distanzen die Ausdauerleistungsfähigkeit gefordert. Mir reicht bis heute eine Halbmarathondistanz. Trotz langfristiger, intensiver Vorbereitung hat sich bei mir keine richtige Begeisterung eingestellt. Die Teilnahme an derartigen Wettbewerben erfolgte eher aus akademischem Interesse; ich wollte wissen, welche Phasen mein Körper bei einer solchen Leistungsanforderung durchläuft. Aus diesem Blickwinkel finde ich Ausdauerwettbewerbe für den Physiologen nach wie vor äußerst interessant und aufschlussreich. Wie wirkt sich das Trinkverhalten auf die Leistung aus, wie die Ernährung? Wie beeinflusst Sport die Immunabwehr? Welche Trainingsmöglichkeiten gibt es, um die physische Leistungsfähigkeit zu steigern? Welche Rolle spielt die Psyche? Ist es besser, im Team oder allein zu starten? Und nicht zuletzt: Kann die Medizin im Alltag von diesen bei extremen Ausdauerbelastungen erhobenen Erkenntnissen irgendwie profitieren, und vor welchen Irrwegen und welchen Folgen hat die Wissenschaft zu warnen?

Bevor wir uns diesen Fragen zuwenden, zunächst jedoch ein kurzer historischer Rückblick auf die Entwicklung von physischen Extrembelastungen, seien es Expeditionen oder Sportdisziplinen. Gerade Letztere haben in den zurückliegenden Jahrzehnten buchstäblich einen enormen Zulauf erfahren. Und auch die Zuschauer sind offenbar fasziniert von diesen modernen »Gladiatoren«, wie das alljährliche Spektakel um den »Iron man« auf Hawaii belegt. Neben den Marathonläufen scheint insbesondere der Ultramarathon bei den Freizeitsportlern immer beliebter zu werden. Der Marathon als Laufsportart geht historisch auf einen Beruf zurück. So waren die *Hemerodromoi* eine wichtige Berufsgruppe in der Gesellschaft Griechenlands von etwa 499 bis 448 v. Chr. *Hemerodromos* ist altgriechisch und bedeutet so viel wie »der täglich Laufende«. Die *Hemerodromoi* stellten damals die Verbindung zwischen den Ortschaften und Städten, teils über unwegsames Gebirge, zum Übertragen von Nachrichten sicher. Sie legten täglich Distanzen von der Länge eines Marathons oder weiter zurück. Legendär wurde der Marathonlauf durch einen Boten, der 490 v. Chr. vom Schlachtfeld bei Marathon nach Athen geeilt war, um den Sieg der Griechen über die Perser zu verkünden. Der Bote erreichte sein Ziel, überbrachte die Nachricht und starb – so die Überlieferung. Historisch ist diese Geschichte nicht belegt, aber solche Ausdauerleistungen haben schon immer das Potenzial für Legendenbildungen gehabt, seien es persönliche oder nationale.

In der Viktorianischen Ära erlebte dieser Kult seinen ersten Höhepunkt in der Neuzeit, als es um das Rennen zwischen dem Norweger Roald Amundsen und dem Briten Robert Falcon Scott zum Südpol ging. Amundsen erreichte damals sein Ziel nach 2600 Kilometern und 99 Tagen als Erster. Der siegreiche Wettlauf sicherte ihm Weltruhm und hatte bekanntlich einen tragischen Ausgang für die gesamte

Mannschaft des Scott-Teams. Auch Scott erreichte den Südpol, allerdings erst einen Monat später; auf dem Rückweg starben er und seine Begleiter jedoch an Unterernährung und Unterkühlung. Auch heute noch sind die Polregionen eine Herausforderung für den Menschen. Beim Versuch, die Antarktis allein und ohne Hilfsmittel zu durchqueren, kam 2016 der britische Armeeoffizier Henry Worsley ums Leben. Das abenteuerliche Unternehmen gelang erstmalig 2018 dem Amerikaner Colin O'Brady. Er benötigte 54 Tage für 1500 Kilometer. Seine Verpflegung zog er in einem Schlitten hinter sich her.

Ultraausdauerrennen als Sportereignisse kamen dann im 20. Jahrhundert in Mode, allerdings zunächst als eine Sportart für die Elite, und sind heute zu einem Massenphänomen geworden. Ausdauerrennen, von denen man früher angenommen hatte, dass sie an der Grenze der menschlichen Belastbarkeit liegen, etwa der klassische Marathonlauf, werden jetzt als Mittelstreckenrennen angesehen. Die Auszeichnung für echte Ausdauer wird heute an diejenigen vergeben, die bereit sind, mehrere Marathonläufe hintereinander zu absolvieren oder das Laufen mit anderen Sportarten zu koppeln (Triathlon). Hier scheinen heute die Grenzen immer weiter hinausgeschoben zu werden.

Das »Self-Transcendence Race« beispielsweise wird jährlich in Erinnerung an den spirituellen indischen Lehrer Sri Chinmoy (1931–2007) in New York durchgeführt. Seit seiner Kindheit in Ostbengalen hatte er regelmäßig Sport getrieben und gab an, dabei insbesondere spirituelle Erfahrungen gemacht zu haben. Seinen Schülern und Anhängern legte er nahe, es ihm gleichzutun, um gesund und ausgeglichen zu sein. Das seien die besten Voraussetzungen für Meditation und ein dynamisches Wirken in der Welt. Ende der siebziger Jahre des letzten Jahrhunderts gründete er das »Sri Chinmoy Marathon Team«, das erfolgreich circa 500 öffentliche Sportveranstaltungen weltweit organisierte und international bekannte Künstler und Politiker als Unterstützer fand. Nach seinen eigenen Angaben wollte Sri Chinmoy mit derartigen Laufveranstaltungen nicht missionieren, sondern Menschen die Gelegenheit bieten, ihre eigenen guten Qualitäten zum Vorschein zu bringen. Es ging ihm um ein »Über-sich-selbst-hinauswachsen«, »Self-Transcendence«. Sich Extremen auszusetzen und diese Herausforderungen zu meistern sei eine Quelle für ursprüngliche Freude. Psychologen würden sagen, der Läufer hat während des Laufes an sich gelitten und sich von dem selbst auferlegten Leiden wieder befreit. Er verkörpert damit Opfer und Erlöser zugleich. Im Vordergrund steht nicht der Wettkampf mit anderen, sondern der Wettstreit mit sich selbst.

Und die Herausforderung, der geradezu religiöse Leidensweg, könnte beim »Self-Transcendence Race« kaum größer sein: Es ist ein Straßenlauf um einen Häuserblock im Stadtteil Queens in New York. Er ist mit 4989 Kilometern der längste zertifizierte Lauf der Welt. Die Teilnehmer laufen von morgens 6 Uhr bis Mitternacht um den Häuserblock, wobei eine Runde einer Distanz von 883 m entspricht. Um dabei unter 51 Tagen zu bleiben, heißt das: Man muss mehr als zwei Marathons pro Tag laufen, mehrere tausend Kilokalorien pro Tag zu sich nehmen – und das Ganze bei Lufttemperaturen von zum Teil über 40 Grad. Bereits über 20 000 Läufer haben sich dieser Mühsal seit dem ersten Startschuss 1985 unterworfen. Die Frage ist, warum? Wer macht denn so etwas? Manche Teilnehmer gaben an, es Sri Chinmoy gleichtun zu wollen, um durch das Laufen zu innerer Ruhe und in einen meditativen Zustand zu gelangen. Sri Chinmoy soll geschrieben haben, dass sich das innere und das äußere Laufen ergänzen, denn durch diszipliniertes »äußeres Laufen« pflegen wir sozusagen das »innere Laufen«. Durch die Disziplin des äußeren Laufens können wir zu einer höheren Erkenntnis gelangen. Eliud Kipchoge, der augenblicklich weltbeste Marathonläufer, stimmt ihm darin zu: Erst die Disziplin mache den Menschen frei, so dass er nicht Sklave seiner Launen ist. Dieser Sieg über sich selbst sei besser, »als tausend Schlachten zu gewinnen«.

Auch deutsche Läufer gehören regelmäßig zu den Teilnehmern des Self-Transcendence Race, unter anderen Wolfgang Schwerk. Er hat bereits zweimal einen Weltrekord über diese Distanz aufgestellt. Der letzte aus dem Jahr 2006 lag bei 41 Tagen, 8 Stunden und 16 Minuten. Indische Mantras, Früchte, Soja-Milch und viel Flüssigkeit, Reis, Kartoffeln und Unmengen an Bananen sollen ihm dies ermöglicht haben. Nach dem Wettkampf war er seinen eigenen Angaben zufolge nicht nur körperlich, sondern auch geistig völlig leer und brauchte mehr als ein Jahr, um sich von den Strapazen zu erholen. Bei Marathondistanzen tritt der berühmt-berüchtigte »innere Schweinehund«, wenn der Läufer einen Tiefpunkt sowohl physisch als auch psychisch erreicht, meistens bei circa 30 Kilometern auf; beim Berliner Marathon zum Beispiel am »Wilden Eber« bei Kilometer 28,5. Für Wolfgang Schwerk war ein solcher Punkt nach eigenen Angaben bei circa Kilometer 3200 (!) erreicht – da hatte er noch 1700 km vor sich. Sein Rekord im Jahr 2006 hat beinahe ein Jahrzehnt gehalten. Erst am 24. Juli 2015 stellte der 44-jährige finnische Extremsportler Ashprihanal Aalto diesen Weltrekord ein. Er absolvierte die Strecke in 40 Tagen, 9 Stunden, 6 Minuten und 21 Sekunden und war damit rund 23 Stunden schneller als sein Vorgänger.

Ein anderer aberwitziger Wettbewerb findet in der Wüste statt. Als der Franzose Patrick Bauer 1984 die Sahara allein und zu Fuß durchquerte, entstand daraus der »Marathon des Sables«, ein Rennen durch die marokkanische Sahara. Die Teilnehmer haben sechs Tage Zeit, um eine Strecke von 250 Kilometern zurückzulegen – bei Temperaturen von über 40 Grad, ohne Schatten. Das Rennen wird in sechs Etappen absolviert. Die Teilnehmer müssen Verpflegung und auch einen Schlafsack mit sich tragen. Wasser wird ihnen vor und nach jeder Etappe zur Verfügung gestellt, denn andernfalls müssten sie für die ganze Strecke circa 36 Liter mit sich führen, da der durchschnittliche Verbrauch bei sechs Litern Flüssigkeit pro Tag liegt. Aus Sicherheitsgründen wird vom Veranstalter darauf als zusätzliche Belastung (noch) verzichtet. Einen Schlafsack müssen die Teilnehmer mit sich führen, weil die Lufttemperaturen in diesem Teil Marokkos in der Nacht auf bis zu fünf Grad absinken können.

Noch heißer geht es bei einem vergleichbaren Ultramarathon zu, dem »Badwater Ultramarathon« im Death Valley (Kalifornien, USA). Dieses Rennen verläuft über eine

Strecke von 217,26 Kilometern bei Temperaturen von über 50 Grad. Und die Läufer passieren nicht nur die Wüste, sondern müssen darüber hinaus noch einen Höhenunterschied von 4000 Metern überwinden.

Wem das alles zu heiß ist, kann sich auch in der Kälte mit der Konkurrenz messen. In der Antarktis herrschen extrem kalte Temperaturen bis minus 90 Grad, aber auch am Nordpol sinkt das Thermometer in den Wintermonaten bis unter minus 50 Grad. Alle zwei Jahre findet dort im Norden Kanadas der »Yukon Arctic Ultra« statt. Wir kommen auf dieses Rennen nachher nochmals eingehend zurück. Doch während der Schlitten und das Gepäck des oben erwähnten Colin O'Brady ein Gewicht von etwa 180 Kilogramm hatten, wiegen die Schlitten inklusive Ausrüstung bei den Teilnehmern des »Yukon Arctic Ultra« »nur« 20 bis 40 Kilogramm – sicherlich eine gewisse Erleichterung. Der Unterschied ist auch, dass die Teilnehmer dieses Rennens regelmäßig an »Servicestationen« vorbeikommen, wo sie mit Wasser ver-

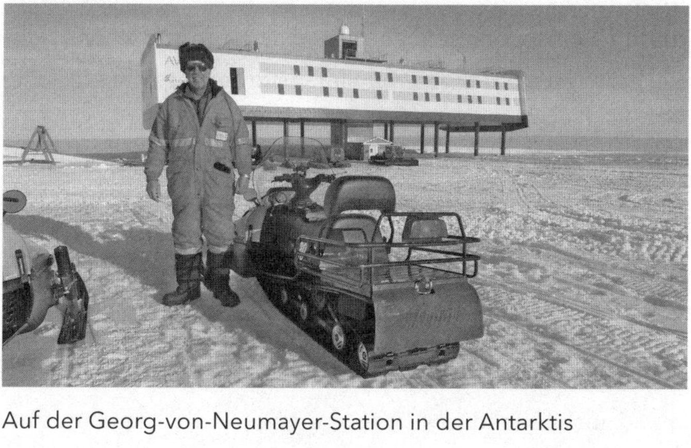

Auf der Georg-von-Neumayer-Station in der Antarktis

sorgt werden und medizinisches Personal darauf achtet, dass sie gesund und in der Lage sind, weiterzulaufen. O'Brady war ganz auf sich gestellt, als er die Antarktis durchquerte. Allein die Vorstellung, dass O'Brady regelmäßig Schnee auftauen musste, um Trinkwasser zu gewinnen, erscheint als eine kaum zu bewältigende Herausforderung bei Temperaturen weit unter dem Gefrierpunkt. Darüber hinaus war er zwei Monate lang allein mit seinen Gedanken und Ängsten.

Trotz der Tatsache, dass die Teilnehmer des »Yukon Arctic Ultra« in regelmäßigen Abständen auf Menschen treffen und versorgt werden, beendet etwa die Hälfte das Rennen vorzeitig. Sind die Wetterumstände mit Temperaturen unter –50 °C extrem harsch, brechen 75 Prozent das Rennen ab. Sie leiden dabei aber nicht nur unter den tiefen Temperaturen und der gleichmäßigen, monotonen Bewegung, sondern auch unter der Monotonie der weißen Landschaft. Manche Teilnehmer berichteten, im Schnee Gesichter gesehen zu haben, und die absolute, stundenlange Stille ließ manch einen Stimmen hören, die gar nicht da waren. Unter diesen Bedingungen auch nur seine Notdurft zu verrichten, wird zu einer massiven Herausforderung. Ein schneller Wechsel nasser, durchgeschwitzter Kleidung ist gleichfalls schwierig, und nachts im Gelände erschöpft sein Zelt aufzubauen, kann einem die letzten Kräfte rauben. Kein Wunder also, dass ein Großteil der Teilnehmer das Rennen trotz intensiver Vorbereitung, trotz Schutzkleidung und ausgefeiltem Outdoor-Equipment abbrechen muss. Zu denen, die es schaffen, zählen keineswegs nur Männer, sondern zunehmend auch Frauen.

Deren Anteil hat in den letzten Jahren stetig zugenommen. Derzeit liegt der Anteil erfolgreicher Frauen bei solchen Ultrawettbewerben bei 20 Prozent. Bei Schwimm-Wettbewerben über ultralange Distanzen, so zeigt eine neuere Studie des »Manhattan Island Marathon Swim« aus dem Zeitraum von 1983 bis 2013, ziehen Frauen mit den Männern inzwischen gleich oder sind teilweise sogar besser. Im Durchschnitt sind Frauen bei Ultramarathons an Land zwischen 30 und 49 Jahren alt und erlaufen die besten Ergebnisse im Alter zwischen 39 und 41 Jahren. In der Altersgruppe der 40-jährigen sind sie erfolgreicher als Männer, die ihre besten Leistungen im Alter von 35 bis 39 Jahren erzielen. Aber das Alter ist offenbar kein limitierender Faktor, was den Wunsch anbetrifft, an solchen Wettkämpfen teilzunehmen. Nicht wenige, vorwiegend Männer, setzen sich auch jenseits der 60 noch derartigen Strapazen aus; manche von ihnen sind 80 Jahre oder älter.

Was die Trainingsintensitäten angeht, so haben Untersuchungen gezeigt, trainieren Männer wöchentlich mehr als Frauen. Der überwiegende Teil von ihnen hat studiert. Die erste Teilnahme an einem Lauf erfolgt häufig im Alter von 37 Jahren, und in den Jahren davor haben die meisten schon Erfahrungen auf kürzeren Distanzen erworben. Es sind hochmotivierte Persönlichkeiten. Für den Umgang mit Schmerzen und Schlafmangel scheinen sie bessere Strategien zu haben als der Bevölkerungsdurchschnitt. Schnellere Ultramarathonläufer fühlen weniger Schmerz als langsamere, so dass man davon ausgehen kann, dass ihr Körper eine trainingsinduzierte Analgesie, eine Schmerzunempfindlichkeit, entwickelt hat, was vermutlich auf die Ausschüttung von körpereigenen Endorphinen zurückzuführen ist. Einige Ultramarathonläufer schlafen während eines Rennens tagelang nicht und geben an, dafür vor einem Rennen umso mehr zu schlafen. Wissenschaftlich ist die Wirksamkeit dieser Strategie aber durch keine Studie belegt.

Wie ist es möglich, derartig unvorstellbare physische und psychische Ausnahmeleistungen zu erbringen? Die Wissenschaft, die diesen Fragen nachgeht, ist die Leistungsphysiologie. Dieser Forschungszweig beschäftigt sich sowohl mit der Herz-Kreislauf-Physiologie des Organismus unter Belastung als auch mit der Atmung, dem Stoffwechsel, der Muskulatur – und schließt psychologische Faktoren mit ein. Muskuläre Studien nehmen hier stets einen großen Raum ein, auch deshalb, weil sich die muskuläre Leistung mittels Ergometrie quantitativ gut erfassen lässt, indem eine physikalisch erbrachte Leistung (angegeben in Watt) mit einem biologischen/physiologischen Äquivalent, etwa dem Sauerstoffverbrauch, der Herzfrequenz, dem Blutdruck, der Blutlaktatkonzentration, verglichen wird. Diese physiologischen Messgrößen unterliegen je nach Alter, Geschlecht, Trainingszustand, Tageszeit, Dauer und Ausprägung der Belastung unterschiedlichen Veränderungen und werden zusätzlich durch psychologische Faktoren beeinflusst. Deshalb steht die Leistungsphysiologie in sehr engem Kontakt zu anderen Wissenschaftsdisziplinen wie etwa der Sport-, Arbeits- und Umwelt- sowie der Höhen- und Weltraummedizin.

Will man solche Extrembelastungen meistern, ist prinzipiell die Rolle der Vorbereitung, des Trainings, essenziell. Wenden wir uns deshalb zunächst dem Training zu, und schauen wir uns verschiedene Trainingsformen an. Dabei wird übrigens auch deutlich, wie Erkenntnisse aus diesem Sport für therapeutische Zwecke in der Altersmedizin genutzt werden und welche Irrwege die Sportmedizin mit dem Doping einschlägt.

Beim Training gilt es, mehrere Gesichtspunkte zu beachten. Zunächst muss man die individuellen genetischen Unterschiede berücksichtigen, etwa in Bezug auf die Verteilung des Muskelfasertyps, die Fähigkeit zur Zellreparatur, das Herz-Kreislauf-System, den Stoffwechsel und den Hormonhaushalt. Dann sollte die Trainingsbelastung spezifisch für die ausgeübte Sportart sein, sowohl für die rekrutierten Muskelgruppen und Muskelfasertypen als auch für die beteiligten Energieträger. Es muss ferner darauf geachtet werden, dass die Trainingsbelastung effektiv ist. Dies bedeutet, dass Muskulatur, Herz-Kreislauf-System und biochemische Prozesse im Körper, wie etwa der Abbau des Laktats, die sogenannte Laktat-Clearance, nur dann ihre Kapazitäten erhöhen, wenn die Belastung im Training das aktuelle Leistungsniveau überschreitet. Hier kommt das Prinzip der progressiven Überlastung zum Tragen. Das bedeutet, dass, sobald eine Anpassung an eine Trainingsbelastung stattgefunden hat, diese Belastungen erhöht werden sollte. Schließlich gibt es noch die sogenannte Superkompensation. Dies ist eine Trainingsform, bei der es zu einer überschießenden Anpassungsreaktion des Organismus als Folge einer Belastung kommt. Die dadurch ausgelösten

Wiederherstellungsvorgänge im Organismus verbessern die Leistungsfähigkeit über das Ausgangsniveau hinaus. Die Superkompensationsphase tritt infolge der Belastung erst im Anschluss an eine Erholungsphase ein und ist zeitlich reversibel. In der Regel setzt die Superkompensation ein bis zwei Tage nach der Belastung ein und hält für die Dauer von zwei bis drei Tagen an – deshalb zeitlich reversibel.

Ein klassisches Beispiel für eine Superkompensation ist der Anstieg der Glykogenspeicher in der Muskulatur durch eine reichhaltige Kohlenhydratzufuhr nach einem schweren Trainingslauf zur Vorbereitung auf einen Marathonlauf und in den folgenden Tagen, das Pasta-Essen. Schließlich gibt es auch noch das Übertraining, bei dem eine unzureichende Erholung des Organismus vorliegt, weil etwa die Trainingslasten zeitlich zu nah aufeinanderfolgen. In diesem Fall führt eine zu geringe Regenerationszeit im Organismus zu einem unvollständigen Auffüllen der Energiespeicher (Glykogen), der dadurch ausgelöste Abbau von Proteinen in der Muskulatur zu Funktionseinbußen und der unzureichende Ersatz lebenswichtiger Aminosäuren zu einer Immunsuppression oder zu Störungen des Hormonhaushalts. Dies hat einen allmählichen Rückgang des Leistungsniveaus zur Folge und beeinträchtigt die Gesundheit des Sportlers ganz allgemein.

Gezieltes Krafttraining, um ein vielleicht alltäglicheres Beispiel zu geben, führt zunächst zu einer verbesserten neuromuskulären Interaktion mit erhöhter Rekrutierung von Muskelfasern. Findet das Training regelmäßig statt, kommt es zur Muskelhypertrophie. Das ist die Zunahme des Muskulaturquerschnitts, hervorgerufen durch Dickenwachstum der Muskelfasern (das Ziel nicht nur der Bodybuilder). Der Wachstumsreiz wirkt im Muskel und wird ausgelöst, wenn die Beanspruchung des Muskels über sein normales Niveau hinausgeht. Dies führt zu einer vermehrten Proteinbiosynthese. Heute sind dafür einige biochemische Signalmoleküle bekannt wie der insulinähnliche Wachstumsfaktor-1 oder der Mechano-Wachstumsfaktor, die von der Muskelzelle bei Belastung selbst ausgeschüttet werden. Diese Botenstoffe wirken damit direkt auf die beanspruchte Muskelfaser zurück und führen dort zu einer erhöhten Proteinbiosynthese. In Kombination mit einem Bewegungstraining könnte somit die Gabe eines Muskel-Wachstumshormons in Zukunft therapeutisch genutzt werden, um bei älteren Menschen den Muskelaufbau gezielt zu fördern. Untersuchungen an unterschiedlich alten Populationen haben ergeben, dass die Muskelkraft zwischen dem dreißigsten und sechzigsten Lebensjahr um zehn bis 15 Prozent abnimmt. Im achtzigsten Jahr hat sich die Muskelmasse halbiert und mit ihr die mögliche Kraftentwicklung. Regelmäßiges Krafttraining kann den Muskelabbau nachweislich beträchtlich verlangsamen, so dass durch früh einsetzendes Training die Bewegungsfreiheit bis ins hohe Alter erhalten bleiben kann. Weiterhin ist mehrfach nachgewiesen worden, dass die Mortalität in Populationen mit geringer körperlicher Anstrengung erhöht ist. In einer groß angelegten Studie mit über 70 000 postmenopausalen Frauen im Alter von 50 bis 79 Jahren konnte ferner gezeigt werden, dass sowohl Gehen als auch Krafttraining zu einer erheblichen Verringerung der Häufigkeit von kardiovaskulären Ereignissen führen.

Und was sagt die Wissenschaft zu ultralangen Ultramarathons? Sind diese eigentlich gesund? In Anbetracht des erhöhten, durch körperliche Betätigung verursachten Stresses könnte man annehmen, dass ein Ultramarathon sehr gesundheitsschädlich sein muss. Zweifellos hat ein Ultramarathon keine unmittelbaren gesundheitlichen Vorteile. Jedoch haben Ultramarathonläufer, laut Studien, längere Telomere. Telomere sind die Schutzkappen an den Enden der Chromosomen. Mit jeder Zellteilung werden die Telomere kürzer. Folglich nimmt die Länge der Telomere mit dem Alter ab, was ein wichtiger Bestandteil unseres Alterungsprozesses ist. Die Länge und auch das Wachstum der Telomere lassen sich negativ und positiv beeinflussen. Insbesondere Ausdauersport, wie das Training für einen Ultramarathon, hat einen gewissen positiven Effekt und scheint den Alterungsprozess zu verlangsamen. Australische Forscher fanden heraus, dass die Telomere von Ultramarathonläufern um elf Prozent länger waren als im Altersdurchschnitt. Somit waren die Ultramarathonläufer biologisch um 16 Jahre jünger, als es ihrem chronologischen Alter entspricht.

Die Auswirkungen von Ultramarathons auf das Immunsystem des Menschen bedürfen hingegen einer gesonderten Betrachtung. Durch eine körperliche Belastung setzt man sich einem zeitlich begrenzten Stress aus, der auch für das Immunsystem eine Art Training darstellt. Durch Leistungssport kann jedoch der Stress so groß werden, dass das Immunsystem überlastet wird. Durch die Überlastung wiederum steigt die Wahrscheinlichkeit für akute Infekte. Für ein gut funktionierendes Immunsystem sind ausreichend Schlaf und eine ausgewogene Ernährung wichtige Faktoren. Beide Faktoren stellen aber schon für sich eine besondere Herausforderung beim Ausdauersport dar. Im Zuge eines Ultramarathontrainings oder -laufes kann es somit zu einer ungünstigen Verknüpfung von Stressoren kommen, die sich negativ auf das Immunsystem auswirken und messbare Entzündungsreaktion hervorrufen können. Die stressbedingte Entzündung führt im Knochenmark zu einer erhöhten Bildung von weißen Blutkörperchen (Leukozyten) und zu einer Erhöhung von Entzündungsparametern im Blut. Vermutlich deswegen leiden Ultramarathonläufer häufiger als Marathonläufer an Infektionen der oberen Atemwege. Schnellere Ultramarathonläufer sind stärker betroffen als langsamere Ultramarathonläufer. Bei den Teilnehmern des »Two Oceans Marathon« in Kapstadt, Südafrika, litten 30 Prozent an einer Infektion der oberen Atemwege, was hauptsächlich die schnelleren Läufer betraf. Eine Erklärung könnte sein, dass es während eines Ultramarathons zu einer verminderten Speichelproduktion kommt und damit zu einer Abnahme des speichelsekretorischen Immunglobulins (IgA), einem wichtigen Bestandteil der körpereigenen Immunabwehr. In der Expertenwelt erklärt man dies durch das sogenannte »J-förmige Modell«. Keine sportliche Betätigung führt zu einer höheren Rate an Atemwegsinfekten als moderate sportliche Betätigung. Doch mit steigender sportlicher Tätigkeit nimmt auch das Auftreten an Atemwegsinfekten exponentiell zu, so dass diese Gruppe von Sportlern häufiger an Atemwegsinfekten leidet als der Teil der Bevölkerung, der keinen Sport treibt. Eine vorbeugende Maßnahme könnte in der täglichen Einnahme von 1500 mg Vitamin C in der Woche vor einem Wettkampf sein. Dies legt eine Studie mit Läufern des »Comrades Marathon« nahe.

Zusammenfassend kann man feststellen: Durch eine akute, erschöpfende Belastung, wie einem Ultramarathon, kommt es zu einer vorübergehenden Beeinträchtigung der Abwehrfunktion. Über einen längeren Zeitraum hinweg führt regelmäßiges Ausdauertraining aber zu einer Stärkung des Immunsystems. Betrachtet man so zum Beispiel die Infektionshäufigkeit von Ultramarathonläufern über das ganze Jahr, so sind diese weniger krank als die Durchschnittsbevölkerung. Das liegt vermutlich an der Konzentration von Immunglobulinen. Ein Ultramarathon verringert akut die Konzentration dieser Abwehrstoffe im Blut, aber wird das Training mit mäßiger Intensität kontinuierlich fortgeführt, erhöhen sich diese körpereigenen Abwehrstoffe; dadurch verringert sich das Infektionsrisiko. Außerdem zeigten weitere Untersuchungen, dass das Auftreten von Dickdarmtumoren bei Ausdauertrainierten um beinah 50 Prozent niedriger lag als bei Untrainierten. Dies könnte darauf zurückzuführen sein, dass regelmäßiges Ausdauertraining zu einer Zunahme der natürlichen Killerzellen führt.

Gerade im Hinblick auf das Immunsystem müssen wir uns deshalb auch mit der Ernährung und der Verdauung beschäftigen. Ausdauersportarten, wie beispielsweise die »Tour de France«, sind eine Herausforderung im Hinblick auf die Zusammenstellung und Bilanzierung einer adäquaten Ernährung für den einzelnen Tourteilnehmer wie auch für das gesamte Mannschaftsteam. Bei einem Kilokalorienverbrauch von rund 8000 pro Tag ist allein die schiere Menge der zuzuführenden Nahrungsmittel beeindruckend. Die kann einen ganzen Tisch füllen. Aus diesem Grund beschäftigen heute professionelle Radsportteams eigene Ernährungswissenschaftler und Köche. Sie müssen auf eine ausgewogene, nicht zu belastende, adäquat energiereiche und mit Spurenelementen angereicherte Nahrung achten, vor allem für ausreichend Flüssigkeit, Kohlenhydrate, Fette, Proteine und Vitamine. Radprofis verbrennen im Wettkampf bis zu 1000 Kilokalorien pro Stunde. Aber nicht nur in den Ruhephasen, sondern auch während des Rennens nehmen die Radsportler Nahrung zu sich, und diese Menge muss physiologisch so ausbalanciert sein, dass einerseits die Glykogenspeicher in der Muskulatur nicht vollständig entleert werden, aber anderseits der Magen-Darm-Trakt durch die Nahrungszufuhr nicht überlastet wird. Schon zum Frühstück nimmt der Ausdauersportler deshalb zum Beispiel Haferbrei, Bananen, getrocknete Früchte, Eier oder Omeletts, Vollkornbrötchen, Smoothies und dazu noch im Nachgang eine große Portion Pasta oder Reis zu sich. Während der Fahrt werden Produkte in flüssiger Form oder Riegel bevorzugt. Nach Abschluss des Rennens stehen spezielle Recovery-Drinks bereit, um schnell die entleerten Energiespeicher des Fahrers aufzufüllen. Diese Recovery-Drinks enthalten in der Regel bis zu 75 Prozent verschiedene Kohlenhydrate und 15 Prozent Proteine.

Da Vitamin- oder Aminosäuren-Zufuhr durch Infusionen seit einem Jahrzehnt verboten sind, ist eine entsprechende Aufnahme dieser Nahrungsbestandteile nach dem Rennen besonders wichtig, um das durch den Wettkampf stark belastete Immunsystem des Fahrers zu schützen. Es ist interessant zu beobachten, wie sich an diesem Punkt die Sportmedizin und die Intensivmedizin fachlich näherkommen. Im intensivmedizinischen Bereich stellt zum Beispiel bei großflächigen Brandverletzungen die Flüssigkeits- und Energiebereitstellung für den Patienten, hier über Infusionen, eine tägliche Herausforderung im Klinikalltag dar. Die immunologischen Herausforderungen sind nicht minder komplex, denn auch der Patient auf der Intensivstation ist häufig immundefizient. Inwieweit hierbei der Darm und die Darmbakterien eine Rolle spielen, ist noch weitgehend unbekannt.

Dies bringt uns zu einem sehr spannenden, relativ neuen Kapitel in der Forschung: die Betrachtung des Menschen als eines *Holobionten*, bestehend aus eukaryotischen Wirtszellen mit Zellkern und assoziierten prokaryotischen Lebewesen ohne Zellkern. Diese Betrachtung des Menschen als Ganzes stand in der angewandten Physiologie, Sportphysiologie und Sportmedizin mehr im Vordergrund als in anderen medizinischen Wissenschaftsbereichen. Früher ging man davon aus, dass die Anzahl der Bakterien im Organismus eines Erwachsenen um ein Vielfaches höher ist als die Anzahl seiner Körperzellen. Neuere Untersuchungen legen jetzt den Schluss nahe, dass das Verhältnis ungefähr bei 1:1 liegt. Demnach stehen circa 30 Billionen menschlichen Zellen etwa 39 Billionen Mikroben gegenüber, und diese Mikroben befinden sich überwiegend auf der Haut und im Darm, auch als Mikrobiota oder Mikrobiom bezeichnet. Scheint ihre Anzahl auf den ersten Blick ungeheuerlich groß, so ist doch ihr Anteil am Körpergewicht gering, da die Mikroben sehr viel kleiner als menschliche Zellen sind. Ihr Anteil am Körpergewicht macht beim erwachsenen Mann gerade einmal 0,2 kg aus. Wichtiger als die genaue Anzahl der Bakterien im Verdauungstrakt, den Schleimhäuten oder auch auf der Haut ist, welche Auswirkungen sie auf unsere Gesundheit und unser Wohlbefinden haben. Bekannt sind heute circa 1000 verschiedene Darmbakterien. In der Regel beherbergt ein Mensch jedoch nur etwa 150 verschiedene Arten davon. Dazu zählen beispielsweise Bakterien der Gattungen Bacteroides, Prevotella und Ruminococcus. Diese Bakterien führen unter anderem die zur Verdauung notwendige Aufspaltung von Nahrung durch, sie sind demnach sehr nützlich für uns. Einige Vertreter der Darmbakterien haben aber durchaus das Potenzial, krank zu machen. Man bezeichnet diese dann als »fakultativ pathogen«, Clostridien beispielsweise gehören zu dieser Gruppe. Diese Bakterien bilden Sporen, die extrem resistent sind und selbst in kochendem Wasser über eine Stunde lebensfähig bleiben. Diese pathogenen Keime breiten sich offenbar insbesondere dann aus, wenn die Darmflora insgesamt an Gattungen verarmt. Es liegt dann keine Eubiose im Darm vor. Als Eubiose bezeichnet man ein Gleichgewicht in der Zusammensetzung und eine durch die Vielfalt der Darmbakterien gesicherte Funktionsfähigkeit der Darmflora. Eine Dysbiose beschreibt den gegenteiligen Zustand, ein Ungleichgewicht. Dieses Ungleichgewicht in der Darmflora wird heute mit mehreren Erkrankungen in Verbindung gebracht, wobei allerdings bislang nicht immer geklärt ist, ob die Dysbiose ursächlich für die Entstehung oder das Fortbestehen einer Erkrankung verantwortlich gemacht werden kann.

Aber nicht nur Ernährung und Lebensstil beeinflussen die Darmflora, sondern zunehmend auch Medikamente. Dass eine Gabe von Antibiotika das Mikrobiom beeinflussen kann, ist naheliegend. Aber hier geht es jetzt um Medikamente aus der Alltagspraxis, die auf menschliche Zellen und nicht auf Mikroben abzielen, beispielsweise Metformin, eines der wichtigsten neueren Medikamente zur Behandlung einer Typ-2-Diabetes. Ähnliches gilt für nichtsteroidale entzündungshemmende Arzneimittel wie Acetylsalicylsäure, Herz-Kreislauf-Präparate wie Kalziumblocker oder Arzneimittel, die zur Behandlung der Schizophrenie und anderer Psychosen eingesetzt werden. Darmbakterien können zudem verabreichte Medikamente modifizieren und die Abbaugeschwindigkeit von Wirkstoffen, wie zum Beispiel für das Herzpräparat Digoxin belegt, verändern. Zukünftige Studien müssen klären, welche Metabolite produziert und möglicherweise vom Wirt resorbiert werden.

Daraus ergeben sich interessante weitergehende Fragen: Haben Metabolite messbare Auswirkungen auf die Körperzellen des Wirts? Welche intrazellulären Signalwege werden dafür in Anspruch genommen? Insbesondere die immunmodulatorischen Eigenschaften von Metaboliten könnten für kardiovaskuläre Erkrankungen nutzbar gemacht werden. Denkbar wäre zum Beispiel, dass manipulierte Bakterien oral aufgenommen würden, um beispielsweise das kardiovaskuläre Risiko für Thrombosen zu senken. Kann also die Aufnahme von Bakterien in Form von Probiotika gesundheitsförderlich sein? Was hat die Forschung unter extremer Belastung dazu beigetragen? Werden wir vielleicht durch eine gesunde Darmflora fitter? Bei den Antworten darauf wird es jetzt allerdings ein wenig unappetitlich.

Fäkalien bestehen zu 60 Prozent ihres Gewichts aus Bakterien des Mikrobioms. Dieses Mikrobiom mit seinen unterschiedlichen Vertretern kann heute mit Hilfe von DNA-Sequenzierungsmaschinen sehr präzise und vor allem zeitlich schnell bestimmt werden. Früher mussten dazu in langwierigen Prozessen Kulturen angelegt werden. Aber Vorsicht bei der Interpretation von solchen Studien. Die meisten davon sind in Tierversuchen mit Mäusen durchgeführt worden und lassen sich nicht unbedingt direkt auf den Menschen übertragen. Denn Mäuse im Labor haben eine viel ärmere Darmflora als Wildtiere, außerdem haben sie einen höheren Stoffwechsel als Menschen, was die Bildung und den Umsatz an Metaboliten beeinflusst. Diese Versuche an Mäusen haben jedoch dazu geführt, dass man sich die Darmflora von unterschiedlichen Menschen, Sportlern und Nichtsportlern, Gesunden und Kranken näher angeschaut hat. Die oben genannten Sequenzierungsverfahren haben es zum Beispiel möglich gemacht, die Zusammensetzung der Darmflora von Sportlern vor und nach Wettkämpfen zu untersuchen. Solche Stuhluntersuchungen haben etwa bei Teilnehmern des »Boston-Marathons« ein vermehrtes Vorkommen von Veillonella-Bakterien ergeben. Diese Bakterien sind vornehmlich in der Lage, Milchsäure abzubauen. Diese Milchsäure wiederum entsteht beim Sportler vermehrt als Stoffwechselprodukt im Zusammenhang mit der muskulären Erschöpfung, wenn die Sauerstoffzufuhr für die physisch zu erbringende Leistung unzureichend ist. Eine Zunahme dieser Bakterien im Darm könnte bei Sportlern dazu dienen, die vermehrt anfallende Milchsäure abzubauen, so dass Erschöpfungszustände durch ansteigende Milchsäurekonzentrationen zu einem späteren Zeitpunkt im Wettkampf auftreten und sich die Erholungsphasen nach einem Lauf verkürzen. Nach diesen Ergebnissen ist demnach regelmäßige Bewegung nicht nur gut für das Herz-Kreislauf-System, sondern auch für den Darm und den Stoffwechsel. Darüber hinaus haben Studien gezeigt, dass Sportler im Vergleich zu Nichtsportlern eine größere Vielfalt an Darmbakterien aufweisen, und eine große Bakterienvielfalt geht bekanntlich mit einer besseren Darmgesundheit einher, da eben ungünstige oder sogar krankmachende Bakterien in Schach gehalten werden.

Da die Aufnahme von Probiotika vermutlich auch die Barrierefunktion der Darmschleimhaut verbessert, könnte dies dazu führen, dass diese weniger durchlässig für Schadstoffe wird. Das wiederum könnte sich positiv auf den notwendigen Transport von Wasser und Mineralstoffen durch die Darmschleimhaut auswirken. Da eine gute Flüssigkeits- und Nährstoffversorgung für den Körper, insbesondere beim Sportler unter Wettkampfbedingungen, elementar ist, liegt die Überlegung nahe, durch Zufuhr von bestimmten Probiotika – etwa auch von Stuhl aus dem Darm von Gesunden – die Darmflora eines Sportlers zu optimieren. Entsprechende Versuche der Transplantation von Fäkalien laufen und werden im angelsächsischen Raum denn auch salopp als »Poop-Doping« bezeichnet. Außerdem bilden Probiotika entzündungshemmende Fettsäuren wie Butyrat und lindern so beispielsweise schmerzhafte Blähungen und Durchfall, Erkrankungen, die unter dem Begriff »Läuferdarm« zusammengefasst werden. Vermutlich spielen Wettkampfstress, vermehrte Bildung von freien Sauerstoffradikalen und eine verminderte Durchblutung des Magen-Darm-Trakts bei körperlicher Belastung bei der Entstehung dieser häufigen Erkrankung bei Läufern eine Rolle. Zur Abnahme der Durchblutung kommt es, da bei körperlicher Aktivität die arbeitende Muskulatur vermehrt und der Magen-Darm-Trakt vermindert durchblutet wird. Die Folge ist eine Störung der Verdauungsfunktion. Die meisten Menschen machen sich nicht bewusst: Circa 70 Prozent des menschlichen Immunsystems befinden sich im Darm! Unter diesem Blickwinkel ist ein »Poop-Doping« medizinisch also durchaus nachvollziehbar.

Aber selbstverständlich gibt es zahlreiche Auswüchse und Irrwege des Dopings im Breiten- und Leistungssport. Insbesondere anabole androgene Steroide (AAS) und unter ihnen Testosteronpräparate wie Testosteron-Enanthat, -Proprionat oder -Isocaproat sind die weltweit am häufigsten verwendeten Stoffe beim Doping, insbesondere wenn es darum geht, die sportliche Leistungsfähigkeit, den

Muskelaufbau und das körperliche Erscheinungsbild zu »optimieren«. Deshalb fasst man diese Substanzen in wissenschaftlichen Kreisen auch als »performance and appearance enhancing drugs«, sogenannte PAEDs, zusammen. In einer Befragung unter Bodybuildern und Athleten gaben 60 Prozent von ihnen an, Testosteron-Enanthal schon zu sich genommen zu haben. Die Einnahme dieser Substanz führt allerdings nicht nur zu dem gewünschten Muskelaufbau von mehreren Kilogramm in ein paar Wochen, sondern hat – wie zu erwarten – eine ganze Palette von gravierenden Nebenwirkungen, wobei das Auftreten einer hartnäckigen Akne oder von Rissen im Unterhautgewebe noch zu den leichteren zählen. Es können toxische Leberschädigungen und Veränderungen in der Blutbildung auftreten. So kommt es unter anderem zu einer Zunahme der roten Blutzellen, was die Zähflüssigkeit des Blutes erhöht und zu Störungen im Gerinnungssystem führt. Diese wiederum leisten der Entstehung von Gefäßverschlüssen, Thrombosen, Vorschub. Außerdem haben Untersuchungen an Zellkulturen gezeigt, das Testosteron an Herzmuskelzellen einen Zelltod einleitet, die Apoptose. Diese Befunde könnten unter anderem erklären, warum bei Personen, die mit AAS Doping betrieben haben, Narben im Herzmuskel nachgewiesen werden konnten, obgleich sie einwandfreie, den Herzmuskel versorgende Gefäße hatten. Es überrascht deshalb nicht, dass es bei einigen Ausdauersportarten zu tödlichen Zwischenfällen gekommen ist, die vermutlich mit der missbräuchlichen Anwendung von AAS in Verbindung zu bringen sind.

Und das ist noch nicht alles. Auch psychische Veränderungen wie eine gesteigerte Aggressivität, übertriebenes Selbstvertrauen, gesteigerter Aktivitätsdrang bis hin zu einem psychotischen Verhalten und einer Abhängigkeitsentwicklung lassen sich bei AAS-Doping beobachten. Zu den Entzugserscheinungen zählen Depressivität, Suizidgefährdung, Schlafstörungen und Libidoverlust. Der Libidoverlust ist gepaart mit Erektionsstörungen (na toll), da die Einnahme von AAS zu einer negativen Rückkopplung, also der Herunterregelung der natürlichen Sexualhormonproduktion im Körper führt. Dies wiederum hemmt das Wachstum der Hoden, es kommt zum Hypogonadismus, wodurch die Produktion von Spermien unterdrückt wird, was in letzter Konsequenz Unfruchtbarkeit zur Folge hat. Das äußere, sekundäre Geschlechtsmerkmal eines Mannes, seine ausgeprägte Muskulatur nach längerer missbräuchlicher Einnahme von AAS, täuscht demnach nur eine ausgeprägte Sexualität und starke Fertilität vor.

Frauen sind beim Doping mit AAS neueren Untersuchungen zur Folge wesentlich zurückhaltender als Männer. Das könnte unter anderem daran liegen, dass Doping mit ASS neben Akne auch zu vermehrter Behaarung am Körper und zu Haarausfall am Kopf führt. Außerdem wird die Stimmlage bei Frauen tiefer, und diese Veränderung ist häufig irreparabel. Alle genannten Nebenwirkungen tragen nicht wirklich dazu bei, die Attraktivität einer Frau – nach gängigen Vorstellungen – zu erhöhen, wodurch sich der zurückhaltende Einsatz dieser Dopingpräparate bei Frauen zum Teil erklären ließe. Vielleicht erkennen Frauen aber einfach eher, dass es insbesondere bei Ausdauerleistungen nicht nur auf die Muskelmasse, sondern auch auf die psychische Einstellung ankommt. Und dieser Gesichtspunkt führt uns zum Abschluss dieses Kapitels zu einer tiefergehenden, prinzipiellen Fragestellung: Gibt es Charaktereigenschaften oder physiologische Parameter, die den einen zu Extrembelastungen befähigen, den anderen nicht?

Um diese interessante Frage zu klären und nicht nur auf Einzelfallbeschreibungen zurückzugreifen, kommen wir nun auf den »Yukon Arctic Ultra« zurück. Mit finanzieller Unterstützung des Bundesministeriums für Bildung und Forschung (BMBF) und des Bundesministeriums für Wirtschaft (BMWi) haben wir in den Jahren 2013, 2015 und 2017 wissenschaftliche Studien zu den physiologischen und psychologischen Anpassungen beim »Yukon Arctic Ultra«, kurz YAU genannt, durchgeführt. Der YAU geht über eine maximale Distanz von 690 km von Whitehorse nach Dawson City und ist der vermutlich berühmteste, kälteste und härteste Langstreckenlauf der Welt.

Über Jahrzehnte hinweg dominierten die Herz-Kreislauf-Wissenschaften und die Muskelphysiologie die leistungsphysiologischen Forschungen zu diesen Grenzbereichen bei Ausdauerbelastungen, insbesondere im Hinblick auf Sauerstofftransport und Energiebereitstellung. Aber mit der Entwicklung neuer bildgebender Verfahren und extrem empfindlicher biochemischer Bestimmungsmethoden konnte hier die neurophysiologische Bedeutung verschiedener Areale im Gehirn für die notwendige Motivation, für Durchhaltevermögen und Schmerzunterdrückung bei Ausdauerleistungen besser verstanden werden. Hier spielen nach neuesten Erkenntnissen der anteriore cinguläre Kortex, der Hypothalamus und das regulatorisch wirkende Neuropeptid Y als Transmitter eine ganz besondere Rolle. Der anteriore cinguläre Kortex ist ein Bereich der Großhirnrinde, die grob in Stirn-, Scheitel-, Hinterhaupt-, Schläfen-, Insel- und den limbischen Lappen eingeteilt werden. Der anteriore cinguläre Kortex ist Bestandteil des sogenannten Papez-Kreises, eines Neuronenverbunds, der vermutlich wesentlich an der Speicherung von aktuellen Gedächtnisinhalten und dem Ablegen der Inhalte im Langzeitgedächtnis beteiligt ist. Er besitzt enge neuronale Verbindungen zum limbischen System, zu der Amygdala, dem Nucleus accumbens, dem Hypothalamus, dem Hippocampus und der anterioren Insula – anatomische Strukturen im Gehirn, die funktionell mit emotionalem Erleben wie Angst, Furcht, Sucht und multiplen kognitiven Funktionen in Verbindung gebracht werden. Ferner nimmt diese Struktur im Gehirn Einfluss auf die Erkennung und Bewertung von sozialem Verhalten sowie auf die Schmerzverarbeitung und ist insbesondere an der emotionalen Bewertung von Schmerzen beteiligt.

Studien an meditierenden Menschen und Ausdauersportlern haben nun ergeben, dass der anteriore cinguläre Kortex bei diesen Personen besonders ausgeprägt ist – Sri Chinmoy und seine »Laufphilosophie« lassen grüßen. Als neuronaler Vermittler von Informationen übernimmt hierbei das Neuropeptid Y im Gehirn vielfältige Aufgaben, was uns dazu veranlasste, diesen Neurotransmitter bei Teilnehmern des YAU genauer zu untersuchen. Wir stellten uns unter anderem die Frage, ob erfolgreiche Teilnehmer des YAU (Finisher) höhere Konzentrationen aufweisen als diejenigen, die den Extremlauf verkürzen oder abbrechen mussten (Non-finisher). Konnten sich diejenigen, die höhere Spiegel an Neuropeptid Y zeigten, schneller und besser ausruhen oder schlafen, hatten sie bessere Herz-Kreislauf-Parameter? Gab es eine positive Korrelation zwischen der Höhe des Neuropeptids Y und der auf Fragebögen erfassten MOOD-Scale, der Befindlichkeit vor, während und nach dem Rennen? Könnten Bestimmungen der Konzentration des Neuropeptids Y im Blut dazu beitragen, festzustellen, wer unter den Teilnehmern des YAU die besten Chancen hat, den Lauf erfolgreich abzuschließen?

Spezifische Neuronenverbände im Gehirn, vornehmlich im Hypothalamus, überwachen das innere Milieu des Organismus, die Homöostase. Sie regeln damit grundlegende Lebensbedürfnisse wie Nahrungs- und Flüssigkeitszufuhr, Körpertemperatur, Schlaf oder versuchen in Zusammenarbeit mit dem Kortex Emotionen zu befriedigen. Neuropeptide sind zentraler Bestandteil dieser lebenserhaltenden Programme und übernehmen vielfältige Aufgaben. Beispielsweise führt ein Mangel an Nährstoffen zu einem Abfall des Glukosespiegels, zu einer Freisetzung von Hormonen und einer Aktivierung von hypothalamischen und Hirnstammneuronen. Diese Neuronen setzen wiederum mehrere Neuropeptide frei, die die Nahrungssuche steigern und so die Nahrungsaufnahme fördern. In ähnlicher Weise aktivieren interne und externe Bedrohungen neuronale Wege des Abwehrverhaltens. Interessanterweise werden bestimmte Kerne des Hypothalamus und der Amygdala sowohl durch Hunger als auch durch Angst aktiviert.

Es ist bekannt, dass dem Neuropeptid Y eine zentrale Rolle im Stoffwechsel und in der Emotionsregulation zukommt. Neuropeptid Y ist ein chemischer Neurotransmitter, der Signale von einer Nervenzelle zu einer anderen übertragen kann. Aus evolutionärer Sicht ist das Neuropeptid Y ein sehr archaischer Transmitter, der schon bei urtümlichen Wirbeltieren nachgewiesen werden konnte und dessen biochemische Struktur sich in den letzten 450 Millionen Jahren kaum verändert hat. So stimmt die Struktur des modernen Neuropeptids Y zu 92 Prozent mit jener überein, die schon bei unseren Vorfahren existierte. Dies spricht dafür, dass dem Neurotransmitter eine zentrale Rolle bei der Aufrechterhaltung des inneren Milieus zukommt.

Hormone sind körpereigene Informationsüberträger, die in Drüsenzellen bestimmter Organsysteme gebildet werden. Bei Bedarf werden sie ins Blut abgegeben und gelangen auf diesem Weg zu ihren Zielzellen, wo sie an bestimmte Rezeptoren andocken und die Zielzelle anregen, bestimmte Aufgaben wahrzunehmen. Während die Übertragung von Information an Nervenzellen innerhalb von Bruchteilen einer Sekunde erfolgen kann, braucht die Informationsübertragung mit Hilfe von Hormonen unter Umständen Minuten oder gar Stunden. Nach ihrem chemischen Aufbau unterscheidet man zwischen Peptidhormonen, die vor allem aus Eiweiß, Peptiden, bestehen, und Steroidhormonen, die überwiegend aus Fetten aufgebaut sind. Zu den allgemein bekannten Peptidhormonen zählen das Insulin zur

Kontrolle des Blutzuckerspiegels und eben das Neuropeptid Y. Zu den Steroidhormonen zählen unter anderem die Geschlechtshormone wie Testosteron und Östrogen sowie die Hormone aus der Nebennierenrinde, beispielsweise das bekannte Stresshormon Cortisol.

In den Fokus der Wissenschaft ist das Neuropeptid-Y-System hauptsächlich aufgrund seiner regulatorischen Rolle in der Ernährung geraten. Eine Aktivierung des Y1-Rezeptors sorgt nicht nur für Hungergefühl, sondern auch für allgemeine Wachheit, erhöhte Aufmerksamkeit und forciert ein aggressiveres Verhalten. Aus evolutionärer Sicht ein durchaus sinnvoller Mechanismus, um in der Wildnis zu überleben. Was die emotionale Bearbeitung im anterioren cingulären Kortex von Angst und Furcht anbetrifft, so greift das Neuropeptid Y auch an dieser Stelle im Gehirn ein. Verminderte Konzentrationen des Neuropeptids Y können die Verarbeitung von Angstzuständen erschweren. So wiesen Patienten mit Depression, Angststörungen oder posttraumatischen Belastungsstörungen eine verminderte Neuropeptid-Y-Konzentration auf. Eine Aktivität des Y1-Rezeptors macht uns auch weniger ängstlich, resilienter und hat einen positiven Einfluss auf das Wohlbefinden. Bei depressiven Patienten wird seit langem die Bewegungstherapie zur Behandlung eingesetzt. Ein wichtiger Punkt hierbei ist, die Motivation zu steigern, selbst Sport zu treiben, was dann zur Linderung der Symptome beiträgt. Studien mit Leistungssportlern bestätigen diesen Ansatz.

Bei unseren eigenen Arbeiten mit den Teilnehmern des »Yukon Arctic Ultra« zeigte sich nun, dass jene Läufer, die das Rennen abbrachen, von vornherein niedrigere Neuropeptid-Konzentrationen im Blut aufwiesen. Diese Konzentrationen nahmen im Verlauf des Rennens im Vergleich zu den Teilnehmern, die das Rennen in voller Länge von 690 km Länge absolvierten, weiter ab. Bestätigt wird dieser Zusammenhang durch genetische Untersuchungen, die zeigen, dass in kälteren Regionen der Erde gehäuft eine genetische Variante auftritt, die vermehrt hohe Neuropeptid-Y-Konzentrationen in der Bevölkerung aufweist. Zu diesen Ländern zählen insbesondere Schweden, Finnland, Deutschland und Teile Chinas. Eine chinesische Studie konnte darüber hinaus nachweisen, dass Menschen mit hohen Konzentrationen insbesondere in emotional herausfordernden Situationen stressresistenter sind als Menschen mit einer durchschnittlichen bis eher niedrigen Konzentration von Neuropeptid Y. Eigene weitergehende Untersuchungen im Rahmen eines Überlebenstrainings bei Elitesoldaten bestätigen diese Ergebnisse. Damit mehren sich die Hinweise, dass für extreme Belastungen wie den YAU oder das Überlebenstraining nicht nur klassische sportmedizinische Parameter wie Herz-Kreislauf-Funktionen, Fasertypen der Muskulatur oder Fett- und Kohlenhydratspeicher entscheidende Faktoren sind. Nur derjenige oder diejenige hat große Chancen, extreme Belastungen zu meistern, der oder die über zusätzliche neurologische, neurochemische und damit einhergehende psychologische Grundeinstellungen verfügt. Gewiss, die physische Grundlagenausdauer ist unbestritten wichtig, aber wie unsere eigenen Untersuchungen beim YAU gezeigt haben, spielt die mentale Kraft bei Ausdauerbelastungen eine offenbar ebenso zentrale Rolle. Nur die mental Stärksten halten bis zum Ende durch und tolerieren Schmerzustände, die andere zum Aufgeben zwingen. Hier steht die Forschung mit neurochemischen und bildgebenden radiologischen Verfahren, wie beispielsweise der sogenannten voxelbasierten Morphometrie, zur Beurteilung der Auswirkungen von extremen Ausdauerbelastungen auf das Gehirn als ganzes erst am Anfang.

Solche Untersuchungen könnten in Zukunft auch dazu geeignet sein, die Auswirkungen extrem kataboler Zustände auf das Gehirn prinzipiell besser zu verstehen; also bei Stoffwechselzuständen, bei denen es zu einem rapiden Abbau von körpereigenen Substanzen kommt. Diese Erkenntnisse wiederum sind nicht nur wichtig für Extremsportler, sondern auch für das Verständnis ähnlich verlaufender Abbauprozesse bei Krebserkrankungen, Krebstherapien oder länger anhaltendenden Stresssituationen wie der posttraumatischen Belastungsstörung (PTBS). Es wundert nicht, dass augenblicklich die Rolle von Neuropeptid Y auch in diesem Zusammenhang untersucht wird.

Die Forschung zur Funktion des Neuropeptids Y steckt immer noch in den Anfängen, aber künftige Untersuchungen bei anderen Extrembelastungen, da bin ich mir sicher, werden weitere interessante Hinweise zum Wirkungsmechanismus dieses Botenstoffs im Gehirn geben und in Zukunft unter Umständen eine bessere Interpretation von psychologischen Tests ermöglichen. Hier könnte vielleicht auch die Raumfahrt einen weiteren interessanten Beitrag leisten, denn man fand kürzlich erhöhte Neuropeptid-Y-Konzentrationen nicht nur bei Ultralangstreckenläufern und Elitesoldaten, sondern auch im Astronautenkorps. Diesen speziellen Stressoren, denen Astronauten beim Flug ins All ausgesetzt sind und die sich deutlich von den besprochenen Ausdauerbelastungen unterscheiden, wollen wir im letzten Kapitel des Buches nachgehen, auch um zu klären: Kann eigentlich jeder x-beliebige Bürger mit Space X ins All fliegen – und wie würde ihm das bekommen? Zunächst aber wenden wir uns anderen »irdischen« extremen Umwelten zu.

HAMAR LAGHDAD
oder
DIE HITZEGEFAHR

Warum der Klimawandel unsere Gesundheit unmittelbar bedroht

Der Mensch ist extrem »temperaturfühlig«. Das hat gute Gründe, weshalb die Temperaturregulation einen ganz entscheidenden Einfluss auf unser Wohlbefinden hat. Unabhängig davon, wie warm oder kalt es draußen ist, ob wir uns anstrengen oder ausruhen, muss unsere Körpertemperatur weitgehend konstant sein, wollen wir gesund bleiben – ja, wollen wir überleben. Die physiologischen Mechanismen der entsprechenden körpereigenen Regulation sind faszinierend. Den biophysischen Möglichkeiten sind jedoch zugleich enge Grenzen gesetzt, die sich durch technische Hilfsmittel – Kleidung, Kühlung – nur in einem sehr überschaubaren Rahmen erweitern lassen. »Global warming« setzt deshalb schon heute nicht nur der Umwelt zu – mit verheerenden sozialen und wirtschaftlichen Folgen etwa in der Subsahara –, schon eine Erhöhung der Durchschnittstemperatur von nur zwei Grad bedroht ganz unmittelbar unsere Gesundheit.

Mai 1978: Ich bin als Mitglied eines Teams im Auftrag der Deutschen Forschungsgemeinschaft (DFG) auf einer Reise nach Südmarokko. Über Frankreich und Spanien ging es in Richtung Gibraltar. Leider hatten wir einen nicht geplanten zweitägigen Zwischenstopp in Malaga einlegen müssen, weil ich irrtümlich *Bobadilla 103* für leichten Sherry gehalten hatte. Außerdem saßen wir einige Tage später Stunden in der Deutschen Botschaft in Rabat fest, weil die marokkanischen Behörden die Weiterreise in den Süden des Landes untersagten, bevor nicht weitere Dokumente von der DFG in Bonn und Genehmigungen von anderen eingeschalteten Behörden wie dem Ministère de Mines vorlagen. Jetzt aber sind wir im Süden Marokkos in Erfoud im Tafilalt angekommen.

Zwei Jahre zuvor hatte ich hier schon einmal in der Oase gesessen, nachts auf dem hellerleuchteten, menschenleeren Marktplatz unter Palmen am staubigen Straßenrand. Wir tranken zusammen ein lokales *Flag Spéciale*. Einer meiner Begleiter, Rolf, haderte damals ein wenig mit seinem Schicksal. Er fühlte sich in seiner beruflichen Entscheidungsfreiheit eingeengt. Was sollte, was könnte er noch besser machen als sein Vater und Großvater – und vor allem, wie? Ich glaube, er beneidete meine Situation – und ich die seine; es wurde daraus eine lange Freundschaft. Ich hatte die Gruppe zusammengeführt. Damals waren wir zu fünft im

Atlasgebirge und Tafilalt unterwegs. Stephan und Bernhard waren besonders auf Mineralfundorte in Marokko fixiert. Joachim sorgte für die Beschaffung und die Instandhaltung des Fahrzeugs, eines Ford Transits mit Zwillingsreifen – Letzteres keine so gute Wahl, wie sich herausstellen sollte, weil sich auf den Pistenfahrten allenthalben Gesteinsbrocken bevorzugt zwischen den Reifen verkeilten, aber sonst ein hervorragend geräumiges Vehikel. Rolf interessierte sich damals insbesondere für Goniatiten im Tafilalt, eine ausgestorbene Form von Ammoniten, frühe Verwandte der Tintenfische mit einem schneckenartigen Gehäuse.

Nun, im Mai 1978 waren wir ein Viererteam. Die Leitung dieser Forschungsreise hatte Alexander von Schouppé, der Nestor der deutschen Korallenforschung, zu dessen Vortrag mich mein Vater einst begleitet hatte. Aber was um alles in der Welt sucht ein Korallenforscher in der Wüste? Ein Riff, ein fossiles. Es stammt aus dem Zeitalter des Mitteldevons an der Grenze zum Oberdevon, genauer gesagt aus dem Givetium. Es dürfte damit im Zeitraum vor knapp 388 bis knapp 383 Millionen Jahren gebildet worden sein. Die Natur hat es in Jahrmillionen aus dem Höhenzug des Hamar Laghdad herauspräpariert. Dreißig Meter hohe Kegel reihen sich aneinander und zeugen von einer einstmals reichen Vielfalt am Meeresgrund. Der Forschungsauftrag lautete, den Aufbau dieser prächtigen Kegelriffe zu beschreiben und möglichst viele der verschiedenen fossilen Korallenarten zu bestimmen. Wissenschaftlich war dies interessant, weil entsprechende Riffe im Devon bislang nur viel weiter nördlich, etwa im Rheinischen Schiefergebirge, bekannt waren, und dazwischen lag ein riesiges Meer, die Palaeotethys. Heute herrschen hier mehr als 40 Grad im Schatten, und nur noch eine Fata Morgana lässt das Riff im Meer erscheinen. Es tummeln sich auch keine Trilobiten im Meer, sondern Skorpione am Boden.

Viele Jahre waren seit meiner ersten Begegnung mit Schouppé vergangen, seinen Grazer Dialekt hatte er beibehalten. Später als Student hatte ich bei ihm mehrere paläontologische Kurse in Münster belegt, die eher einem Einzelunterricht glichen, weil sich maximal zwei Studenten für die Veranstaltung interessierten. Ein richtiges Orchideenfach: die fossile Korallenforschung. Nur ausnahmsweise hört und liest man davon, wie etwa im Jahr 1966. John W. Wells hatte in einem Artikel der NASA darauf hingewiesen, dass die Erdrotation im Devon schneller gewesen sein musste als heute und ein Tag vermutlich nur circa 22 Stunden gedauert hat. Er konnte dies anhand von winzigen, nur unter dem Mikroskop sichtbaren Wachstumsringen an devonischen Korallen nachweisen. Wie ein Baum Jahresringe hinterlässt, so lassen sich bei Korallen tägliche Kalziumablagerungen nachweisen. Beim Auszählen der Tagesringe für ein Jahr ergab sich am Ende jedoch eine größere Anzahl als 365. Die Zahl der Tagesringe lag den Untersuchungen zufolge zwischen 385 und 410, im Mittel bei 400. Dieser Befund war nur mit einer kürzeren Tageszeit in Einklang zu bringen, sprich einer beschleunigten Rotation der Erde. Gleichzeitig ermöglichte diese Erkenntnis Rückschlüsse darauf, wie stark die Gezeitenkräfte in Jahrmillionen zu einer Verlangsamung der Erdrotation beitragen.

Dies war es, was man als Student der Geologie-Paläontologie lernte: genau beobachten und beschreiben. Dafür ließen wir uns Zeit. Ja, wir wurden geradezu dazu angeleitet, uns Zeit zu lassen. Es galt, jede einzelne Beobachtung, so unwichtig sie zunächst auch erscheinen mochte, zu notieren und markante Strukturen durch Zeichnungen hervorzuheben. So ging das. Zu diesen Kursen in Geologie-Paläontologie kam außer mir häufig nur noch mein Mitstudent Stephan. Er war der Sohn eines Psychiaters aus dem Nachbarort Eickelborn. Er interessierte sich von Jugend an für Mineralien, ich für Fossilien, das ergänzte sich gut. So waren schon in der Schulzeit zahlreiche Exkursionen im Münsterland angesagt. Mit dem Beginn des Studiums unternahmen wir dann gemeinsame Fahrten nach Marokko zur Mineralien- und Fossiliensuche. Er hatte über sein Interesse an Mineralien hinaus ein besonderes Faible für Pflanzen und Kräuter. So fand sich in seinem VW-Käfer schon mal ein Blumentopf mit Petersilie, Basilikum und Thymian, ganz zu schweigen von seinem Kräutergarten im Studentenwohnheim. Ich konnte der Begeisterung für die Pflege und Aufzucht der Pflanzen nicht ganz folgen, fand das damals eher ein wenig sonderbar, aber es gab ihm eine sehr eigene Note. Mit ihm konnte ich mich großartig über alles Mögliche streiten, und durch ihn lernte ich auf mehreren Reisen in den Semesterferien Nordafrika kennen.

Dies verschaffte mir einige Ortskenntnis in Südmarokko, aufgrund deren ich wiederum die Einladung zur DFG-Forschungsreise ins Tafilalt von Alexander v. Schouppé erhielt. Vielleicht hatte auch Helmut Hölder bei der Entscheidung der Zusammenstellung des Teams eine Rolle gespielt. Professor Hölder war damals der Lehrstuhlinhaber für Paläontologie an der Universität in Münster, dem ich über mehrere Semester als Hilfswissenschaftler, Hiwi, zur Hand gegangen war. Damals in den Siebzigern hatte ein Lehrstuhlinhaber noch einen eigenen Fahrer wie die Direktoren der Max-Planck-Institute. Morgens um 9:30 Uhr ging es vom Institut im Gievenbecker Weg zum Hörsaal ins Museum in der Pferdegasse. Er sortierte dort noch die letzten Lichtbilder in Diakästen und ließ mich nebenbei von seinen Lebenserfahrungen profitieren. »Herr Guuungaahh« – wobei seine schwäbische Mundart in einen tiefen Bariton rauschte und der gedehnte Sprachfluss mit seinem klaren Satzbau die Interpunktion von Kommata, Doppelpunkten und Ausrufezeichen gleich mitlieferte –, »Herr Guuungaahhh«, sagte er, »Sie müssen wissen, die gute Vorlesung besteht mitnichten darin, dass die Zuhörer alles verstehen. Sie sollen sich für etwas interessieren, von dem sie gar nicht wussten, das es existiert. Erreicht man das als Vortragender, dann war es eine gute Vorlesung. Das Nichtverstehen muss der Zuhörer als Chance begreifen, wirklich Neues zu erfahren.« Fertig. Wissensvermittlung und Ausbildung ergaben bei ihm noch eine seltene Einheit. Als Stephan und ich später im Studium unsere Fossilsammlungen aus Marokko dem Institut als Anschauungs- und Forschungsmaterial zum Verkauf anboten, war er es, der die Mittel dafür besorgte. Diese Gelder konnten wir wiederum in neue Reisen in andere Gebiete Marokkos investieren.

Helmut Hölder wiederum war ein Experte für Ammoniten aus dem Jurazeitalter, sein Seminar zur Wissenschaftsgeschichte des Fachs unerreicht, und die Nachbesprechungen im privaten Kreis mit Spekulatius in Form von fossilen Ammonshörnern, gebacken von seiner Frau Erna und genossen während des Vortrags eigener Gedichte, waren einfach ein absoluter Höhepunkt im Studium. Kitsch? Akademische Romantik? Mitnichten! Amüsant, lehrreich, tiefsinnig.

Ich war nun also an einem DFG-Projekt beteiligt, unter anderem wegen meiner guten Ortskenntnisse am Hamar Laghdad. Damit war es allerdings an einem Tag unserer Reise nicht weit her. Durch die anregende Suche im Gelände und meinen Hab-Acht-vor-Skorpionen-Tunnelblick – diese Spinnentiere fühlten sich durch unsere Anwesenheit öfter irritiert – war mir entgangen, dass der Wind stärker geworden war und die Sonne sich bedenklich verschleiert hatte. Nun sahen wir dunkelgelbe Wolken heraufziehen, die sich bedrohlich rasch zu einer Wolkenwalze aus Staub und Sand verdichteten. Abrupter Aufbruch. Wir verstauten die bereits gesammelten Fossilien, sprangen in unseren weiß-roten Four-wheel-drive-Toyota-Jeep und brachen in Richtung Erfoud auf. Diese Oase war nur 20 Kilometer vom Hamar Laghdad entfernt. Zunächst war die Sicht noch einigermaßen, und ich konnte mich die ersten Kilometer gut an markanten Punkten im Gelände orientieren. Aber je dichter der Staubsturm, umso unsicherer wurde ich. Es gibt dort unendlich viele Pisten, die in alle möglichen Richtungen führen. Sollen wir jetzt den rechten oder linken Abzweig nehmen? Wir nahmen den rechten, und die Schotterstraße endete nach ein paar hundert Metern im Nirgendwo. Also zurück zur Gabelung. Jetzt setzte auch noch der Jeep in einem Wadi auf, der metallene Bodenschutz kreischte erbärmlich, und nichts ging mehr. Die Räder drehten durch. Wir saßen im trockenen Flussbett fest. Nicht nur der Wagen, auch die Stimmung kippte. Alle raus aus dem Jeep, rief ich, wir müssen schieben. Die gerade als Ertrag der Wissenschaft gesammelten Fundstücke dienten jetzt dazu, den Rädern wieder Griff zu geben. Zwar bekamen wir den Wagen nach kurzem Aufenthalt wieder frei und schlingerten aus dem sandigen Wadi, aber Staub und Sand waren jetzt überall. Es knirschte unangenehm zwischen den Zähnen, der Sand brannte in den Augen, und in der Nase sammelte sich der Staub. Der Motor lief auch nicht mehr rund. Kein Wunder, der Luftfilter im Ansaugstutzen würde auch bald dicht sein. Wo verflixt nochmal waren wir? Selbst die Sonne durchdrang diesen Staubsturm nicht mehr. Wir fuhren jetzt nur im Schritttempo, um den Verlauf der Piste nicht zu verlieren. Plötzlich entpuppte sich eine dürre Gestalt im Staubsturm beim Näherkommen als ein junger Hirte, der mit ein paar Ziegen vor unserem Auto erschien. Ich hielt an und erkundigte mich mit ein paar Brocken Arabisch: »Ist das der Weg nach Erfoud?« Der Junge nickte, drehte sich dabei aber um 90 Grad. Offensichtlich hatten wir bereits, von mir unbemerkt, die Piste nach Erfoud gequert und waren weiter in westlicher Richtung unterwegs. Auf der Route hätten wir in den nächsten Tagen keine Oase passiert.

Eine Stunde später sind wir in Erfoud an der Hotelbar. Die anderen sind erleichtert, und ich bin es auch. Damals kannten wir aus Erzählungen noch das tragische Ende eines Wochenendausflugs von sieben Deutschen in die Libysche Wüste. Sie waren am 3. Juni 1965 mit drei Fahrzeugen von Kairo in Richtung der Oase Siwa aufgebrochen. Ein Team kehrte frühzeitig um, weil sich ein Teilnehmer unwohl fühlte. Eine Militärpatrouille warnte die anderen vor einer Weiterfahrt durch die glühend heiße Qattara-Senke, gerade in den Sommermonaten, aber die verbliebenen fünf schlugen die Warnungen in den Wind. Am 15. Juni 1965, zwölf Tage später, fand man sie alle tot. Die Autos waren im Sand steckengeblieben, die Gruppe hatte sich aufgeteilt, um zu Fuß Hilfe zu holen, und einer nach dem anderen ist in den folgenden Tagen verdurstet. Auch heute noch unterschätzen Menschen die Gefahren für Leib und Leben in der Wüste. Erst 2015 verstarb ein französisches Ehepaar innerhalb nur eines Tages bei einer Wanderung auf dem Alkali-Flat-Pfad im White-Sands-Nationalpark im Süden des Bundesstaates New Mexico in den USA. Sie waren bei 38 Grad mittags zur Wanderung mit nur einem Liter Trinkwasser aufgebrochen. Ein paar Stunden später waren sie tot, nur ihr neunjähriger Sohn konnte noch lebend von Rangern gefunden werden. Die Eltern sollen ihm das gesamte Wasser zum Trinken überlassen haben.

Wie man sieht, hätte auch unsere Geschichte böse ausgehen können. Aber wie schaffen es dann Menschen und Tiere, dennoch in solchen Wüstenregionen zu überleben, mehr noch, zu leben? Über welche Anpassungsstrategien verfügen sie? Physiologisch gesehen, war das lange ein Rätsel. Einige dieser Rätsel werden wir im Folgenden klären.

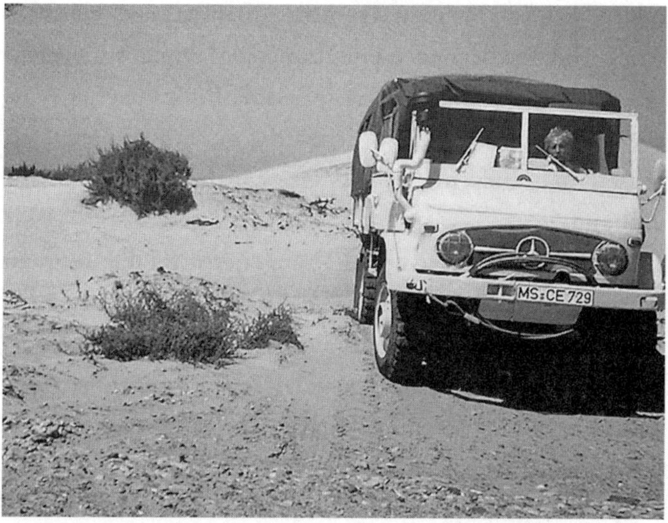

In der algerischen Wüste

Wir werden erkennen, wie unglaublich schmal der Grat zwischen einer Temperatur ist, bei der wir uns wohl fühlen, und einer, die uns mit dem Tode bedroht, worauf wir bei Hitzebelastung achten und was wir tunlichst unterlassen sollten. Gerade im Hinblick auf den Klimawandel und die damit auch in unseren Breiten vermehrt auftretenden Hitzewellen gewinnt dieses bislang eigentlich sehr akademische Thema für die Allgemeinheit in hiesigen Breiten an essenzieller Bedeutung.

Beginnen wir mit den zentralen Organen des Menschen im Körperkern wie Gehirn, Lunge, Herz, Leber und Nieren. Diese funktionieren optimal nur in einem sehr engen Temperaturbereich zwischen 36 und 37,5 Grad Celsius. Steigt oder sinkt die Temperatur nur um ein einziges Grad darüber oder darunter, werden Gegenmaßnahmen erforderlich, wenn die grundlegenden Funktionen des Organismus nicht beeinträchtigt werden sollen. Wie aber funktionieren Wärmehaushalt und Temperaturregulation, und wie eng sind diese Funktionen mit dem Wasserhaushalt des Menschen verbunden?

Der Mensch gehört wie alle Säugetiere und die Vögel zu den sogenannten endothermen Organismen, deren Körpertemperatur deutlich über der durchschnittlichen Temperatur ihres Lebensraums liegt. Dieser Temperaturgradient kann nur aufrechterhalten werden, wenn sich Wärmebildung und Wärmeabgabe im Gleichgewicht befinden. Solches Gleichgewicht wird auf der einen Seite durch einen hohen Energieumsatz ermöglicht, den sogenannten Tachymetabolismus. Auf der anderen Seite spielen Isolationsschichten zur Verminderung von Wärmeverlusten, wie das Unterhautfettgewebe, die Durchblutung der Haut und die Fähigkeit zu schwitzen, falls die Körpertemperatur zu stark steigt, eine entscheidende Rolle. Dies versetzt endotherme Organismen in die Lage, ihre Körpertemperatur innerhalb eines weiten Bereichs verschiedener Aktivitätszustände und bei wechselnden Umgebungsbedingungen konstant zu halten. Für einen unbekleideten, ruhenden Erwachsenen liegt die thermische Neutralzone, die sogenannte Indifferenztemperatur, bei der ein Mensch weder friert noch schwitzt, zwischen circa 27 und 31 Grad – bei völliger körperlicher Ruhe, 50 Prozent relativer Luftfeuchtigkeit und Windstille. Unter diesen Bedingungen kommt es gleichzeitig zum geringsten Energieumsatz.

Wir sehen hier schon, dass die Umgebungsbedingungen und die Aktivität offensichtlich eine große Rolle spielen. In der thermischen Neutralzone können Wärmeabgabe und Wärmebildung des Menschen allein durch Regelung der Hautdurchblutung, die Vasomotorik, im Gleichgewicht gehalten werden. Durchblutungsänderungen der Haut durch Aktivierung der Gefäßmuskulatur bedeuten für den Körper keinen nennenswerten Energieaufwand. Die Vasomotorik bewirkt so bei Kälteexposition eine Verengung oder bei Hitze eine Erweiterung der Blutgefäße. Hierbei erfolgt die Steuerung der Gefäßmuskulatur überwiegend über »sympathische« Nerven, die sogenannten α-Rezeptoren. Außerhalb der thermischen Neutralzone steigt der Energieumsatz sowohl bei steigender als auch bei sinkender Umgebungstemperatur rasch an. Diese Art der Thermoregulation bei Hitzeexposition, das Erweitern der Gefäße, bezeichnet man auch als *trockene Wärmeabgabe* im Gegensatz zum Schwitzen, der *feuchten Wärmeabgabe*. Wie bei allen chemischen Reaktionen beeinflusst die Temperatur den Ablauf der Stoffwechselprozesse im Organismus entscheidend. Intuitiv könnte man annehmen, dass bei einer zusätzlichen Wärmebelastung oberhalb der Neutralzone der Energieumsatz abnimmt, dies ist aber nicht der Fall. Das rührt daher, dass bei ansteigender Körpertemperatur der Organismus diese Wärmeabwehrmechanismen in Gang setzen muss, um einen weiteren Anstieg der Körperkerntemperatur zu verhindern. Und das kostet Energie. Diese Aufgabe übernehmen hauptsächlich das Herz-Kreislauf-System und die Schweißdrüsen.

Das Herz-Kreislauf-System wird belastet, weil zum Beispiel bei schwerer Arbeit die in der Muskulatur anfallende Wärme zur Wärmeabgabe an die Körperoberfläche transportiert werden muss. Diesen Wärmetransport mit Hilfe des feinverzweigten Gefäßsystems im Körper vom Körperkern (Gehirn, Lunge, Herz, Leber) zur Körperschale (Haut, Muskulatur) bezeichnet man als den *inneren Wärmetransport*. Produziert der Körper im Innern durch physische Arbeit mehr Wärme oder heizt er sich durch hohe Umgebungstemperaturen von außen auf, dann verändert sich das Verhältnis von Körperkern zu Körperschale. Bei kühlen Umgebungstemperaturen (10 Grad Celsius) liegt der Anteil des Körpervolumens, in dem die Gewebetemperatur 37 Grad Celsius beträgt, bei circa 30 Prozent, und die Körperschale mit niedrigeren Gewebetemperaturen macht 70 Prozent aus. Bei warmen Umgebungsbedingungen (30 Grad Celsius) dehnt sich dieser Bereich im Körperinnern aus, und gleichzeitig weiten sich die Blutgefäße in der Haut.

Unabhängig von dieser systemischen Durchblutungsregulation lassen sich auch lokale Mechanismen zur Steuerung der Gefäßweite feststellen. Bei schwerer körperlicher Arbeit werden die Hautgefäße, zum Beispiel im Bereich des Brustkorbes, zusätzlich erweitert. Dies wird insbesondere über ein Hormon, Bradykinin, vermittelt; Bradykinin ist ein Botenstoff, der mit dem Schweiß ausgeschieden wird, und wirkt ähnlich wie Histamin, das man aus schmerzlicher Erfahrung mit einem Wespenstich kennt. In letzterem Fall kommt es zu einer extremen Weitung der Gefäße und in der Folge zu einer gesteigerten Durchlässigkeit des Gefäßes sowie zur raschen, schmerzlichen Schwellung im Stichbereich. Ansonsten erfolgt die gesteigerte Wärmeabgabe vor allem am Kopf und an den Extremitäten; hier wiederum an den sogenannten Akren, dazu zählen die Hände, Füße und Ohren. Diese Körperteile besitzen im Verhältnis zu ihrem Volumen eine relativ große Oberfläche. Dies führt zu einer leichteren Wärmeabgabe an die Umgebung.

Im Gegensatz dazu wird bei Kälteexposition in diesen Körperteilen die Wärmeabgabe gesenkt, indem sich die Hautgefäße verengen. Fast jeder hat schon erlebt, dass die Ohren, die Hände und Füße besonders schnell blass werden und schnell auskühlen, eben weil dort die Durchblutung bei Kälteexposition so drastisch heruntergefahren wird. Das ist am Kopf nicht so. Dort verengen sich die Gefäße bei Kälteexposition nicht, und wir verlieren im Winter über dieses Körperteil besonders viel Wärme; deshalb bei kaltem Wetter immer eine Mütze tragen und darauf achten, dass die Haare trocken sind. Nasse Haare, nasse Bekleidung verstärken die Wärmeleitung zweiundzwanzigfach! Die meisten kältempfindlichen Sensoren haben wir in der Haut am Hals, deswegen lieben wir Rollkragenpullover und Schals im Winter. In den Extremitäten befinden sich spezielle anatomische Gefäßstrukturen von Natur aus, wodurch tieferliegende Blutgefäße mit den oberflächlichen und umgekehrt in direkte Verbindungen treten können. Sie schaffen Gefäßkurzschlüsse, Anastomosen genannt. Dies sind sehr effiziente Strukturen zur Unterstützung der Temperaturregulation. Jeder Handchirurg hat enormen Respekt vor diesen anatomischen Gebilden, deren Rekonstruktion bei Verletzungen sehr komplex sein kann. Man muss sich das so vorstellen: Bei Hitzebelastung wird den tieferliegenden, aus dem Körperkern kommenden Gefäßen der Hahn zugedreht, und das warme, aus dem Körperkern kommende Blut fließt gleich vermehrt durch die oberflächlich angelegten Gefäße. Hier, nahe der durch Schweißabgabe gekühlten Hautoberfläche, kann der Wärmeaustausch mit der Umgebung leichter erfolgen. Das so in der Peripherie gekühlte Blut wird über geöffnete Gefäßkurzschlüsse, die Anatomosen, direkt in das parallellaufende venöse Gefäßbett umgeleitet. So gelangt das oberflächlich gekühlte Blut aus dem Unterarm und der Hand zum Körperkern zurück. Bei Kälteexposition werden oberflächlich liegende Gefäße und die Gefäßanastomosen geschlossen. Das ermöglicht eine extrem hohe Variabilität der Durchblutung in den Akren, die damit zur Regulation des inneren Wärmestroms beitragen.

Neben dem inneren Wärmetransport vom Körperkern zur Körperschale gibt es auch einen *äußeren Wärmetransport*: von der Körperschale an die Umwelt. Dieser Wärmetransport wird beim unbekleideten Menschen maßgeblich von meteorologischen Bedingungen wie Luft- und Strahlungstemperaturen, relativer Luftfeuchtigkeit und der Windgeschwindigkeit sowie physiologischen Parametern wie der Hauttemperatur bestimmt. Ist der Mensch bekleidet, spielt außerdem die für den Wärmeaustausch zur Verfügung stehende effektive Körperoberfläche eine Rolle; Bekleidung verringert die effektive Körperoberfläche und vermindert so den Wärmeaustausch. Bei Kälteexposition ist dies gewünscht, bei Wärmeexposition führt dies zum Ablegen von Kleiderstücken.

Der Wärmeaustausch erfolgt physikalisch auf vier unterschiedlichen Wegen: Konvektion, Konduktion, Evaporation (Schweißverdunstung) und Strahlung. Der *konvektive* Wärmeaustausch spielt sich hauptsächlich in einer nur wenige Millimeter dicken Luftschicht (Grenzschicht), die über der Haut lagert, ab. Es gilt, zwei Formen voneinander zu unterscheiden: die *natürliche* und die *erzwungene* Konvektion. Befindet sich ein warmer Körper in einem kühleren Medium – nehmen wir der Anschaulichkeit halber Luft oder Wasser –, kommt es entlang des Körpers zu einer Massenbewegung von unten nach oben, da kühlere Luft schwerer ist als warme. Die vorbeiströmende Luft nimmt dabei konvektiv Wärme von der Hautoberfläche auf. Dieser konvektive Massentransport beträgt beim unbekleideten Menschen immerhin etwa 600 Liter Luft pro Minute. Die auf diesem Weg abgeführten Wärmemengen lassen sich relativ leicht abschätzen. Hierzu muss man nur wissen, wie groß die für den Wärmeaustausch zur Verfügung stehende effektive Körperoberfläche in Quadratmetern ist und wie viel Watt pro Quadratmeter bei einem Grad Celsius Temperaturunterschied zwischen Körper und Umgebung übertragen werden. Die Gesamtoberfläche eines erwachsenen, jungen Mannes beträgt circa zwei Quadratmeter. Nehmen wir den einfachsten Fall an, die Person ist nackt, dann ist dies die gesamte Körperoberfläche, zwei Quadratmeter. Jetzt weiß man anhand von Messungen zum Wärmefluss, dass ein Quadratmeter Körperoberfläche bei einem Grad Temperaturunterschied zu einem Energieumsatz (Leistung) von drei Joule pro Sekunde, oder anders ausgedrückt, drei Watt führt. Da wir normalerweise einen Temperaturunterschied von 13 Grad Celsius zwischen Hautoberfläche mit einer mittleren Temperatur von 33 Grad Celsius zu einer Umgebungstemperatur von 20 Grad Celsius haben, kommt man auf einen Energieumsatz von 39 Watt pro Quadratmeter Körperoberfläche. Bei einer Umgebungstemperatur von 20 Grad Celsius, einer mittleren Hauttemperatur von 33 Grad und einer effektiven Körperoberfläche von zwei Quadratmetern ergibt sich somit eine Leistung von knapp 80 Watt oder Joule pro Sekunde, was ungefähr der Leistung einer Glühbirne in einer Deckenlampe entspricht. Und das ist in der Tat ungefähr die Energie, die wir in körperlicher Ruhe pro Sekunde verlieren und die wir dem Körper über die Nahrung als Energie bereitstellen müssen, um in einem energetischen Gleichgewicht zu bleiben. Jede zusätzliche körperliche Arbeit, sinkende Umgebungstemperaturen und/oder stärkere Luftbewegungen erhöhen den Energiebedarf und erfordern zusätzliche Energiezufuhr.

Von *erzwungener Konvektion* spricht man, wenn der Körper zum Beispiel starkem Wind ausgesetzt ist. Dann wird die konvektive Wärmeabgabe forciert, weil zum einen die über der Haut normalerweise ruhende Grenzschicht gestört wird. Zum anderen wird der Wärmeabtransport von der Körperoberfläche durch den starken Wind beschleunigt. Beides führt dazu, dass der Organismus schneller auskühlt. Dabei spielen die Form und Größe des Körpers für die Wärmeabgabe eine wichtige Rolle. Kleine Organismen wie eine Maus haben bei kleinem Körpervolumen eine relativ große Oberfläche, ganz anders sieht das bei einem Elefanten aus; der hat bei einem großen Körpervolumen eine relativ kleine Oberfläche. Diese Organismen sind demnach also vor Unterkühlungen geschützt – können aber andererseits leichter überhitzen. Bei kleinen Organismen hingegen kann erzwungene Konvektion rasch zu Störungen des Wärmehaushalts führen.

Als *Konduktion* bezeichnet man den direkten Wärmetransport zwischen zwei festen Stoffen, die in physischem Kontakt stehen. Der Wärmestrom fließt von dem Stoff mit der höheren zu jenem mit der niedrigeren Temperatur. Im Gegensatz zum konvektiven Wärmetransport wird also keine Masse transportiert. Die konduktive Wärmetransporte zwischen zwei Objekten hängen ab von deren Temperaturdifferenz, der effektiven Austauschfläche, den Materialeigenschaften sowie ihrer speziellen thermischen Leitfähigkeit. Die mit dem Blut aus dem Körperinneren an die Hautoberfläche transportierte Wärmemenge wird dort in der ruhenden Grenzschicht konduktiv aufgenommen und konvektiv mit dem Luftstrom abgeführt. Beim äußeren Wärmetransport kommt der Konduktion nur dann eine entscheidende Rolle zu, wenn Hautoberflächen direkt mit Materialien in Verbindung treten, die eine hohe Wärmeleitfähigkeit besitzen, wie etwa Metalle. Ein ungeschützter Kontakt kann in diesen Fällen zu augenblicklichen Erfrierungen oder Verbrennungen führen – was wohl jeder schon einmal schmerzlich erfahren musste. Fasst man im Winter ungeschützt einen kalten, eisernen Laternenmast an, kann es in Sekunden zu Erfrierungen der oberflächlichen Hautschichten kommen, die Haut der Hand friert dann am Laternenmast fest. Ähnliches gilt für Verbrennungen. Wir können eine Handfläche durchaus einige Zentimeter über eine angestellte Herdplatte halten, weil sich eine gut isolierende Luftschicht zwischen Hand und Herdplatte befindet, ein direkter Kontakt hingegen ist noch nicht einmal für Bruchteile von Sekunden angeraten.

Je dicker also eine ruhende Grenzschicht um den Körper ist, desto geringer ist der Wärmetransport zwischen Körperoberfläche und Umgebung. Durch eine entsprechende Auswahl von Bekleidung kann der Mensch die Dicke seiner Grenzschicht im Winter vergrößern oder im Sommer verringern. Hierbei ist wiederum für den Isolationswert einer Bekleidung die Menge der in der Kleidung eingeschlossenen Luft entscheidend. Der Isolationswert ist umso größer, je größer die eingeschlossene Luftmenge ist; deshalb halten Daunenjacken und die Polyester Hohlfasern von Du Pont so warm.

Ein weiteres Element der Wärmeregulation ist die *Strahlung*. Sind die Konvektion, die Konduktion und die Schweißabgabe (Evaporation) noch recht anschauliche physikalische Phänomene, ist das bei der Strahlung zugegebenermaßen ein wenig schwieriger. Legen wir deshalb das Buch aus der Hand und halten die beiden Handinnenflächen ungefähr einen Zentimeter von den Wangen entfernt. Wir merken in den nächsten Sekunden schnell, wie sich das Wärmegefühl steigert. Dieses Gefühl entsteht dadurch, dass sich durch die von den Händen und den Wangen ausgehende Infrarotstrahlung die in dem Zwischenraum befindliche Luft erwärmt. Der Infrarotbereich des elektromagnetischen Spektrums ist für uns nicht sichtbar. Schlangen und Buntbarsche gehören zu den wenigen Wirbeltieren, die diese Strahlung direkt wahrnehmen und zum Beutefang nutzen können. Physikalisch betrachtet sendet jeder Stoff, dessen Temperatur über dem absoluten Nullpunkt (minus 273,15 Grad Celsius) liegt, elektromagnetische Strahlung einer bestimmten Wellenlänge aus. Diese Wellenlänge hängt von der Oberflächentemperatur ab und verhält sich zu dieser invers proportional; das bedeutet: Kurze Wellenlängen werden von heißen Objekten, lange Wellenlängen von kühleren Körpern abgestrahlt, emittiert. Menschen und Tiere sind relativ kühle Objekte im elektromagnetischen Spektrum und strahlen deshalb im langwelligen Infrarotbereich. Die Oberflächentemperatur ist nicht nur entscheidend für die emittierte Wellenlänge, sondern auch für die Rate, mit der ein Körper Strahlungsenergie abgibt. Unter Ruhebedingungen bei einer Lufttemperatur von 20 bis 25 Grad, geringer relativer Luftfeuchtigkeit und geringer Windgeschwindigkeit gibt der Mensch etwa 50 bis 60 Prozent seiner gesamten Wärmeproduktion über Infrarotstrahlung an die Umgebung ab. Die restlichen Anteile verteilen sich zu etwa gleichen Teilen auf Konduktion, Konvektion und die Schweißabgabe. Für die Größe der Wärmeverluste über Strahlung sind die Oberflächentemperaturen der nächstliegenden Gegenstände und Wände zur Körperoberfläche entscheidend. Bei einer kühlen Außen- und Fenstertemperatur kann zum Beispiel ein Wandschirm oder ein Vorhang, dessen Oberflächentemperatur sich der mittleren Raumtemperatur angleicht, die Wärmeverluste über Strahlung erheblich senken. Eine ungeschützte Exposition des Körpers zu wesentlich kühleren Oberflächen führt dazu, dass die lokale Hauttemperatur sinkt, Kaltrezeptoren in der Haut aktiviert werden und sich die Gefäße verengen. Dadurch kühlen die betroffenen Hautareale und die darunter liegende Muskulatur weiter aus. Was folgt, sind Muskelverspannungen in diesen Arealen, zunehmendes Kälteempfinden und Frösteln. Andererseits führen Objekte, die eine höhere Temperatur als die Haut haben, mittels Strahlung dem Organismus Wärme zu. Diesen Effekt nutzt man bei Rotlicht-Lampen, um eine Mittelohr-Entzündung zu behandeln, oder beim Heizstrahler auf dem Balkon.

Als *Evaporation* im engeren Sinne bezeichnet man das physikalische Verdunsten von Körperwasser, kurz gesagt: das Schwitzen. Bei diesem Vorgang der Verdunstung wird dem Organismus eine bestimmte Wärmemenge entzogen, da beim Übergang von einem flüssigen in einen gasförmigen Zustand, hier Wasserdampf, Energie benötigt wird; in der Physik nennt man so etwas einen endothermen Prozess. Dem aktiven Verlust von Körperwasser über die Schweißdrüsen, der ekkrinen Schweißabgabe, steht ein passiver gegenüber, die »unsichtbare Wasserabgabe« durch Diffusion. Dieser Verlust kommt zustande, weil der Organismus ständig Wasser durch Diffusion durch die Haut und die Schleimhäute der Atemwege verliert – unabhängig vom Verlust des Körperwassers über die Schweißdrüsen. Bei schwerer körperlicher Arbeit oder externer Wärmebelastung wie etwa einem Saunagang ist die Evaporation der zentrale Wärmeabgabemechanismus. Entscheidend für die Funktionsfähigkeit dieses Mechanismus ist neben einer hinreichenden Flüssigkeitszufuhr, dass der von den Schweißdrüsen erzeugte Wasserdampfdruck über dem in der Umgebung liegt. Je höher der Wasserdampfdruck in der Umgebungsluft ist (schwüle Luft, Tropen), umso schwieriger wird die Wärmeabgabe durch Evaporation. Ist die relative Luftfeuchtigkeit der Umgebungsluft jedoch gering (trockenes Wüstenklima), kann der Mensch kurzfristig auch extrem hohe Lufttemperaturen und externe Wärmezufuhr tolerieren, da der Gradient des Wasserdampfdrucks von der Haut zur Umgebung sehr groß ist.

Für die Evaporation stehen dem Menschen im Durchschnitt zwei Millionen Schweißdrüsen zur Verfügung, allerdings mit deutlichen Unterschieden: Die Ainu, die Ureinwohner Japans, verfügen über etwa eineinhalb Millionen, weibliche weiße Frauen in Nordamerika bis drei Millionen. Die Dichteverteilung der Schweißdrüsen über die Körperoberfläche schwankt ebenfalls beträchtlich von circa 55 Schweißdrüsen pro Quadratzentimeter auf dem Rücken bis zu bis 751 pro Quadratzentimeter in der Ellenbeuge. Bei Indifferenztemperatur um die 27 Grad Celsius und leicht bekleidet beträgt die mittlere Hauttemperatur beim Menschen 32 bis 33 Grad Celsius. Steigt diese Temperatur im Mittel auf 34 Grad Celsius also nur um 1 Grad Celsius(!) – werden die Schweißdrüsen aktiviert. Bei längeren Aufenthalten in den Tropen, wo die Schweißverluste beim Erwachsenen zwischen 7 bis 10 Liter pro Tag betragen können, ist daran zu denken, eventuell Elektrolyte und weitere wichtige Spurenelemente wie Zink, Eisen, Phosphor, die durch das Schwitzen vermehrt verlorengehen, zu ersetzen. Dies trifft umso mehr auf Ultra-Ausdauer-Rennen zu, die wir im vorangehenden Kapiteln besprochen haben. Werden solche Extrembelastungen noch unter extremen Umweltbedingungen wie den »Ironman«-Veranstaltungen in Hawaii oder 2015 in Frankfurt/Main durchgeführt, ist ein System des Körpers besonders herausgefordert: das autonome Nervensystem, bestehend aus Symphatikus, seinem Gegenspieler Parasympathikus und dem Kontrollorgan Hypothalamus. Denn dieses autonome Nervensystem sorgt dafür, den Salz-Wasser-Haushalt, den Energiehaushalt und die Temperaturregulation des Körpers aufrechtzuerhalten.

Wie aber funktioniert das? Wo sind die Sensoren? Wer reguliert was und wie? Wo befindet sich das Regulationszentrum im Körper? Dies sind wichtige Fragen, die jetzt geklärt werden müssen, um zu verstehen, was in Extremsituationen geschieht. Die Steuerzentrale der Körpertemperatur liegt im Hypothalamus. Dies ist evolutionär eine sehr alte Region des Gehirns, und es ist ein Bestandteil des limbischen Systems. Im Gegensatz zum Großhirn mit seinen kognitiven Fähigkeiten gilt der Hypothalamus als das Zentrum des autonomen Nervensystems, er steuert somit grundlegende emotionale Zustände und kontrolliert basale vegetative Bedürfnisse wie Hunger, Durst, Sexualverhalten oder eben auch die Körpertemperatur. Die Aufgabe des Systems besteht darin, die Körpertemperatur in einem engen Bereich zu halten. Fällt dies Kontrollzentrum aus, ist der gesamte Organismus in akuter Lebensgefahr. Er muss sicherstellen, dass ein Gleichgewicht herrscht zwischen eventueller Zufuhr von Wärme von außen sowie der Wärmebildung im Stoffwechsel einerseits und der Wärmeabgabe andererseits. Nur wenn dies gewährleistet ist, kann eine konstante Körpertemperatur garantiert werden und es anderen wichtigen Systemen, wie etwa dem Herz-Kreislauf-System, ermöglicht werden, ihre zentralen Aufgaben wahrzunehmen. Wir machen uns dies viel zu selten bewusst, weil es eben autonome, vegetative Funktionen sind, die der Hypothalamus täglich für uns im Hintergrund als Kontrollorgan übernimmt. Bemerkenswert in diesem Zusammenhang ist, dass dieses thermische Kontroll- und Sicherheitssystem beim Menschen – im Gegensatz zu den Tieren – durch bewusste Motivation, religiöse Handlungen, man denke an Pilgerfahrten in Saudi-Arabien, oder extreme Wettbewerbssituationen wie beispielweise beim Triathlon, in Einzelfällen überspielt werden kann, mit unter Umständen tödlichen Folgen. Im Tierreich beobachtet man hingegen, dass Organismen durchaus bis an ihre thermischen Grenzen gehen, vielleicht auch diese kurzfristig überschreiten, dann aber keine weitere Belastung mehr zulassen, um eine Überhitzung des Körpers zu vermeiden.

Um nachzuvollziehen, welche Sicherheitsmaßnahmen des autonomen Nervensystems da willentlich beim Menschen außer Kraft gesetzt werden können, ist es notwendig, zu verstehen, wie das System der Temperaturregulation prinzipiell funktioniert. Kehren wir also zum physiologischen Normalfall zurück. Sehr vereinfacht kann man sich dieses System als einen technischen Regelkreis vorstellen, der aus verschiedenen Komponenten besteht, wie man das von der eigenen Heizung kennt. Die Regelgröße ist die Körpertemperatur, ein sich aus den lokalen Temperaturen vieler Körperstellen ergebender integrativer Wert. Bei der Hausheizung wären dies die Temperatursensoren in den verschiedenen Zimmern des Hauses. Zur Erfassung der aktuellen Körpertemperatur verfügt das Nervensystem des Menschen ebenfalls über zahlreiche Sensoren. Im Hypothalamus werden die aktuellen Temperaturen aus Körperschale und Körperkern gesammelt, zusammen verrechnet und mit dem Sollwert von 37 Grad Celsius abgeglichen. Bei der Hausheizung wird der Sollwert durch ein Referenzsignal geschaffen, das in den Regelkreis eingebracht wird. Analog dazu vermutet man im Hypothalamus spezielle Neuronen, die dieses Signal unabhängig von der Temperatur erzeugen. Weichen Istwert und Sollwert voneinander ab, können vom Hypothalamus aus durch das autonome Nervensystem über ableitende Nervenfasern verschiedene Funktionseinheiten, hier Muskulatur und Hautdurchblutung, angesteuert werden. Liegt der Istwert der Körpertemperatur über dem Sollwert, werden all jene Mechanismen, die einen weiteren Anstieg der Körpertemperatur hervorrufen könnten, gedämpft, wie beispielsweise die Wärmebildung durch muskuläre Aktivität. Es wird eine Ruhepause eingelegt – es ist Siesta. Gleichzeitig werden die Mechanismen der Wärmeabgabe verstärkt, Gefäße in der Körperschale erweitern sich, und das Schwitzen nimmt zu.

Die bewussten Empfindungen, ob es einem zu warm oder zu kalt ist, werden in der Großhirnrinde, im sensorischen Kortex, erzeugt. Dieser erhält Informationen über den thermischen Zustand des Körpers aus dem Körperinneren und der Körperschale. Gleichzeitig hierzu schaltet sich die Thalamus-Region im Gehirn ein, eine Struktur, die sehr alte mit evolutionär neueren Gehirnteilen verbindet. Das ist wichtig, denn die autonomen Mechanismen der Temperaturregulation, wie die Steuerung von Hautdurchblutung und das Schwitzen durch den Hypothalamus, erlauben unter extremen Umweltbedingungen nur eine sehr begrenzte, kurzfristige Anpassung. Wesentlich wichtiger für den Menschen sind verhaltensabhängige Maßnahmen zur Aufrechterhaltung der Körpertemperatur wie das Verfügbarmachen und die Herstellung von Kleidung, Behausungen, Feuer, und für solche kognitiven Fähigkeiten muss auf die entwicklungsgeschichtlich neueren Gehirnregionen zurückgegriffen werden.

Solche physiologischen Adaptationsmechanismen zu erkennen und deren Mechanismen zu verstehen gibt unter anderem interessante Aufschlüsse in die Entwicklungsgeschichte des Menschen. Zunächst gehören zu den Mechanismen einer langfristigen Hitzeakklimatisation des Menschen eine Senkung der Schwitzschwelle, eine vergrößerte Schweißmenge, eine Senkung des Elektrolytgehalts im Schweiß und ein vergrößertes Blutvolumen. Senkung der Schwitzschwelle bedeutet, dass der Mensch früher zu schwitzen beginnt, um eine Überhitzung zu verhindern; das erlaubt, länger unter Hitzebelastung zu arbeiten, bevor die Tätigkeit unter diesen Umweltbedingungen abgebrochen werden muss. Eine Steigerung der Schweißmenge unterstützt die vorherigen Anpassungen zusätzlich. Hierbei ist es aus evolutionärer Sicht durchaus interessant festzuhalten, dass die maximale Schweißproduktion, bezogen auf die Körpermasse oder -oberfläche, beim Menschen deutlich größer ist als bei jedem anderen Organismus. Wenn der Mensch schneller anfängt zu schwitzen und zudem mehr schwitzt, bleibt die Hauttemperatur niedrig. Das ist wichtig für den Wärmetransport vom Körperkern zur Körperschale. Je größer der Temperaturunterschied zwischen Kern und Schale ist, umso besser funktioniert der Wärmeaustausch, was dazu führt, dass die Körperkerntemperatur unter Hitzeexposition langsamer ansteigt. Der niedrigere Elektrolytgehalt des Schweißes hat aus Sicht der Hitzeanpassung ebenfalls mehrere Auswirkungen: Zunächst bleiben dem Organismus wichtige Elektrolyte wie Natrium, Chlor, Magnesium, Kalzium länger erhalten. Dies wird dadurch ermöglicht, dass der Körper bei längerer Hitzebelastung vermehrt Hormone produziert, die zum Schutz von Salz-, Wasser- und Elektrolythaushalt im Körper eingreifen. Zu diesen Hormonen gehört unter anderem auch das Hormon Aldosteron. Aldosteron sorgt dafür, dass sowohl in den Nieren als auch in den Ausführungsgängen der Schweißdrüsen Natrium zurückresorbiert, also nicht mit dem Urin oder Schweiß ausgeschieden wird. Auf diese Weise wirkt es einer möglichen Mangelversorgung entgegen. Außerdem – und dies wird viel zu wenig berücksichtigt – verdunstet Schweiß leichter, wenn er wenige Elektrolyte enthält, was wiederum zur Kühlung der Körperschale beiträgt. Das Blutvolumen wird vergrößert, weil in der Leber Rezeptoren den osmotischen Druck messen und bei einem Anstieg desselben vermehrt Plasmaproteine produzieren. Eine Erhöhung der Plasmaproteine im Blut führt dazu, dass mehr Wasser in den Gefäßen gebunden werden kann, was das Blutvolumen insgesamt vergrößert. Hierdurch sinkt prozentual der Hämatokrit, der Anteil der roten, sauerstofftransportierenden Zellen im Blut, was die Fließeigenschaften des Blutes, die Viskosität, verbessert. Dies wiederum senkt die Belastung für das Herz-Kreislauf-System.

Alle genannten Faktoren tragen dazu bei, dass die Körperkerntemperatur unter Belastungsbedingungen langsamer ansteigt. Solche Hitzeanpassungen weisen zugleich eine große Ähnlichkeit zu jenen Anpassungen auf, die man bei Ausdauertrainierten beobachten kann. Ansonsten wären das oben erwähnte »Self-Transcendence Race« oder ein »Marathon des Sables« nicht zu meistern. Für den Normalbürger, der nicht so extreme Ausdauerleistungen anstrebt und vielleicht nur seine Arbeit nicht gesundheitsschädlich in heißen Klimaten verrichten möchte, heißt dass, er muss die körpereigene Regulation durch entsprechende Anpassungen im Verhalten ergänzen. Hierzu zählt zum Beispiel die Anpassung seines Arbeitsrhythmus an die klimatischen Bedingungen. Beim Aufenthalt in der Wüste bedeutet dies, dass die körperlichen Arbeiten entweder in den frühen Morgenstunden, in den späten Abendstunden oder während der Nacht durchgeführt werden sollten. Hierdurch werden hohe Belastungsspitzen am Tage vermieden, da die langwelligen Strahlungsmaxima der Sonne um die Mittagszeit liegen. Die Flüssigkeitszufuhr und eventuell auch eine zusätzliche

Salzaufnahme bei anhaltenden Schweißverlusten müssen immer wieder bewusst geleistet werden, da das Durstempfinden und der Salzappetit bei großen Verlusten inadäquat sind. Wadenkrämpfe in der Nacht weisen auf entsprechende Mangelerscheinungen im Elektrolythaushalt hin. Außerdem sollte die Bekleidung möglichst viel Hautoberfläche bedecken, wasserdampfdurchlässig und weit geschnitten sein, um eine Luftzirkulation entlang der Körperachse zu ermöglichen. Hierdurch werden die Mechanismen des Wärmetransports über natürliche Konvektion optimal genutzt, um ein angenehmes Mikroklima über der Haut zu schaffen. Die Farbe der Kleidung spielt entgegen landläufiger Meinung eine weitaus geringere Rolle als deren Materialbeschaffenheit.

Hätte der Mensch keine solchen Wärmeabgabemechanismen wie die gesteigerte Evaporation, würde die Wärmeproduktion die Ausdauerleistungsfähigkeit auf nur 20 Minuten begrenzen, da alle fünf bis acht Minuten die Körperkerntemperatur um etwa 1 Grad Celsius ansteigen würde – mit der Folge einer rasch einsetzenden letalen Überhitzung des Körpers. Dabei kommt der Mensch mit einem trockenheißen Wüstenklima besser zurecht als mit einem feuchtheißen Tropenklima, weil, wie bereits erläutert, hohe Luftfeuchtigkeit und Windstille in den Tropen die Wärmeabgabemechanismen erschweren. Aus evolutionärer Sicht legt das den Schluss nahe, dass wir uns über Jahrmillionen in einem trockenheißen Klima entwickelt haben, wie es aus geologischer, paläoklimatologischer Sicht im Ostafrikanischen Grabenbruch zumindest in den letzten drei bis fünf Millionen Jahren vorgeherrscht hat.

Die atmosphärischen Einflussgrößen wie die Lufttemperatur, die relative Luftfeuchtigkeit oder die Strahlung, die den Organismus dabei herausfordern, hatten wir schon besprochen. Bevor wir gleich zu den globalen Entwicklungen kommen, gilt es hier zunächst, noch einige Begriffe zu klären: Was ist eigentlich Klima? Welche verschiedenen Formen des Klimas unterscheiden wir? Wie wirken sich Hitzewellen auf unsere Gesundheit aus? Was ist überhaupt die Atmosphäre? Woraus besteht sie? Nun, als Atmosphäre wird die aus verschiedenen Gasen (Stickstoff, Sauerstoff, CO_2, Edelgase) bestehende Lufthülle bezeichnet, die von der Schwerkraft der Erde festgehalten wird. Bis zu einer Höhe von über 20 Kilometern liegt ein relativ konstantes Mischungsverhältnis dieser Gasanteile vor: etwa 78 Prozent Stickstoff, 21 Prozent Sauerstoff, das restliche Prozent machen verschiedene Gase aus wie Kohlendioxid, Methan, Wasserstoff, Distickstoffmonoxid, Kohlenmonoxid sowie Wasserdampf. Unter *Klima* fasst man in der Meteorologie die spezifischen Qualitäten der Atmosphäre über einem definierten Bereich der Erde zusammen. Diese Qualitäten werden entscheidend durch die Lage über der Erdoberfläche bestimmt. Voraussetzung zur Charakterisierung eines Klimas (Höhen-, Tropen-, Wüsten- oder Polarklima) ist ein Beobachtungszeitraum von über 20 Jahren. Zu den dabei erfassten meteorologischen Faktoren gehören neben der Lufttemperatur die relative Luftfeuchtigkeit, die Windgeschwindigkeit sowie Strahlungsanteile und Strahlungstemperaturen. Als *Witterung* wiederum bezeichnet man den Zustand der Atmosphäre über einen Zeitraum von drei bis vier Jahreszeiten: Frühjahr, Sommer, Herbst, Winter. Kann der Zustand der Atmosphäre für 48 Stunden vorausgesagt werden, spricht man schließlich vom *Wetter*.

Wenn wir also vom Klimawandel auf unserem Planeten reden, dann sprechen wir über Veränderungen, die sich in Langzeitbeobachtungen nachweisen lassen. Standen den Australopithecinen für die evolutionären Anpassungen Zeiträume von Millionen von Jahren zur Verfügung, laufen die Klimaveränderungen in den letzten 10 000 Jahren, und insbesondere in den zurückliegenden hundert Jahren, so rasch und dramatisch ab, dass uns für physiologische Anpassungen keine Zeit bleibt und wir nur durch Verhaltensanpassungen und technologische Entwicklungen gegensteuern können. In aller Munde ist da zurzeit das Ziel von zwei Grad Celsius. Aber eine derartige Erhöhung der globalen Mitteltemperatur ist schon heute eigentlich nicht mehr hinnehmbar. Dabei geht es bei den vereinbarten zwei Grad Celsius um eine maximale Erhöhung der globalen Mitteltemperatur über den vorindustriellen Wert hinaus, gemeint ist also der Zeitraum 1880 bis 1909. Seitdem hat die globale Mitteltemperatur aber bereits um ein Grad Celsius zugenommen. Also nähern wir uns in diesem Jahrhundert rasant schnell dem Tipping-Point des Weltklimas. Die Hälfte unseres vermeintlichen Zwei-Grad-Temperaturpuffers ist bereits aufgebraucht. Einige Klimamodelle gehen davon aus, dass die bis heute erfolgten Emissionen in den nächsten zwei bis drei Jahrzehnten eine weitere Erwärmung von bis zu 0,5 Grad Celsius verursachen könnten. Vor allem die Ozeane können vermutlich den Anstieg der globalen

Mitteltemperatur noch ein wenig verzögern. Aber bei einer Fortsetzung der gegenwärtigen Entwicklung von 0,2 Grad Celsius pro Jahrzehnt werden 1,5 Grad Celsius im Zeitraum etwa von 2030 bis 2050 erreicht sein.

Dabei sollten wir uns heute bereits über zwei Dinge im Klaren sein: Selbst bei einem totalen Stopp der aktuellen anthropogenen Emissionen wird die bisherige Erwärmung über Jahrhunderte bis Jahrtausende bestehen bleiben, so dass zur Einhaltung der Ziele der Deklaration von Paris in fast allen Fällen negative Emissionen notwendig wären. Das heißt, um die Zwei-Grad-Grenze nicht zu überschreiten, müssten die CO_2-Emissionen bis 2030 um 25 Prozent gegenüber 2010 abnehmen und um 2070 auf null sinken. Soll die globale Erwärmung bis 2100 auf 1,5 Grad Celsius begrenzt werden, ist nach Angaben des Weltklimarats bis 2030 sogar eine Abnahme um 45 Prozent erforderlich und Null-Emissionen um 2050. In beiden Fällen ist zusätzlich eine deutliche Minderung der Nicht-CO_2-Emissionen wie zum Beispiel Methan, Lachgas, FCKW nötig. Sind wir nicht in der Lage, diese Vorgaben durchgreifend umzusetzen, droht uns eine Verödung weiter Bereiche unseres Planeten.

Nehmen wir nur das drastische Beispiel der Sahara. Mit rund 9,2 Millionen Quadratkilometern ist das nach der Antarktis die größte Wüste auf unserem Planeten und die größte Warmwüste sowieso. Noch vor 10 000 Jahren waren weite Bereiche der Sahara grüne Savannenlandschaft, und es herrschte eine vielfältige Tierwelt, wie es uns beispielsweise aus zahlreichen Felszeichnungen aus dem Tassili-Gebirge überliefert ist. In den letzten knapp 100 Jahren ist die Sahara um sage-und-schreibe rund zehn Prozent gewachsen, wie amerikanische Forscher erst kürzlich ermittelt haben. Zwei Drittel dürften nach ihren Untersuchungen auf natürliche Klimaschwankungen zurückzuführen sein, ein Drittel jedoch auf anthropogene Einflüsse wie den ungebremsten CO_2-Austoß. Es wird angenommen, dass die klimatischen Veränderungen in der Sahara auf andere subtropische Wüsten Rückwirkungen haben und es zu einer zusätzlichen Ausdehnung in diesen Regionen kommen könnte. Diese tropisch/subtropischen Trockengebiete befinden sich in der Nähe der Wendekreise. Sie umfassen beispielsweise neben der Sahara das Innere Australiens sowie Teile von Südafrika, Asien und Mittel- und Südamerika und repräsentieren mit einer Fläche von 31,0 Millionen km^2 oder mit einem Anteil von rund 21 Prozent am Festland der Erde die flächenmäßig größte Ökozone auf unserem Planeten. Kein Wunder also, dass klimatische Veränderungen, die die Sahara betreffen, von den Klimatologen und Ökologen zu den 16 Kippelementen von überregionaler Bedeutung gezählt werden. Was zeichnet Kippelemente aus? Werden Schwellenwerte, die bereits in einem Grenzbereich liegen, auch nur geringfügig überschritten, kann dies weitreichende Umweltauswirkungen zur Folge habe. Durch sich selbst verstärkende Mechanismen kann dieser Prozess auch ohne äußeren Einfluss weiterlaufen. Die Überschreitung des Schwellenwerts hat demnach einen qualitativ neuen Zustand für das Ökosystem erreicht.

Auf den menschlichen Körper übertragen, wäre so ein Kippelement zum Beispiel bei 42,5 Grad Celsius Körperkerntemperatur erreicht. Proteine denaturieren, die Schweißproduktion sistiert, der Kreislauf kollabiert, und ein Infarkt des Herzens steht in der Folge unmittelbar bevor. Auch bei den großräumigen klimatischen Veränderungen in der Sahara könnte die Überschreitung eines Schwellenwertes eine Kettenreaktion auslösen und die Lebensgrundlage von mehreren hundert Millionen Menschen besonders im Bereich der Subsahara gefährden, denn mehr als 90 Prozent der dort lebenden Bevölkerung betreibt subsistente Agrarwirtschaft, das heißt, sie leben vom dem, was sie selbst anbauen. Ob es dazu kommt, ist nicht eindeutig geklärt. Die kürzlich erfolgte Analyse der Klimadaten aus der Sahelzone zeigte ein widersprüchliches Bild. Bis in die 1980er Jahre hinein gab es einen Trend zu weniger Regen. Doch seither scheinen die vom westafrikanischen Monsun geprägten Niederschläge wieder zugenommen zu haben. Die Beurteilung der klimatischen Entwicklung wird dadurch erschwert, dass insbesondere das Klima Nordafrikas von mehreren natürlichen Klimaschwankungen beeinflusst wird. Diese Schwankungen treten alle 50 bis 70 Jahre auf und laufen unter der Bezeichnung »Atlantische Multidekaden-Oszillation« (AMO). Diese AMO bringt in ihren Kaltphasen weniger und in ihren Warmphasen mehr Regen nach Nordafrika. Letzteres wird seit den 1990er Jahren beobachtet. Die im Takt von 40 bis 60 Jahren schwankende »Pazifische Dekaden-Oszillation« (PDO), eine abrupte Änderung der Oberflächentemperatur im nördlichen Pazifischen Ozean, beeinflusst nicht nur die Wetterbedingungen an der Westküste Nordamerikas durch Verlagerung des Jetstroms in der pazifischen Atmosphäre, sondern auch, wenngleich schwächer, das Klima in der Sahara.

Mögen lokale Entwicklungen wie in Nordafrika vielleicht auch feuchtere Klimaphasen hervorbringen, unter Wissenschaftlern besteht zurzeit kaum ein Zweifel daran, dass global die Temperaturen im 21. Jahrhundert nur eine Richtung kennen: nach oben. Sind demnach aus klimatologischer Sicht Temperatursteigerungen von zwei Grad Celsius postindustriell für unseren Planeten schon mehr als grenzwertig, so gilt dies aus physiologischen Gründen erst recht für den menschlichen Körper, insbesondere wenn mit der Lufttemperatur gleichzeitig die Luftfeuchte ansteigt. Um das zu verstehen, müssen wir uns den sogenannten Klimasummenmaßen zuwenden. Ein klassisches Klimasummenmaß ist beispielsweise die »Wet-Bulb Globe Temperature« (WBGT). Zur Bestimmung der WBGT werden parallel Daten zur Lufttemperatur, der Luftfeuchte, der Windgeschwindigkeit und der Strahlungstemperaturen gewichtet und miteinander verrechnet. Für das Verständnis der Klimasummenkurven ist es wichtig, dass einzelne Klimagrößen durch gleichzeitige Änderung von anderen klimatischen und/oder nichtklimatischen Einflussgrößen kompensiert, gemildert oder in ihrer Wirkung auf den Organismus verstärkt werden können. Erhöht sich zum Beispiel eine Lufttemperatur, die zuvor als behaglich empfunden wurde, entsteht dann kein Wärmegefühl, wenn sich gleichzeitig die Windbewegung steigert. Die erhöhten konvektiven Wärmeverluste kompensieren in diesem Fall die Effekte der erhöhten Lufttemperatur. Die sogenannte »gefühlte

Temperatur« beruht auf dem Verständnis der Wirkung von Klimasummenmaßen. Unter der gefühlten Temperatur versteht man die von Menschen wahrgenommene Umgebungstemperatur. Diese kann sich aufgrund verschiedener Faktoren von der physikalisch gemessenen Lufttemperatur unterscheiden. Die gefühlte Temperatur ist ein Maß für das thermische Wohlbefinden. Quantitativ lässt sie sich als jene Temperatur definieren, die in einer bestimmten Standardumgebung herrschen müsste, um ein identisches Temperaturempfinden zu verspüren. Wind etwa, insbesondere bei Temperaturen deutlich unterhalb der Körpertemperatur, senkt die gefühlte Temperatur, hohe Luftfeuchtigkeit bei Hitze, wie zum Beispiel ein schwüles Wetter, erhöht sie.

Dabei wird nicht jede Temperatur von jedem Individuum gleich empfunden. Die gleiche Raumtemperatur kann von verschiedenen Personen bei gleicher Bekleidung und Aktivität durchaus sehr unterschiedlich beurteilt werden – wer im Großraumbüro arbeitet, kann vermutlich ein Lied davon singen. Dennoch: In leichter Sommerbekleidung, bei einer relativen Luftfeuchtigkeit von 50 Prozent und einer sehr geringen Luftbewegung im Raum empfinden die meisten Menschen ein Raumklima zwischen 25 und 27 Grad als angenehm. Für einige ist das aber bereits »zu kühl« oder gar »zu kalt«, für andere bereits »etwas zu warm« oder »zu heiß«.

Die Ursache für dieses subjektiv unterschiedliche thermische Empfinden liegt in den individuell verschiedenen Gleichgewichten von Wärmebildung und Wärmeabgabe, die von zahlreichen Faktoren wie Lebensalter, Körpergröße, Körperzusammensetzung oder Hormonspiegel abhängen.

Ist dieser thermoneutrale Temperaturbereich mit den individuellen Schwankungen noch relativ breit, so können hohe Umgebungstemperaturen insbesondere in Verbindung mit körperlicher Arbeit schnell zu einer lebensbedrohlichen Situation werden. Da geht es nicht um Wohlbefinden, da geht es ums nackte Überleben. Der Grund hierfür liegt in den sehr begrenzten Mitteln, auf die das autonome Nervensystem zur Regelung der Körpertemperatur zurückgreifen kann. Dies wird besonders deutlich, wenn wir uns den Salz-Wasser-Haushalt und mögliche Erkrankungen bei Hitzebelastung näher anschauen, die aufgrund des Wasserverlustes durch das thermoregulatorische Schwitzen entstehen. Nicht rechtzeitiger Ersatz der Verluste durch adäquate Flüssigkeitsaufnahme kann hier innerhalb von ein paar Stunden zum Tode führen. Insofern ist es auch für Physiologen bis heute eigentlich schwer verständlich, warum das Durstgefühl des Menschen ein ziemlich schlecht ausgeprägter Sinn ist – obwohl er doch eine so zentrale Rolle in der Aufrechterhaltung der Lebensprozesse spielt. Durst macht sich tatsächlich erst bemerkbar, wenn wir bereits ein bis eineinhalb Liter Flüssigkeit verloren haben.

Um diesen Wert einordnen zu können, müssen wir den Wasserbestand des Körpers betrachten. Der Anteil des Wassers im Körper schwankt abhängig von Alter, Geschlecht und Trainingszustand. Bei einem sportlichen, 20 Jahre alten und 70 kg schweren Mann sind dies rund 42 Liter Wasser, bei einer gleichaltrigen 65 kg schweren Frau 36 Liter und bei einem 30 kg schweren Kind 21 Liter. Von den 42 Litern Körperwasser sind beim Mann drei Liter Blutplasma, dies ist der wässrige Anteil des Blutes. Insgesamt hat ein Mann ungefähr fünf Liter Blut, die übrigen zwei Liter Volumen sind Zellen, im Wesentlichen rote Blutkörperchen. Schwitzen wir, nimmt der Körper zuerst Flüssigkeit aus dem Blutplasma, um die Schweißdrüsen zu versorgen. Dadurch sinkt allerdings der Wasserbestand im Blutkreiskauf, und die Konzentration an Zellen in den Blutgefäßen steigt. Das Blut wird zähflüssiger, wodurch das Herz erheblich mehr gefordert wird. Deshalb muss für die verlorene Flüssigkeit umgehend Ersatz beschafft werden. Im günstigsten Fall geschieht dies dadurch, dass wir trinken. In 15 Minuten können rund 250 ml Wasser über den Darm ins Blut aufgenommen werden. Dies ist ungefähr die Menge, die ein nicht trainierter Mensch in 15 Minuten ausschwitzt. Aus diesem Grund haben Veranstalter von Marathonläufen sicherheitshalber alle 15 Minuten Trinkstationen aufgebaut, um Dehydrationen vorzubeugen. Fehlt eine adäquate Flüssigkeitszufuhr oder ist diese vermindert, zieht der Körper zunehmend Wasser aus dem Zwischenraum zwischen Organen, Geweben und Zellen, auch Intersitium genannt. In diesem Zwischenraum speichert der Körper gut neun Liter. Bei Mangel an Wasser im Körper kann aber nur ein Teil davon aus dem Gewebe mobilisiert werden. Der Rest muss dem Innern der Körperzellen entnommen werden. Hier lagern zwar 30 Liter, aber dieses Reservoir ist besonders geschützt, was eine Mobilisierung erschwert.

Ein Prozent Körpergewichtsabnahme durch Schweißverlust (700 ml) führt bei einem erwachsenen Mann bereits zu messbaren Einschränkungen der geistigen Leistungsfähigkeit. Die Aufmerksamkeit lässt nach, Müdigkeit und Antrieblosigkeit machen sich breit, kognitive Leistungen nehmen ab. Vasopressin, auch antidiuretisches Hormon genannt, wird freigesetzt. Das führt dazu, dass die Nieren weniger Wasser ausscheiden. Der Harn wird zwangsläufig konzentrierter und nimmt eine deutlich dunklere Farbe an. Gleichzeitig bewirkt dieses Hormon einen Blutdruckanstieg im Kreislauf und steigert aggressives Verhalten, insbesondere beim Mann. Kein Wunder also, dass es an heißen Tagen zu mehr gewalttätigen Ausschreitungen kommt. Bei drei bis vier Litern Körperwasserverlust, treten Gehstörungen auf. Flüssigkeitsverluste von über zehn Litern führen in der Regel zum Tod. Das Zusammenspiel von Körpertemperaturregulation, Herz-Kreislauf-System, Schweißverlusten, Trinkmengen, Flüssigkeitsaufnahme im Darm und Flüssigkeitsverschiebungen in den verschiedenen Geweben des Körpers ist verwirrend komplex.

Erinnern wir uns an folgende wesentliche physiologische Größen, dann wird schnell klar, warum Hitzebelastungen unter Umständen schnell lebensbedrohlich werden können. In Ruhe pumpt das Herz rund fünf Liter pro Minute, 300 Liter pro Stunde oder mehr als 7000 Liter am Tag durch den Kreislauf. Unter kühlen Umgebungsbedingungen (10 Grad Celsius) geht beim Erwachsenen von diesen fünf Litern pro Minute ungefähr ein Liter Blut durch die Haut. Unter heißen Umgebungsbedingungen (40 Grad Celsius) steigt das durch den Kreislauf gepumpte Blutvolumen auf 13 Liter pro Minute oder 800 Liter pro Stunde und über 20 000 Liter pro Tag. Von diesen 13 Litern pro Minute gehen jetzt allein acht Liter Blutvolumen durch die Haut, um zu verhindern, dass die lebenswichtigen Organe im Körperkern wie Hirn, Herz, Lunge, Leber und Nieren überwärmen. Je höher die Umgebungstemperaturen und die Luftfeuchtigkeit, umso stärker wird die Kreislaufbelastung für den Menschen. Bei hoher Umgebungstemperatur und körperlicher Aktivität kann ein Mensch mehrere Liter in der Stunde ausschwitzen. Nehmen wir nur den einfachsten Fall an: Ein Mann geht mit einer Geschwindigkeit von fünf Kilometern pro Stunde an einem heißen Tag mit 38 Grad Celsius, so wie 2015 die französische Familie im White-Sand-Nationalpark in New Mexico, auf Wanderschaft, dann braucht jeder Erwachsene für eine Strecke von 40 Kilometern mindestens sechs Liter Flüssigkeit. Für eine Strecke von 160 Kilometern müsste er also rund 40 Liter mitschleppen. Das sind rund gerechnet zwei Bierkästen mit zwanzig Flaschen à 0,5 Liter, da eine volle 0,5-l-Glasflasche bis zu 900 g und der 20er-Kasten selbst um die 2 kg wiegt.

Um derartig hohen Umgebungstemperaturen ausgesetzt zu sein, müssen wir aber gar nicht erst in den White-Sand-Nationalpark oder ins Death Valley fahren. Die Hitzewellen in den Jahren 2003, 2010, 2013, 2015, 2017 und 2019 haben in Deutschland und Europa mehrfach Lufttemperaturen von 40 Grad Celsius überschritten. Nicht nur Temperaturrekorde wurden bei diesen Hitzewellen gebrochen, auch die Anzahl der sehr heißen Tage, an denen die Tagestemperatur definitionsgemäß auf über 35 Grad Celsius steigen muss, war an einigen Orten besonders hoch. So lagen 2015 in Wien die Lufttemperaturen an achtzehn Tagen über diesem

Schwellenwert. Sind diese langanhaltenden Hitzewellen dazu noch mit hohen Nachttemperaturen kombiniert, in denen es nicht unter 20 Grad Celsius abkühlt, dann ist das besonders belastend für Personen mit Vorerkrankungen, wie wir jetzt aus den Erfahrungen und Untersuchungen zu diesen Hitzewellen wissen. Ältere Menschen mit Arteriosklerose, Bluthochdruck, Diabetes oder chronisch obstruktiven Lungenerkrankungen (COPD) sind dann besonders gefährdet. Aber Achtung! Auch Gesunde bleiben nicht verschont. Die Schlafqualität sinkt, und gerade in der Umstellungs- und Anfangsphase negiert der gesunde Mensch gern, dass sich eine Situation belastend für ihn auswirkt und das langanhaltende »schöne Wetter« durchaus unschöne Folgen auch für ihn haben kann. Deshalb achten viele Menschen nicht auf eine hinreichende Flüssigkeitszufuhr oder passen die körperlichen Aktivitäten nur halbherzig den veränderten Witterungsbedingungen an. Die Folge: Es kann zu Hitzeerkrankungen wie Hitzekollaps, Sonnenstich oder sogar zu einem lebensbedrohlichen Hitzschlag kommen.

Wie unterscheiden sich diese Hitzeerkrankungen, und mit welchen einfachen Hilfsmaßnahmen kann man ihnen begegnen? Die wohl bekannteste Störung dürfte der *Sonnenbrand* sein. UV-A- und UV-B-Strahlen schädigen die lokale Haut – und aktivieren unter Umständen im Lippenbereich eine bereits vorhandene Herpes-Infektion, weil die UV-Strahlung das Immunsystem im Gewebe schwächt. Beim lokalen Sonnenbrand wird die Körpertemperatur primär nicht beeinflusst, bei ausgedehnten Sonnenbränden über den gesamten Körper jedoch schon. Bei einem

Sonnenstich kommt es zu einem Wärmestau durch direkte starke Sonnenbestrahlung auf den Kopf. Die Hirnhäute werden gereizt. Klassische Symptome sind deshalb Kopfschmerzen, Nackensteifigkeit, Übelkeit, Erbrechen, Hitzegefühl im Kopf und Schwindel. Eine andere Form von Hitzeerkrankungen stellen die *Hitzekrämpfe* dar. Sie können entstehen, wenn schwere körperliche Arbeit unter hohen Umgebungstemperaturen über 27 Grad bei hoher relativer Luftfeuchtigkeit geleistet wird. Unter diesen Umweltbedingungen kann der Flüssigkeitsverlust durch Schwitzen leicht fünf bis zehn Liter am Tag betragen. Durch die Schweißabgabe kommt es zu Elektrolytverlusten, insbesondere an Natrium, Chlorid, Magnesium und Calcium, und entsprechenden Mangelerscheinungen. Wenn die vermehrt ausgeschiedenen Stoffe nicht hinreichend ersetzt werden, kann es, wie vormals bemerkt, zu Krämpfen in der Wadenmuskulatur kommen. Gelegentlich betreffen die Krämpfe auch die Bauchmuskulatur und können eine akute Notfallsituation vortäuschen. Der Verlust von Chlorid-Ionen über den Schweiß vermindert die Säurebildung im Magen, was dazu führen kann, dass pathogene Keime in den Magen-Darm-Trakt gelangen können.

Bei einem *Hitzekollaps* führt eine zu hohe Wärmebelastung durch hohe Umgebungstemperaturen, falsche Bekleidung oder zu starke körperliche Belastung zu einem generalisierten Anstieg der Körpertemperatur. Der Körper vermehrt die Hautdurchblutung, um Wärmemengen von dort an die Umgebung abzugeben. Das Blutvolumen in den zentral gelegenen Blutgefäßen nimmt ab, die Blutversorgung des Gehirns ist nicht mehr sichergestellt. Der Mensch wird bewusstlos. Typische Vorboten eines Hitzekollaps sind Blutdruckabfall, Herzfrequenzabnahme, Schwäche, Schwindel, Übelkeit und Erbrechen. Beim Hitzekollaps handelt es sich demnach um eine Störung der Blutmengenverteilung. Zu viel Blutvolumen ist in den peripheren Organen und der Haut, zu wenig in den zentral gelegenen Organen wie Niere, Leber, Herz, Lunge und Gehirn. Ältere Personen mit Vorerkrankungen im Herz-Kreislauf-System oder mit Stoffwechselerkrankungen sind hier besonders gefährdet. Auch Menschen mit zu hohem Blutzucker (Diabetes) bilden eine Risikogruppe. Durch den zu hohen Blutzuckerspiegel verliert der Körper mit der Zeit die Fähigkeit, die Weite der Blutgefäße über Nerven zu regulieren. Diese Fähigkeit ist aber ausschlaggebend für eine effektive Regulation der Temperatur im Körper.

Wie kann man nun Hitzeerkrankungen vorbeugen? Zunächst ist für eine ausreichende Flüssigkeitszufuhr zu sorgen. Auf alkoholische Getränke sollte möglichst verzichtet werden, denn diese verstärken den Flüssigkeitsverlust über die Nieren. Man kann zur Kontrolle auch, wie bereits erwähnt, die Farbe des Urins im Auge behalten. Hat diese von hellgelb zu dunkelgelb gewechselt, deutet das auf einen Flüssigkeitsmangel hin. Am besten ist, wenn man sein Körpergewicht morgens und abends überprüft. Ergibt sich ein Defizit von zwei bis drei Kilogramm, so ist dies kein Grund zur Freude, sondern ein Alarmzeichen. Ein- und Ausfuhr entsprechen sich nicht mehr, der Körper beginnt zu dehydrieren. Spätestens jetzt ist ein Ausgleich der Differenz zum eigenen Normalgewicht angesagt. Ferner ist auf leichte, luftdurchlässige Bekleidung zu achten. Physische Arbeit sollte, wenn möglich, wie bereits geschildert, vermieden oder in die Abend- und Morgenstunden verlegt werden. Ähnliches gilt für sportliche Aktivitäten. Auch Veranstalter sportlicher Wettkämpfe stehen in der Verantwortung, bei einer hohen Lufttemperatur (über 26 Grad Celsius) und hoher Luftfeuchtigkeit sowie geringer Windbewegung den Wettbewerb einzuschränken oder auszusetzen. Sonst kann es zu verschiedenen hitzebedingten Erkrankungen bis hin zu Todesfällen auch bei sonst hoch trainierten, jungen, leistungsfähigen Sportlern kommen. So erwogen zum Beispiel die Organisatoren des »Ironmans« in Frankfurt/Main im Juli 2015 zunächst, die Veranstaltung für den 5. Juli abzusagen, da von den Meteorologen Tagestemperaturen von über 35 Grad Celsius für den Wettkampftag angesagt waren – tatsächlich sollten die Höchsttemperaturen an manchen Orten in Frankfurt dann bei 39 Grad Celsius liegen. Am Vorabend der Veranstaltung entschied man sich nach Rücksprache mit dem leitenden Arzt und den Sanitätskräften dennoch für eine Durchführung. Es gingen schließlich 2643 Teilnehmer, Männer und Frauen, an den Start. Am Ende brachen 572 Teilnehmer das Rennen ab, 24 von ihnen mussten in umliegende Krankenhäuser eingeliefert und sieben auf Intensivstationen betreut werden. Ein britischer Teilnehmer verstarb drei Tage später an den Folgen einer Hirnschwellung, die vermutlich auf eine zu natriumarme Flüssigkeitszufuhr während des Laufs zurückzuführen war. Die Liste tragisch verlaufender Sportereignisse bei ungewöhnlich hohen Außentemperaturen oder schwülen Umgebungsbedingungen ließe sich leider beliebig fortsetzen und könnte durch Zwischenfälle im militärischen Bereich zum Beispiel bei Übungsmärschen ergänzt werden. Alle Verantwortlichen und Vorgesetzen sind deshalb zu erhöhter Aufmerksamkeit aufgefordert, denn so mancher Zwischenfall könnte vermieden werden, wenn Warnhinweise ernst genommen und Ausbildungs- oder Vorsorgemaßnahmen umfänglicher erfolgten.

Was unterscheidet nun einen *Hitzekollaps* von einem *Hitzschlag*? Was kann man als Ersthelfer Sinnvolles tun? Bei einem Hitzekollaps sind die Hilfsmaßnahmen noch sehr übersichtlich. Die Therapie besteht darin, die Betroffenen in eine kühle, schattige Umgebung zu bringen. Wenn keine Herzrhythmusstörungen vorliegen, können die Extremitäten höher gelegt werden, um das Blutvolumen aus der Peripherie zum Herzen hin zu verlagern. Ob ein regelmäßiger Puls vorliegt, ist *vor* der Hochlagerung der Beine zu prüfen, da zum Beispiel bei Vorliegen eines Infarktes oder einer schwerwiegenden Herzrhythmusstörung eine akute zusätzliche Volumenbelastung des Herzens durch die Hochlagerung der Extremitäten die Notfallsituation verschlimmern, statt verbessern würde. Hat der Patient hingegen einen, wenn auch schwachen, aber regelmäßigen Puls, sollte allein die Hochlagerungen der Beine ihn zeitnah wieder zu Bewusstsein bringen.

Anders beim *Hitzschlag*. Dies ist eine lebensbedrohliche Hitzeerkrankung. Beim Hitzschlag geht häufig eine länger andauernde Überwärmung auf über 40 Grad Celsius voraus. Der Hitzschlag ist gekennzeichnet durch Desorientiertheit, Krämpfe, Delirium und im fortgeschrittenen Stadium Flüssigkeitsansammlungen im Gehirn. Es ist eine lebensbedrohliche Störung der Temperaturregulation, die besonders oft bei älteren Menschen, die unter chronischen Krankheiten (Arteriosklerose, Herzinsuffizienz, Diabetes mellitus) leiden und gehäuft in den ersten Tagen einer Hitzewelle auftritt. Allerdings können auch junge Menschen nach extremer körperlicher Belastung und ohne Kopfbedeckung bei starker Sonneneinstrahlung von einem Hitzschlag betroffen sein. Dabei wird das Zentrum der Temperaturregulation im Hypothalamus gestört. Normalerweise würde der Hypothalamus bei steigender Körpertemperatur die Gefäße in der Haut über Nervenbahnen anweisen, sich weit zu stellen. Außerdem würde er auf dem gleichen Weg die Schweißdrüsen zu vermehrter Schweißproduktion anregen, um auf diese Weise den Körper zu kühlen. Da beim Hitzschlag durch die übermäßige Hitzebelastung aber direkt das Kontrollzentrum für die Temperaturregulation des Körpers gestört ist, bleiben diese körpereigenen Schutzmaßnahmen aus, und die Haut der betroffenen Patienten ist in der Regel trocken und heiß. Zu den Warnsymptomen eines drohenden Hitzschlags zählen kurzfristig auftretende, heftige Kopfschmerzen, Schwindel, Schwächegefühl, Bauchbeschwerden, Verwirrung oder Hypopnoe, das heißt eine Verminderung des Atemflusses. Der Blutdruck ist niedrig, die Muskeln sind schlaff, die Pulsfrequenz ist gesteigert und die Atmung rasch und schwach. Je nach dem Schweregrad liegt eine Lethargie, ein Stupor oder ein Koma vor. Als Lethargie bezeichnet man dabei eine gesteigerte Schläfrigkeit. Im Stadium des Stupors kommt es zu einem vollständigen Aktivitätsverlust bei ansonsten wachem Bewusstseinszustand. Diese Patienten wirken wie versteinert, die Muskeln sind angespannt, die Augen bewegen sich, aber der Patient reagiert auf direkte Ansprache nicht. Das Koma schließlich kennzeichnet hingegen den Zustand tiefster Bewusstlosigkeit. Der Betroffene kann nicht aufgeweckt werden, er besitzt keine Reflexe, wehrt keine Schmerzen ab, und seine Pupillen reagieren nicht mehr auf Licht. Tödlich verlaufenden Fällen von Hitzschlag liegt häufig ein fulminanter Schock mit Herz-Kreislauf-Versagen zugrunde. Wichtiges Kriterium für das Vorliegen eines Hitzschlags ist die Körperkerntemperatur. Sie liegt meist über 40,5 Grad Celsius. Liegt die Körperkerntemperatur bei 42,5 Grad Celsius und mehr, sterben trotz intensivmedizinischer Betreuung fünfzig Prozent der Patienten mit Hitzschlag. Die Behandlung zielt darauf ab, schnellstmöglich eine Temperatursenkung herbeizuführen, unter Umständen auch durch ein Eiswasserbad.

An dieser Stelle ergibt sich unweigerlich die Frage, wie in aller Welt es dann einige Organismen schaffen, permanent und ohne technische Hilfsmittel in der Wüste zu überleben, und was wir davon lernen können? Bei den Säugetieren mit einer großen Körpermasse wie etwa einer Giraffe, einem Kamel oder einem Bären beobachtet man sehr spezielle Formen von Hitze- oder Kälteanpassungen, die unter dem Begriff *adaptive Heterothermie* zusammengefasst werden. Diese Lebewesen setzen in heißen Klimaten ihre Schwitzschwelle herauf und in kalten ihre Zitterschwelle herunter;

sie verbreitern damit den Bereich, in dem Veränderungen der Körperkerntemperatur toleriert werden. In heißen, trockenen Klimaten werden dadurch Schweißmengen gespart, und in kalten wird eine frühzeitige Wärmebildung durch Kältezittern verhindert, was wiederum die Energiereserven im Körper schützt.

Unter den Säugetieren mit einer großen Körpermasse sind Kamele, die zoologisch zusammen mit den Lamas, Alpakas und Vicunjas zu den Kameliden gehören, die unangefochtenen Meister in der Anpassung an das Wüstenklima. Ihren Ursprung haben die Kameliden in Nordamerika. Sie kamen im Pleistozän über die Landbrücke Beringia von Alaska nach Sibirien und bereiteten sich von dort über Asien, Arabien bis nach Nordafrika aus. Nur die Kameliden der Alten Welt, das arabische Dromedar (*Camelus dromedarius*) und das doppelhöckrige asiatische Camel (*Camelus bactrianus*), weisen die sehr speziellen Anpassungen an das Wüstenklima auf. Dazu zählt insbesondere die Fähigkeit, für Säugetiere extrem hohe Körpertemperaturen zu tolerieren, auch wenn die Verfügbarkeit von Trinkwasser eingeschränkt ist. Dann speichern die Kamele tagsüber die Wärmemengen und geben diese überschüssige Wärme in der Nacht durch Konvektion und Strahlung wieder an die Umgebung ab. Das erfordert aber vom Organismus tagsüber die Tolerierung sehr hoher Körpertemperaturen. Das dichte Fell des Kamels bildet hier mit der darin gefangen Luft tagsüber eine gute Isolationsschicht für die einfallende Wärmestrahlung.

Auf den Menschen übertragen heißt das: Setze dich nicht unbekleidet der Sonne aus und trage Kleidung, die luftig und locker ist. Trotz dieser sinnvollen anatomischen Anpassungen führen die hohen Strahlungs- und Umgebungstemperaturen dazu, dass in den Sommermonaten die Körperkerntemperaturen bei Kamelen auf über 42 Grad Celsius ansteigen können; bei vergleichbaren Körpertemperaturen würden 50 Prozent der Menschen, wie schon erwähnt, auch unter intensivmedizinischer Behandlung an einem Hitzschlag sterben. In den kühlen Abend- und kalten Nachtstunden in der Wüste fallen die Körpertemperaturen des Kamels dann auf 35 Grad Celsius und darunter. Am Tag, wenn die Lufttemperaturen in der Wüste steigen, fangen Kamele erst bei Körperkerntemperaturen über 42 Grad Celsius an zu schwitzen. Beim Menschen passiert dies bereits, wenn die mittlere Hauttemperatur bei 34 Grad Celsius liegt. Durch diese Anpassung senkt das Kamel bei Hitzebelastung die Flüssigkeitsverluste über den Schweiß. Wie es auch Flüssigkeitsverluste über den Urin dadurch minimiert, dass der Harn in den Nieren extrem konzentriert werden kann, doppelt so stark wie beim Menschen. Der Luftstrom im Nasen- und Rachenraum ermöglicht eine Rückresorption von Flüssigkeit in der Ausatmungsluft und gleichzeitig eine besondere Kühlung des Gehirns. Außerdem verfügen die Kamele über einen speziellen Magen mit mehreren Kammern, in denen bis zu 200 Liter Wasser gespeichert werden können. Das Flüssigkeitsreservoir des Kamels im Magen wird nicht auf einmal dem Darm zur Resorption zugeführt, sondern in kleinen Schritten je nach Bedarf. Eine akute Aufnahme einer derartig großen Flüssigkeitsmenge hätte auch lebensbedrohliche Folgen. Der osmotische Druck im Blutplasma könnte extrem sinken mit der Gefahr, dass die roten Blutkörperchen zerplatzen, obgleich die Blutkörperchen der Kamele im Vergleich zu anderen Säugetieren schon über ein sehr robustes Zellinnere verfügen.

Was wir Menschen sicherlich nicht können, ist einen Verlust des Gesamtkörperwassers um 30 Prozent zu tolerieren, wie das Kamel es kann. Beim Menschen sind es maximal 15 Prozent. Was die Energievorräte angeht, finden sich schließlich in den Höckern der Kamele beträchtliche Energiespeicher in Form von Fett, die in der Regel für mehrere Wochen reichen dürften. Unter ariden, wüstenhaften Umweltbedingungen mit geringer Verfügbarkeit von Wasser und Nahrungsquellen sind dies alles zusammengenommen äußerst sinnvolle, durch die Evolution optimierte Anpassungen des Kamels an ein Leben und Überleben in dieser extremen Umwelt. Wir lernen daraus: Vorratshaltung an Trinkwasser ist die Grundvoraussetzung für das Überleben in der Wüste!

Säugetiere mit kleiner Körpermasse haben eine andere Anpassungsstrategie. Die *Kangeroo*-Ratte im Westen und Südwesten der Vereinigten Staaten beispielsweise nimmt gar keine Flüssigkeit zu sich, sondern kommt mit dem geringen Feuchtigkeitsgehalt in Samen und Körnern sowie dem im Stoffwechsel entstehenden Oxydationswasser aus. Weder schwitzt noch hechelt sie zur Temperaturregulation wie andere Säugetiere; beides würde ihren Flüssigkeitshaushalt gefährden. Ihre Anpassungsstrategie besteht darin, nachtaktiv zu sein und sich tagsüber vor den hohen Umgebungstemperaturen in einem weit verzweigten, kühlen

Höhlensystem zu schützen. Nomaden in der Wüste verfolgen eine ähnliche Verhaltensstrategie, um der Hitzebelastung in der Wüste zu entgehen. Sie halten sich tagsüber im Schatten oder in ihren Zelten auf und ziehen mit ihren Karawanen nachts von einem Ort zu anderen.

Abschließend werfen wir noch einen kurzen Blick auf die Anpassungen der wirbellosen Tiere in der Wüste, Tiere wie etwa Heuschrecken, Käfer, Schnecken und Skorpione, mit denen dieses Kapitel eingeleitet wurde. Auch von ihnen können wir einiges lernen und vielleicht technisch nutzen. Diese Arten haben unterschiedliche Strategien zum Überleben in der Wüste entwickelt. Bei einigen Käferarten zum Beispiel beobachtet man, dass die Deckflügel an den Körper angewachsen sind, wie etwa bei den Schwarzkäfern. Das macht diese Käfer zwar flugunfähig, allerdings entsteht hierdurch ein Luftpolster, das dem Tier als Isolation dient. Eine weitere anatomische Anpassung stellen seine langen dünnen Beine dar, die ihn vom Boden abheben und vor der hohen Bodentemperatur in der Wüste schützen. An den Extremitäten verhindern darüber hinaus Borsten das Einsinken im Sand. Schließlich befinden sich auf den Deckflügeln Rillen und Furchen, in denen sich in der kühlen Wüstennacht Tau sammelt und gezielt der Mundöffnung des Käfers zum Trinken zugeführt wird. Bioniker überlegen, ob die geschickte Oberflächenmorphologie für eine Optimierung von Dampfkondensatoren in Wärmekraftanlagen genutzt werden kann.

Heuschrecken in Wüstengebieten haben im Zuge der Evolution andere Anpassungsstrategien entwickelt. Bei einem Niederschlag von mehr als 500 mm wird das Pflanzenwachstum in Wüstengebieten stark angeregt. Dies wiederum beschleunigt die Vermehrung von Heuschrecken. Wird der Niederschlag geringer und nehmen die pflanzlichen Nahrungsquellen ab, häuten sich die Heuschrecken und verlassen ihren Lebensraum, um ergiebigere Nahrungsräume zu erschließen. Sie ziehen dann als Schwärme über das Land und können ganze Landstriche in kürzester Zeit verwüsten. In vielen Regionen Afrikas werden sie dann seit Urzeiten zu Nahrungskonkurrenten des Menschen, die verheerende Hungersnöte auslösen. Nicht umsonst wurden Heuschreckenschwärme als Plagen im 13. Jahrhundert v. Chr. in Ägypten erwähnt und von Zeitgenossen als eine Art Bestrafung angesehen. Eine erwachsene Wüstenheuschrecke nimmt täglich rund zwei Gramm Nahrung zu sich. Das entspricht ungefähr ihrem Körpergewicht. Da ein typischer Heuschreckenschwarm locker bis zu zwei Milliarden Tiere zählt, benötigt so ein Schwarm etwa 3000 Tonnen Nahrung pro Tag. Diese Nahrungsmenge entspricht ungefähr dem Bedarf einer Kleinstadt mit circa 10 000 Einwohnern. Dabei sind Schwärme mit zwei Milliarden Tieren eher zu den kleineren zu rechnen. Die Schwarmgröße reicht von weniger als einem Quadratkilometer bis zu mehreren 100 Quadratkilometern, wobei jeder Quadratkilometer eines Schwarms 40 bis 80 Millionen erwachsene Heuschrecken umfasst. Da Wanderheuschrecken zwei bis fünf Monate leben, kann der landwirtschaftliche Schaden, den größere Schwärme ausrichten, beträchtlich sein. Sicherlich stellen Heuschrecken aufgrund ihres hohen Proteingehhalt auf der anderen Seite auch eine mögliche Nahrungsquelle für den Menschen dar, aber diese Art Nahrungsquelle hat sich bislang nur in Asien durchsetzen können. Dort gelten Heuschrecken als Delikatesse.

Die Skorpione besitzen als Verdunstungsschutz eine sehr dicke Cuticula. Bei den Gliederfüßern, zu denen die Skorpione, Spinnen und Milben oder auch andere Insekten wie Tausendfüßer und Krebstiere gehören, ist diese Cuticula eine aus Chitin, manchmal auch aus Kalk bestehende äußere Stützstruktur, auch Exoskelett genannt. Das Exoskelett stützt nicht nur den Organismus, sondern schützt die Gliederfüßer gleichzeitig vor der Austrocknung an Land. Eine weitere anatomische Anpassung der Gliederfüßer in heißen Wüstengebieten ist die Tatsache, dass diese Arten relativ groß sind; das Verhältnis von Körpervolumen zu Körperoberfläche verbessert sich hierdurch. Ferner kommen zum Schutz vor Austrocknung Verhaltensanpassungen der Gliederfüßer hinzu. So können sie sich tief in den Wüstensand eingraben und sind dadurch weitgehend vor der sengenden Hitze des Tages geschützt. Außerdem sind es in der Regel nachtaktive Tiere, was das Campieren im Freien in Wüstengebieten bekanntlich zu einem gewissen Abenteuer macht.

Andere Organismen wie Weichtiere, zu denen auch die Wüstenschnecken zählen, haben eigene, erstaunliche Anpassungsstrategien. Sie können extreme Körpertemperaturen von über 50 Grad Celsius eine Zeitlang tolerieren. Sie besitzen hierzu als Isolierung ein dickes, weißes, kugelförmiges Kalkgehäuse, das bis zu 95 Prozent der einfallenden Strahlung reflektiert. Die kugelförmige Gestalt des Gehäuses verringert die Oberfläche, was zu einer verringerten Wärmeaufnahme aus der Umgebung führt. Und sie verfügen darüber hinaus über eine andere, mysteriöse Eigenschaft, wie eine interessante Begebenheit belegt, die sich im März 1850 in den Gewölben des Britischen Museums in London abspielte. Vier Jahre zuvor, 1846, hatte der Custos der Sammlung das Exemplar einer Schnecke in seinen Händen und begann pflichtbewusst, den Fundort, das Reich (*Animalia*), Stamm (*Mollusken*), Klasse (*Gastropoda*), Familie (*Helicidae*), Art (*Eremina desertorum)* säuberlich mit schwarzer Tinte auf einer Karteikarte des Museums zu vermerken. Er ließ die schwarze Tinte trocknen, die sich in den Karteikarton eingrub, nahm eine kleine Schachtel, legte die Karteikarte hinein, ergriff einen Pinsel, tauchte diesen in ein Fass mit Klebstoff ein, drückte das kalkige Schneckengehäuse in den Leimtropfen auf der Karteikarte und wartete, bis dieser sich fest mit dem Gehäuse verband. Danach führte er die Schachtel mit Karteikarte und Schneckengehäuse wieder ordnungsgemäß den Sammlungsschränken im Keller des Britischen Museums zu. Ganze vier Jahre vergingen.

An einem Tag im Frühjahr des März 1850 interessiert sich ein Mitarbeiter des Museums genau für dieses Exemplar der *Eremina desertorum* in der Sammlung. Er nimmt es vorsichtig aus der Schachtel, trennt behutsam die Karteikarte vom Schneckengehäuse und wäscht es in warmem Wasser. Plötzlich beginnt es im weißen Schneckengehäuse zu rumoren, und der verdutzte Mitarbeiter muss ungläubig sehen, wie sich der Kopf einer Schnecke mit ihren vier Augen an den unterschiedlich langen Tentakeln langsam aus dem Gehäuse hervorwindet. *Eremina* lebt! Sie war beim Kontakt mit Feuchtigkeit aus einem metabolischen Tiefschlaf erwacht. Eine nicht untypische Überlebensstrategie für manche Schnecken in Wüstengebieten. Aber was für ein langer Zeitraum! In den vier Jahren hätte *Eremina* mit heutigen Mitteln schon zum Mars hin und zurück reisen können, nur mit ein wenig Sauerstoff und ihren körpereigenen Speichern an Wasser und energiereichen Substraten im Gepäck. Was bräuchte der Mensch für einen Flug zum Mars? Welche psychologischen, physiologischen, medizinischen Probleme sind dabei zu erwarten? Könnten wir uns auch in einen Tiefschlaf versetzen wie *Eremina desertorum*? Und wenn ja, welche möglichen Auswirkungen hätte das dann auf unseren Körper? Darum wird es im letzten Kapitel gehen.

Im Übrigen ist der Schnecke trotz des langen Tiefschlafs der Appetit damals nicht vergangen. Sie füllte den Augenzeugen nach in den folgenden Tagen ihre Flüssigkeitsspeicher wieder auf, zeigte eine ausgesprochene Vorliebe für Salatblätter und wurde zur schleimigen Attraktion in London. Erst zwei Jahre später, im Frühjahr 1852, stirbt *Eremina desertorum* unter großer Anteilnahme der Bevölkerung.

Keine Schnecke, aber ein Goniatit, ein versteinertes Schneckenfossil, befindet sich auf meinem Schreibtisch in der Charité – ein schönes, das größte Exemplar von unserer Reise 1976 an den Hamar Laghdad. Zum Abschluss war es ein Geschenk des Teams für die Organisation der Reise. Und was wurde aus meinen Reisebegleitern, was aus meinen Lehrern in Münster? Joachim, unser unermüdlicher

Fahrzeugmeister bei der Marokko-Reise, studierte Maschinenbau, überlebte einen schweren Motoradunfall und hat sich mit Familie in Großbritannien niedergelassen; Bernhard wurde Mineraloge und verschwand aus meinem Blickfeld; Stephan, der Schulfreund und Mitstudent mit Pflanzenfaible ist Paläobotaniker geworden. Er hat sich den Bärlappgewächsen des unteren Devons und Unterkarbons verschrieben. Die Anzahl derjenigen, die sich mit diesem Thema beschäftigten, dürfte von der Größenordnung her vergleichbar mit der Anzahl der Forscher auf der Rückseite des Mondes sein. Er wechselte von Münster nach Berlin und übernahm als Kustos eine Stelle im Museum für Naturkunde in Berlin. Prof. v. Schouppé verstarb 2004, Prof. Hölder 2014 im Alter von 99 Jahren. Rolf, mit dem ich in Erfoud über das Leben diskutierte, erfüllte ihm noch zwei Wochen vor seinem Tod einen letzten Wunsch. Er holte ihn im Augustinum in Stuttgart ab, und sie fuhren gemeinsam nach Holzmaden. Im dortigen Museum ging es im Rollstuhl die Rampe hinunter in den zentralen Liliensaal, der die weltweit größte versteinerte Seelilienkolonie beherbergt, präpariert in jahrzehntelanger, mühevoller Arbeit. Diese schwimmende Kolonie von Seelilien, an einen fossilen Baumstamm geheftet, noch einmal zu sehen war sein ausdrücklicher Wunsch gewesen. Drei Jahrzehnte zuvor hatte sich Rolf entschieden, das Familienerbe, das Urweltmuseum Hauff, weiterzuführen, neu aufzustellen und auszubauen. Mit dieser Vorstellung haderte er damals auf dem Marktplatz in Erfoud. Die Bürde, eine familiäre Tradition fortführen zu sollen, kann Beklemmung verursachen; das ist nachvollziehbar. Aber Erstaunliches ist daraus geworden: das größte private Naturmuseum Deutschlands; 40 000 Besucher im Jahr und eine eigene Autobahnabfahrt sprechen für sich.

Und noch eine Bemerkung zum Schluss dieses Kapitels: Mir ist bewusst, liebe Leser, verehrte Leserinnen, dass ich Ihnen auf den letzten Seiten recht »harten Stoff« zugemutet habe. Ich halte es aber, gerade vor dem Hintergrund klimatischer und virologischer Herausforderungen, für extrem wichtig, die physiologische Komplexität des Menschen zu verstehen. Dieser Komplexität verdanken wir einerseits unsere unglaubliche Anpassungsfähigkeit. Das hochsensible Zusammenspiel unserer Körperfunktionen begründet andererseits unsere Gefährdung durch äußere Einflussgrößen. Alle Veränderungen, etwa der Außentemperatur, jede neue Belastung durch Umweltgifte, neuartige Bakterien oder Viren sind lebensbedrohlich – nicht nur extrem unangenehm, wie ich es selbst erleben musste, als ich mich (meinen Körper) gänzlich unvorbereitet und also unbedarft einer mir (ihm) ungewohnten Umwelt aussetzte. Davon handelt das nächste Kapitel.

BLAUEIS
oder
WENN DER BERG RUFT

Wohl und Wehe der Höhenluft

Neben und noch vor dem Wasser ist der Sauerstoff unser wichtigstes Lebenselixier. Was aber, wenn die Luft »dünn« wird? Auch hier sind die physiologischen Anpassungsmechanismen ganz erstaunlich – wie Menschen mit spezieller Höhenanpassung (Tibeter, Quechua, Aymara) beweisen. Solche körpereigene Regulierung wird bekanntlich auch für den Spitzensport genutzt. Aber ist das »Höhentraining« wirklich für jede Sportart geeignet – und der Aufenthalt in größerer Höhe im Grunde für jeden Menschen gesund? Leider ist die Sache, wie so oft, nicht so einfach. Den positiven Effekten der Höhenluft stehen Risiken gegenüber, die nicht zu unterschätzen sind. Eine Erkundung – inklusive eines frühen Selbstversuchs.

Im September 1973, ein paar Monate nach meinem Abitur, hatte ich mich für einen Kletterkurs beim Deutschen Alpenverein angemeldet. Zwei Jahre zuvor war ich für ein Sommercamp mit dem Deutschen Jugendbund für Naturbeobachtung in Kolm-Saigurn im Sonnblick-Massiv gewesen. Dieser Aufenthalt hatte meinen Ehrgeiz geweckt. Aus dem Flachland kommend, konnten die Berge nicht hoch genug, die Gletscher nicht groß genug und die Expeditionen nicht extrem genug sein, am besten in den Himalaya oder die Anden. Aber die Faszination für das Außergewöhnliche ist die eine Seite der Medaille, das unmittelbare Erleben ungewohnter Herausforderungen zeigt dann oft die andere. Ebendiese Erfahrung lehrte mich der Kletterkurs des Alpenvereins. Die Blaueishütte, wo der Kurs stattfand, liegt auf einer Höhe von 1651 Metern und wird von der Sektion Berchtesgaden des Deutschen Alpenvereins unterhalb des Blaueis-Gletschers im Hochkalter-Stock betrieben.

Ausgangspunkt für die dreieinhalbstündige Wanderung zur Blaueishütte ist üblicherweise der Parkplatz Seeklause am Hintersee. Auch ich parkte damals dort meinen Citroen 2CV6. Es war ein sonniger, noch frischer Morgen, als ich mir den 30 kg schweren Rucksack mit Schlafsack, Seilen, Eispickel aufsattelte. Ja, ich fühlte mich bereit und voller Tatendrang, als ich damals die ersten Schritte auf dem breiten, gut ausgeschilderten Forstweg zur Schärtenalm einschlug –

und die Träger des Rucksacks in die Schultern einschnitten. Dort sollte mein erster Rastplatz auf dem Weg nach oben sein, so eine Art Zwischenstation, nach den Angaben des Alpenvereins in eineinhalb Stunden zu erreichen. Ich gehe zügig los, aber bereits nach ein paar hundert Metern frage ich mich, was ich besser alles im Auto hätte zurücklassen sollen. Mein Puls rast, der steigende Blutdruck lässt meine Gefäße im Hals und an der Schläfe pulsieren. Ich hatte doch Bestnoten beim Abitur in Sport! Jetzt keuche ich den nur leicht ansteigenden Weg empor, und ein rüstiges, mindestens 40 Jahre älteres Ehepaar zieht plaudernd und scheinbar mühelos an mir vorbei. Langsamer gehen! Du musst langsamer gehen, rede ich mir ein. Eineinhalb Stunden. Ausgeschlossen, das schaffe ich nie. Bloß nicht stehenbleiben. Langsam weitergehen! Obgleich es noch kühl ist, schwitze ich stark und merke wie mein Hemd am Rücken klebt.

Endlich, nach zwei Stunden, ist die Schärtenalm in Sicht. Dort pausiere ich, ziehe die neuen Bergstiefel aus und entdecke riesige Blasen an beiden Fersen. Das hatte ich mir alles ziemlich anders vorgestellt. Hilft nichts, die Hälfte hast du ja schon geschafft, also weiter. Kurz hinter der Alm verengt sich plötzlich der Weg und wird zu einem steilen Steig. Jetzt rast mein Puls erst richtig los, und ich habe das Gefühl, dass mein Rucksack mich bei jedem Schritt nach hinten zieht. Aus der anstrengenden Wanderung zur Schärtenalm ist für mich jetzt eine richtige Bergtour geworden. Kopfschmerzen, Schwindel setzen ein, und ein Gefühl von zunehmender Übelkeit macht sich breit. Ich unterdrücke es zunächst, versuche mich abzulenken, an anderes zu denken und meinen Blick nach vorn zu richten. Nachdem ich eine besonders steile Passage passiert habe, muss ich mich schließlich doch übergeben, was die Kopfschmerzen kurzfristig nochmals verschärft. Der Höhenmesser zeigt jetzt 1500 Meter. Das machte mir Mut. Knapp eine halbe Stunde später erreichte ich die Blaueishütte.

Ich hatte so ziemlich alles falsch gemacht: zu schwer bepackt, zu schnell gegangen, zu hoch aufgestiegen. Im Flachland sehr gut im Sport zu sein hilft dir in der Höhe kaum. Ich hatte meine Lektion gelernt, eine akute Bergkrankheit erlebt – und dies auf einer Bergtour, die zu den einfachsten im Gebiet des Hochkalters zählt. Zehn Jahre später sollte ich mich intensiv mit der Geschichte der Höhenphysiologie und der Erforschung der akuten Bergkrankheit beschäftigen. Die Analyse der Arbeiten des Berliner Physiologen Nathan Zuntz war hier von zentraler Bedeutung. Sein Werk *Höhenklima und Bergwanderungen in ihrer Wirkung auf den Menschen* aus dem Jahr 1906 zählt national wie international zu den herausragenden Publikationen der höhenphysiologischen Forschung der letzten 150 Jahre, ebenso *La pression barométrique* (1878) von P. Bert oder *Der Mensch auf den Hochalpen* (1899) von A. Mosso.

Dieses Forschungsgebiet hat – ebenso wie die Erforschung der Polar- und Wüstengebiete – Naturforscher und Abenteurer zusammengebracht und Erstaunliches zutage gefördert. Man kann vier entscheidende Phasen in der Entwicklung der höhenphysiologischen und -medizinischen Forschung ausmachen. Die erste Phase begann bereits im 17. Jahrhundert. Damals übten die Gebirge eher eine abschreckende Wirkung auf die Menschen aus. Naturwissenschaftler wie Johann Jakob Scheuchzer und Horace-Bénédict de Saussure interessierten sich zunächst für die Ereignisse, die zur Entstehung der Alpen und der gewaltigen Geröllmassen im Vorland beigetragen haben könnten. Sie nahmen Katastrophen wie die biblische Sintflut für ihre Entstehung an und führten zur Spurensuche Exkursionen ins Hochgebirge durch. Dabei berichteten sie eher nebenbei von physiologischen Veränderungen, die sie beim Aufstieg an sich und ihren Begleitern beobachten konnten, wie Atemnot, Pulsanstieg, Kopfschmerzen.

Die erste detaillierte Schilderung der Auswirkungen extremer Höhe auf den Organismus haben wir Alexander von Humboldt zu verdanken. Sie erfolgte im Verlauf der Besteigung des Chimborazo in Ecuador, des im Übrigen höchsten Berges der Erde, wenn man vom Erdmittelpunkt misst und nicht die Meereshöhe als Bezugsebene wählt. Bei seinem Aufstieg 1802 erfasste Humboldt in regelmäßigen Abständen Temperatur, Höhe und Luftdruck. In 5400 m Höhe berichtete er: »Wir fingen nun nach und nach an, alle an großer Übelkeit zu leiden. Der Drang zum Erbrechen war mit etwas Schwindel verbunden und weit lästiger als die Schwierigkeit zu atmen. Wir bluteten aus dem Zahnfleisch und aus den Lippen.« Diese Symptome sind heute Teil der Diagnose einer akuten Höhenkrankheit.

Die zweite Phase begann in den 1870er Jahren in Frankreich mit zahlreichen laborphysiologischen Studien, die der französische Naturwissenschaftler Paul Bert (1833–1886) in einer pneumatischen Kammer durchführte. Zu den berühmtesten Höhenphysiologen in dieser Periode gehörten außerdem der Italiener A. Mosso (1846–1910), der englische Wissenschaftler Barcroft, der deutsche Physiologe N. Zuntz (1847–1920) und die Österreicher A. Durig (1872–1961) und H. v. Schroetter (1870–1929). Zuntz, Durig und v. Schroetter führten Untersuchungen zum Stoffwechsel mit ausgeklügeltem Instrumentarium unter schwierigsten Bedingungen in großer Höhe durch sowie in Stahlkammern, in denen der Luftdruck herabgesetzt wurde, und in Ballonen. Sie gehörten zu den ersten Forschern, die feststellten, dass im Abfall des Sauerstoffpartialdrucks mit zunehmender Höhe ein entscheidender Grund für die abnehmende Leistungsfähigkeit des Menschen im Hochgebirge zu suchen ist – und nicht im Kohlendioxyd, das lange im Verdacht stand. Dies war eine grundlegend neue Erkenntnis. Zu diesen Forschungen trug auch der Engländer Barcroft bei. Ihn interessierten die Ursachen, warum dem Körper Sauerstoff fehlt und es so zu einer Hypoxie, zu einem Sauerstoffmangel im Gewebe, kommen kann.

Heute ist klar, dass bei einem zu geringen atmosphärischen Druck nicht genügend Sauerstoffmoleküle in die Lunge gelangen, genauer gesagt in die Lungenbläschen oder Alveolen, wo die Sauerstoffmoleküle durch eine dünne Membran ins Blut übertreten müssen. Der Vorgang wird als Gasaustausch bezeichnet, weil im Gegenzug die roten Blutzellen, die Erythrozyten, Kohlendioxyd in die Alveolen abgeben, das nun über die Lunge abgeatmet wird. Weil dieser Gastausch durch den verminderten atmosphärischen Druck beeinträchtigt ist, wird dieser Zustand auch als hypobare

Hypoxie bezeichnet: hypobar, weil ein verminderter Druck herrscht, und Hypoxie, weil Sauerstoffmangel vorliegt. Davon zu unterscheiden ist eine anämische Hypoxie. Diese Hypoxie im Gewebe beruht nicht auf einem verminderten Druck, sondern darauf, dass nur eine reduzierte Anzahl an roten Blutkörperchen zu Verfügung steht oder die einzelnen Blutzellen zu wenig Eisen enthalten. An dieses Eisen in den Erythrozyten ist der Sauerstoff, wie bereits berichtet, reversibel gebunden und kann dem entsprechenden Gewebe über den Kreislauf zur Verfügung gestellt werden. Die anämische Hypoxie wiederum ist zu unterscheiden von der ischämischen Hypoxie. Diese wird hervorgerufen durch eine beeinträchtigte Durchblutung des Gewebes. Erst später erkannte man eine vierte Kategorie, die zytotoxische Hypoxie. Diese führt zu einer Beeinträchtigung der Sauerstoffverwertung durch die Zelle.

Zusammenfassend könnte man sagen, dass die ersten beiden Phasen der Höhenforschung durch grundlegende wissenschaftliche Erkenntnisse zum Verständnis der Auswirkungen von Höhenexposition auf den menschlichen Körper gekennzeichnet sind. Die dritte Phase begann, als die ersten Versuche unternommen wurden, den Mount Everest ohne zusätzlichen Sauerstoff zu besteigen. 1924 drang Edward Felix Norton (1884–1954) ohne zusätzlichen Sauerstoff bis auf 8500 m auf der Nordseite des Mount Everest vor. Einige Physiologen waren überzeugt, dass aufgrund des niedrigen Luftdrucks in der Gipfelregion des Mount Everest (8848 m) kein Mensch eine solche Höhe ohne Atemhilfe erreichen könnte. 1978 bewiesen Messner und Habeler erstmals das Gegenteil. Ihre erfolgreiche Besteigung leitete die vierte, derzeit noch aktive Phase ein. Die ist gekennzeichnet durch mobile, hochtechnisierte Forschungsexpeditionen wie die »American Medical Research Expedition zum Everest« *(AMREE)* im Jahr 1981 oder die »Caudwell Xtreme Everest« *(CXE)* im Jahr 2007. Diese Expeditionen hatten zum Ziel, physiologische Daten des Menschen nicht nur in den tiefer gelegenen Basiscamps zu ermitteln, sondern bis in extreme Gipfelregionen des Everest. Ergänzt wurden die Forschungen durch Untersuchungen in der Pyramid Station in Nepal auf über 5000 m und in der Concordia Station auf dem Eisdom Charlie (Dome C) in der Antarktis. Dome C ist eine dort seit 2005 von Italien und Frankreich betriebene wissenschaftliche Forschungsstation. Sie liegt in 3200 m Höhe auf einem strukturlosen Polarplateau in der Ostantarktis, völlig isoliert etwa 1000 km von der nächsten Küste entfernt. Dome C kann man zu den entlegensten Orten der Welt zählen. Hier ist der Mensch in der Polarnacht völlig auf sich allein gestellt, in großer Höhe, extremer Kälte und Trockenheit. Isolation und Beengtheit in dieser Einöde machen die Station zu einer beliebten Forschungsstation nicht nur für Glaziologen, die sich für die Geschichte und Zukunft des Eises in der Antarktis interessieren, und Meteorologen, sondern auch für Psychologen, die die Auswirkungen völliger Langzeitisolation über Monate hinweg studieren möchten; derartige Untersuchungen sind zum Beispiel für die Planung von Raumfahrtmissionen zu Mond und Mars von Interesse.

Man findet in der physiologischen Literatur geringfügig unterschiedliche Angaben darüber, welche Höhe wie bezeichnet wird. Im Großen und Ganzen gilt wohl, dass man Höhenlagen bis 2500 m als mittlere Höhen, von 2500 bis 5300 m als große Höhen und über 5300 m als extreme Höhen bezeichnet. Nach der *International Standard Atmosphere* (ISA) beträgt der Luftdruck in Meereshöhe 1013 Millibar, was einem Druck von einer Atmosphäre entspricht. Was die chemische Zusammensetzung der Erdatmosphäre angeht, so hat unsere Erde, wie wir im ersten Kapitel gesehen haben, allerdings einige substanzielle Veränderungen durchgemacht. Heute besteht sie hauptsächlich aus Stickstoff (etwa 78 Prozent) und Sauerstoff (circa 21 Prozent); den kleinen Rest (ein Prozent) teilen sich Argon (etwa 0,9 Prozent) und Kohlendioxid (CO_2) mit 0,03 Prozent. Diese chemische Zusammensetzung ist bis zu einer Höhe von 100 km relativ konstant. Dieser Bereich wird auch als Thermosphäre bezeichnet, weil hier im Grenz- und Übergangsbereich zum Weltraum die Temperaturen drastisch ansteigen. Im Gegensatz dazu nehmen die Dichte der Luft, der Luftdruck und die Luftfeuchte exponentiell zum Weltraum hin ab. Als Troposphäre bezeichnet man den Luftraum bis zu 12 km, dann folgt die Stratosphäre bis zu 50 km. In der Stratosphäre liegt die für uns so wichtige Ozonschicht, die uns vor übermäßiger UV-Strahlung schützt. Es schließt sich die Mesosphäre an, die bis zu 80 km hinaufreicht. Da mit zunehmender Höhe weniger atmosphärische Gase zur Absorption von ultravioletter (UV) Strahlung zur Verfügung stehen, steigen die UV-Werte in der Troposphäre um etwa sieben Prozent pro 1000 m an.

Es war Nathan Zuntz, der zuerst erkannte, dass für die verschiedenen Höhenregionen auf der ganzen Welt und für jede Unterteilung der spezifischen lokalen Höhenlagen Klimakorrekturfaktoren berücksichtigt werden müssen, um die tatsächlichen barometrischen Bedingungen aufgrund allgemeiner physikalischer Änderungen wie der Temperatur zu bestimmen. Zuntz nahm diese Umgebungsparameter wie die mittlere Höhenlage, die mittlere Temperatur, die Luftsäule sowie die Luftdruckunterschiede im Tal und in der Höhe in seine berühmte barometrische Formel auf. Wenn es um die Frage geht, ob es dem Menschen möglich ist, den Gipfel des Mount Everest in 8848 m Höhe ohne künstlichen Sauerstoff zu erreichen, gewinnt diese geringfügige Korrektur der ISA durch die von Zuntz entwickelte Berechnungsformel an entscheidender Bedeutung. Denn nach der ISA würde man am Gipfel des Mount Everest einen Luftdruck von 236 mm Hg erwarten, nach der Zuntzformel aber 269 mm Hg. Dieser Unterschied mag zunächst marginal erscheinen, er macht aber am Mount Everest circa 400 Höhenmeter aus; nur dadurch war es Messmer und Habeler möglich, den Gipfel ohne künstliche Sauerstoffgabe zu erreichen. Würde der Mount Everest am Nord- oder Südpol liegen, wäre die Gipfelregion ohne künstliche Sauerstoffgabe tatsächlich nicht erreichbar, da dort der Partialdruck für Sauerstoff deutlich geringer ist. Denn abhängig vom Breitengrad und der besonderen geografischen Situation ändern sich die Luftdruckverhältnisse und damit die Partialdrücke der vorhandenen Gase in der Atmosphäre.

Definitionsgemäß ist der Anteil eines Gases am Gesamtdruck der Partialdruck, und der ist aus physiologisch-medizinischer Sicht entscheidend. Warum? Weil es auf die

Anzahl der Sauerstoffmoleküle in der Einatmungsluft ankommt. Ein Beispiel: Ich nehme einen Würfel mit 1000 Liter Luft in Meereshöhe bei einem Luftdruck von einer Atmosphäre Druck. Dann sind in diesem Würfel 780 Liter Stickstoff (78 Prozent), 210 Liter Sauerstoff (21 Prozent) und 10 Liter sonstige Gase (1 Prozent) drin. Halbiere ich jetzt den atmosphärischen Druck, was in etwa einer Höhenlage von 5500 Metern entspräche, dann bestünde das Gasgemisch immer noch aus 78 Prozent Stickstoff, 21 Prozent Sauerstoff und 1 Prozent anderer Gase, aber die Anzahl der jeweiligen Gasmoleküle hätte sich halbiert, so dass sich nur noch 390 Liter Stickstoff, 105 Liter Sauerstoff und 5 Liter andere Gase in dem Würfel befänden. Die Zusammensetzung der Atmosphäre bleibt also in prozentualer Hinsicht bis in große Höhen gleich, aber die Anzahl der verfügbaren Gasmoleküle ändert sich. Ich atme also in 5500 Meter Höhe nur noch die Hälfte der Sauerstoffmoleküle ein. Dieser Mangel an Sauerstoff im Blut, die Sauerstoffsättigung des Hämoglobins, wird im Blut erfasst und es werden Gegenmaßnahmen eingeläutet.

In Meereshöhe liegt die Sättigung des sauerstofftransportierenden Hämoglobins bei 95 bis 100 Prozent. In 5000 m Höhe sinkt die Sättigung auf nur noch etwa 75 Prozent. Jetzt fallen selbst leichte körperliche Aktivitäten schwerer, man gerät in Atemnot. Die Atmung beschleunigt und vertieft sich. Die Pulsfrequenz steigt, um den Sauerstoffmangel im Gewebe zu kompensieren. Verbleibt man jetzt in der Höhe, verbessert sich in den folgenden Tagen die Sauerstoffsättigung ein wenig und kann bis auf 85 Prozent ansteigen. Die vermehrte und vertiefte Atmung führt zu einem Absinken der CO_2-Konzentration in den Lungenbläschen und im Blut. Es kommt zu einer Verschiebung im Säure-Basen-Haushalt, zu einer Änderung des pH-Wertes. Und diese Veränderung im Säure-Basen-Haushalt hat unter anderem Einfluss auf die Bindung von Sauerstoff an das Hämoglobin in den roten Blutzellen. Wie das? Und was kann ich mir eigentlich unter Säure-Basen-Haushalt vorstellen?

Von »Übersäuerung« des Körpers, von segensbringenden »Basenkuren« und »Trennkost«, die Einfluss auf den Säure-Basen-Haushalt haben sollen, liest man ja allenthalben, vor allem in der Boulevard-Presse. Zunächst – darüber besteht kein Zweifel – ist ein ausgeglichener Säure-Basen-Haushalt von zentraler Bedeutung für die unterschiedlichsten Körperfunktionen. Er beeinflusst die Funktion von Proteinen, von Zellen sowie die Permeabilität von Membranen im Organismus. Er greift damit unmittelbar in den Ablauf physiologischer Stoffwechselprozesse im Organismus ein. Es geht hierbei vor allem um die Regulation der Konzentration von Wasserstoffionen (H+) im Organismus, die beispielsweise beim Abbau von Proteinen entstehen. Ein Maß für die Konzentration der Wasserstoffionen ist der sogenannte pH-Wert. Dieser pH-Wert kann zwischen 1 und 14 liegen. Bei einem pH-Wert von 7 in einer wässrigen Lösung liegen die Säuren und deren Gegenspieler, die Basen, im gleichen Verhältnis vor. Bei einem pH-Wert unter 7 überwiegen die Säuren im Organismus, bei einem pH-Wert über 7 die Basen. Zur Anschaulichkeit des pH-Werts ein paar Beispiele von bekannten Säuren und Basen. Die Salzsäure im Magen beispielsweise hat einen pH-Wert kleiner als 1, Zitronensäure von 2.8, Sauerkraut oder Wein von 4, Kaffee von 5, destilliertes Wasser für den Kühler im Auto hat einen pH-Wert von genau 7, Blut von 7,35–7,45 und Sekrete im Dünndarm von 8. Im Organismus, im Raum zwischen den Körperzellen oder im Blut, dem sogenannten extrazellulären Raum, misst man einen pH-Wert von ungefähr 7,4. Im Körper herrscht demnach ein überwiegend basisches Milieu.

Chemisch gesehen sind Säuren Substanzen, die in wässriger Lösung Wasserstoffionen (H^+) abgeben. Eine der wichtigsten Säuren in unserem Körper ist die Kohlensäure (H_2CO_3), die aus Kohlendioxid (CO_2) und Wasser (H_2O) gebildet wird. Basen sind chemische Verbindungen, die Wasserstoffionen aufnehmen können, und eine der wichtigsten Basen im Körper ist das Bikarbonat (HCO_{3-}). Da Wasserstoffionen sehr reaktiv sind und bereits geringste Veränderungen ihrer Konzentration zu einer Beeinflussung von physiologischen Funktionen im Organismus führen können, wird der pH-Wert durch Regulationssysteme im Organismus permanent überwacht und in sehr engen Grenzen konstant gehalten. Die freie Wasserstoffionen-Konzentration im extrazellulären Raum liegt bei 35–44 nmol pro Liter, eine irrsinnig kleine Stoffmenge, die pro Liter im Milliardstelbereich liegt. Kurz gesagt: eigentlich nix. Und dennoch werden die Schwankungen im Säure-Basen-Haushalt durch extrem sensible Messfühler im Hirnstamm beim Übergang zum Rückenmark, in großen Gefäßen nah am Herzen und in der Halsschlagader erfasst. Nimmt die Anzahl der Wasserstoffionen zu, sinkt also der pH-Wert, werden Puffersysteme aktiviert, die die Wasserstoffionen abfangen. Das kann über die Lunge, die Nieren oder im Blut geschehen. Für die tagtäglich im Stoffwechsel entstehenden H+-Ionen steht die Niere bereit, diese auszuscheiden. Insofern ist nachvollziehbar, dass die Säurelast für die Nieren auch von der Lebensmittelauswahl und der Ernährungsform abhängt. Aber schon eine abwechslungsreiche Ernährung mit moderater Proteinaufnahme bei gleichzeitig ausreichendem Verzehr von Obst, Gemüse und Salat, die reichlich Basen enthalten, reicht aus, eine Zunahme der H^+-Konzentration abpuffern zu können. Spezielle Diäten, Heilfasten, Intervallfasten, Fastenkuren sind dazu nicht erforderlich, es sei denn, es liegen Erkrankungen zum Beispiel der Nieren vor.

Im Hochgebirge kommt es nun durch den Sauerstoffmangel zu einer Stimulation der Atmung, auch wieder über den Hirnstamm. Dieser steigert die Frequenz der Atmung und erhöht die Atemtiefe. Das führt dazu, dass vermehrt CO_2 über die Lunge abgegeben wird und der pH-Wert steigt. In der Niere führt das dazu, dass vermehrt Bikarbonat (HCO_{3-}) ausgeschieden wird, um wieder einen normalen pH-Wert zu erreichen. Es wird deutlich, dass dadurch komplexe Umstellungen beim Höhenaufenthalt in Gang gesetzt werden. Man sollte seinem Körper somit unbedingt Zeit geben, sich auf die Höhenexposition einzustellen, und nicht zu schnell zu hoch steigen.

Zu den vermutlich bekanntesten weiteren Anpassungen, die beim Höhenaufenthalt stattfinden, gehört die Bildung von roten Blutzellen durch *Erythropoietin*, besser bekannt unter dem Akronym EPO. Spezielle Zellen in den Nieren und in geringerem Maß in der Leber steigern bei Sauerstoffmangel die Bildung dieses Hormons. Im Körper übernimmt es aber noch weitere Funktionen, was kaum bekannt sein dürfte. So zeigen aktuelle Studien, dass dieses Hormon bei anstrengenden geistigen Herausforderungen vermehrt im Gehirn gebildet wird und Nervenzellen anregt, sich effektiver untereinander zu verbinden. Bekannter geworden ist EPO aber durch den unerlaubten Einsatz zur Leistungssteigerung im Sport. Dieses EPO-Doping löst eine Stimulierung der Blutbildung im Knochenmark aus. Es erhöht die Anzahl von roten Blutzellen und deren Gehalt an Hämoglobin. Beides führt zu einer höheren Sauerstofftransportkapazität des Blutes und dadurch bei Ausdauersportarten zu einer deutlichen Leistungssteigerung. In der Höhe zu trainieren und so seine EPO-Konzentration auf natürliche Weise zu stimulieren ist jedoch erlaubt.

Dass es ein entsprechendes Hormon geben müsste, wurde in wissenschaftlichen Kreisen seit über 100 Jahren vermutet. Aber erst in den letzten Jahrzehnten konnte das EPO-Genom entschlüsselt werden. Das lag daran, dass dieses Hormon im Gegensatz zu anderen Hormonen im Körper nicht in gespeicherter Form vorliegt, sondern nur bei Bedarf, also unter Hypoxie, produziert wird. Erst nachdem die Aminosäuresequenz von EPO entschlüsselt worden war und das EPO-Gen isoliert und kloniert werden konnte, ging es seit den achtziger Jahren mit der Erforschung und der klinischen Anwendung des Hormons zügig voran. Nur zwei Jahre später konnte mit Hilfe der rekombinanten

Dann-Gentechnologie mit der synthetischen Herstellung des Hormons als *Epoetin* im industriellen Maßstab begonnen werden. Heute findet dieses Hormon in vielen klinischen Bereichen eine segensreiche Anwendung. So werden Patienten, deren Blutbildung im Rahmen einer chemotherapeutischen Behandlung vermindert ist, damit behandelt, was ihre Überlebenschancen und ihr Allgemeinbefinden substanziell verbessert.

Für die eingangs erwähnte Sauerstoffsättigung im Blut gibt es wiederum spezielle Messfühler in der Halsschlagader, die Karotiskörper. Fällt der Sättigungsdruck des Sauerstoffs ab, werden über diese Sensoren die Atmung, die Herzfrequenz und das Herzminuten-Volumen gesteigert. Den gesteigerten Atmungsantrieb bezeichnet man auch als den *hypoxic ventilatory response* (HVR). Er ist ein wichtiger Parameter zur Beurteilung der Höhenanpassung – wir kommen darauf gleich noch zurück, wenn wir die speziellen Anpassungen von Hochlandbewohnern in Tibet und den Anden besprechen. In Meereshöhe reicht der Sauerstoffpartialdruck, von dem wir eingangs in diesem Kapitel bereits sprachen, hinreichend aus, um eine hundertprozentige Sättigung des Hämoglobins im Blut zu erreichen. Beim Gesunden ist dies bis in Höhen von 4000 m gegeben. Bei entsprechend langer Anpassungszeit und forcierter Atmung ist dies auch noch bis in 7000 m erreichbar, dauert aber mehrere Wochen und führt nicht zu einer vollständigen Anpassung. Dafür bleibt die Grenze bei 5300 Metern. Würden nichtakklimatisierte Personen akut einer Höhe von 7000 Metern ausgesetzt, wären sie nach einer Viertelstunde bewusstlos.

In Höhen zwischen 7000 bis 12 000 Metern können Menschen nur noch mit extrem forcierter Atmung und reiner Sauerstoffzufuhr gelangen. Dabei ist eine reine Sauerstoffbeatmung nur für einen sehr begrenzten Zeitraum von ein paar Stunden zulässig, dann wird der Sauerstoff toxisch, weil sich vermehrt Sauerstoffradikale bilden, die unter anderem die Zellmembranen schädigen. Selbst Extrembergsteiger, wie Reinhold Messner und Peter Habeler, sind nur kurzfristig in der Lage, auch ohne künstliche Sauerstoffgabe die letzten Meter bis zum Gipfel des Mount Everest in 8848 m Höhe zu überwinden. Für Höhen über 14 000 m sind schließlich Druckkabinen wie im Flugzeug erforderlich, um einen Aufenthalt zu ermöglichen. Was die individuelle Leistungsfähigkeit in der Höhe anbetrifft, gilt es sich immer wieder daran zu erinnern, dass diese äußerst breit ist. So zeigte sich in einer Feldstudie in den USA am Pikes Peak in 4325 Metern, dass die maximale Sauerstoffaufnahme bei einigen Probanden nur um acht Prozent, bei anderen hingegen bis über 50 Prozent abnahm.

Damit kommen wir noch mal zum wichtigsten Punkt der Höhenanpassung. Sie muss langsam und in Schritten erfolgen, nicht so wie bei meiner Tour zur Blaueis-Hütte. Ganz praktische Hinweise, die jeder an sich selbst ohne Hilfsmittel beobachten kann und die für eine erfolgreiche Höhenakklimatisation sprechen, sind folgende Zeichen: die persönliche Ruheherzfrequenz – am Morgen vor dem Aufstieg im Tal gemessen – kehrt in der Höhe auf ihren Ausgangswert zurück; unter Belastung kommt es zu einer vertieften Atmung; der Schlaf wird nachts periodisch unterbrochen, und es kommt zu einem vermehrten, vor allem nächtlichen Urinieren, was auch als Höhendiurese bezeichnet wird.

Liegt beispielweise der morgendliche Ruhepulswert um mehr als 20 Prozent über dem individuellen Wert in Tal, kann dies ein erster Hinweis darauf sein, dass sich die Person noch in der kritischen Anpassungsphase befindet und zunächst auf der erreichten Höhenlage verbleiben sollte. Kehrt der Ruhepuls später zum individuellen Talwert zurück, bedeutet dies, dass der Akklimatisationsprozess erfolgreich abgeschlossen ist. Jetzt könnte die betreffende Person, wenn keine weiteren Beschwerden vorliegen, ihren Aufstieg fortsetzen. Dabei sollte, wie man aus Erfahrung weiß, in den folgenden Tagen die tägliche »Schlafhöhe« deutlich niedriger sein als die Höhe, zu der man am Tag aufgestiegen ist. Also tagsüber in die Höhe gehen, dann wieder absteigen und dort in einer geringeren Höhe übernachten. Am nächsten Tag durchaus höher aufsteigen, aber am Abend wieder in eine tiefere Höhenlage zurückkehren.

Zusammengefasst hängt die Höhenanpassung von der Schnelligkeit des Aufstiegs ab, der Schlafhöhe, der absolut erreichten Höhe und dem allgemeinen Gesundheitszustand, aber nicht, und dies hatte mich damals beim Aufstieg zur Schärtenalm überrascht, von der Ausdauerleistungsfähigkeit. Heute weiß ich, auch Marathonläufer der Spitzenklasse werden beim Nichteinhalten dieser Verhaltensregeln höhenkrank. Wobei der Begriff »höhenkrank« in meinen Augen bis in Höhenlagen von 5300 m eigentlich irreführend ist. Es handelt sich nicht um eine Erkrankung, sondern um ein Fehlverhalten: zu schnell, zu hoch, zu schwer bepackt aufgestiegen, ohne auf seinen Körper zu hören und ihm die nötige Anpassungszeit zu geben. Oberhalb von 5300 m ist dann, wie erwähnt, keine Akklimatisation für den Menschen mehr möglich, unabhängig davon, wie lang und reibungslos der Anpassungsprozess gewesen sein mochte.

Solche Höhenlagen sind jedoch sowieso eher etwas für passionierte Bergsteiger, extreme Trekkingtouristen oder Hochlandbewohner, wie die Tibeter im Himalaya oder die Quechua und Aymara in den südamerikanischen Anden. Auf Letztere wollen wir hier kurz eingehen, denn diese Bevölkerungsgruppen haben sich, wie aktuelle Studien nochmals unterstreichen, zu unterschiedlichen Zeitpunkten in den Hochgebirgsregionen dieser Erde angesiedelt. Sie gewähren somit aus evolutionärer Sicht einen Einblick in unterschiedliche Anpassungsstrategien und die zeitlichen Dimensionen, die dafür benötigt werden. So haben 2019 chinesische Wissenschaftler in Zusammenarbeit mit Forschern des Max-Planck-Instituts für evolutionäre Anthropologie in Leipzig den Unterkiefer eines alten Hominiden aus Xiahe in Tibet analysiert. Mit Hilfe genetischer Verfahren konnten die Forscher feststellen, dass der Unterkiefer dem Mitglied einer Bevölkerung gehörte, die eng mit den Denisovanern aus Sibirien verwandt ist; die waren bislang nur aus einer kleinen Fundstätte in der Denisova-Höhle in Sibirien bekannt. Der neue Fund deutet darauf hin, dass die Besiedlung des Hochlands von Tibet bereits vor mindestens 160 000 Jahren erfolgte. Bisher gingen die Paläoanthropologen davon aus, dass dies mehr als 130 000 Jahre später geschah. Vergleicht man heute Tibeter mit Menschen, die in

Meereshöhe leben, so zeigen die Tibeter zunächst deutlich höhere Hämoglobinkonzentrationen im Blut. Dies ist auch zu erwarten, da das Hämoglobin in den roten Blutzellen für die Bindung und den Transport von Sauerstoff im Blut zuständig ist. Herrscht ein Sauerstoffmangel vor, wird dieses Hämoglobin vermehrt gebildet. Vergleicht man nun aber die Hämoglobinkonzentrationen der Tibeter mit denen der Hochlandbewohner in den Anden, dann weisen die Quechua und Aymara signifikant höhere Hämoglobinwerte als die Tibeter auf. Wie passt das zusammen, wenn man weiß, dass die Aymara und Quechua erst vor etwa 15 000 Jahren in die Höhe gegangen sind, also zeitlich lange nach den Tibetern? Haben sich die südamerikanischen Hochlandbewohner in kürzerer Zeit besser an die Höhe angepasst? Oder ist eine hohe Hämoglobinkonzentration für die Sauerstoffbindung und den Transport doch nicht so entscheidend?

Was könnte der Nachteil einer höheren Hämoglobinkonzentration im Blut sein? Überlegungen gehen beispielsweise dahin, dass sich eine zu hohe Erythrozytenkonzentration negativ auf die Fließeigenschaft des Blutes auswirkt. Das Blut wird dadurch zähflüssiger. Dies wiederum erfordert eine höhere Leistung des Herz-Kreislauf-Systems, das die sirupartige Flüssigkeit durch den Organismus pumpen muss, was darüber hinaus der Gefahr der Bildung von Blutgerinnseln in den Blutgefäßen Vorschub leistet. Der höheren Bindungs- und Transportkapazität des Sauerstoffs durch eine Vermehrung der roten Blutzellen sind hiernach physiologische Grenzen gesetzt. Und in der Tat beobachtet man in Südamerika gehäuft ein Krankheitsbild, die »Monge's Disease«, das mit einer exzessiven Erhöhung der Anzahl der roten Blutzellen, einer erhöhten Hämoglobinkonzentration und Störungen in der Gerinnung des Blutes einhergeht. Aus evolutionärer Sicht erscheint es somit erfolgreicher zu sein, zwar in der Höhe den Hämoglobinwert zu steigern, aber eben nicht zu viel. Die Anpassungen der Quechua und Aymara wären danach eine Art Zwischenstadium, bevor weitere erfolgen.

Was das für Anpassungen sein könnten, auch hierzu geben die Tibeter interessante Hinweise. Die weiteren möglichen Höhenanpassungen betreffen die Atmung und den Folsäurestoffwechsel. Denn die Tibeter reagieren auf Sauerstoffmangel mit einer verstärkten und vertieften Atmung im Vergleich zu den Quechua und Aymara. Sie zeichnen sich somit durch einen ausgeprägten sogenannten *hypoxic ventilatory response* aus. Außerdem verfügen die Tibeter über genetische Mechanismen, die in den Folsäurespiegel im Körper eingreifen und so eine Verfügbarkeit dieses Vitamins sicherstellen. Die Folsäure ist ein essenzielles Vitamin und an Wachstums- und Zellteilungsprozessen im Körper beteiligt. Organe, wie das Knochenmark, die sich durch eine rasche Zellteilung auszeichnen, sind auf eine ausreichende Verfügbarkeit der Folsäure besonders angewiesen. Da durch den Sauerstoffmangel in der Höhe die Blutbildung stimuliert wird und Folsäure schneller bei hoher UV-Belastung zerfällt, wie es auf dem tibetanischen Plateau der Fall ist, sind genetische Anpassungen, die die Verfügbarkeit des Vitamins im Körper erhöhen, durchaus als sehr sinnvoll zu erachten.

Aber nicht nur in den extremen Höhen lassen sich Anpassungen nachweisen. Schon in moderaten Höhenlagen konnten wir dies in einigen Studien belegen. Als mittlere Höhenlagen werden Höhen bis 2500 Metern bezeichnet. Diese Höhenlagen werden jährlich von Millionen von Menschen aller Altersgruppen, zum Teil mit ausgeprägten Grunderkrankungen des Herz-Kreislauf-Systems, der Atmung und des Stoffwechsels, aus den unterschiedlichsten Gründen aufgesucht. Hier stellt sich nach allem, was wir bisher wissen, durchaus die Frage: Ist das eigentlich gesund? Erstaunlicherweise gibt es dazu in der Literatur kaum wissenschaftliche Studien. Zusammen mit Egon Humpeler aus Bregenz, einem Nestor der Erforschung der Wirkung moderater Höhen auf den Menschen, und Wolfgang Schobersberger von der Universität Innsbruck, mit dem mich bereits gemeinsame Studien in den Anden und den Alpen verbanden, fassten wir in den neunziger Jahren einen Beschluss. Es müsste eine groß angelegte Studie zu diesem Thema durchgeführt werden, auch weil es neben dem wissenschaftlichen Aspekt gerade für den Tourismus im alpinen Raum mit jährlich Millionen von Besuchern eine wichtige wirtschaftliche Bedeutung besitzt. Am Ende sollten es zwei Studien werden, weil nicht sofort alle offenen Fragen hinreichend geklärt werden konnten. Diese beiden Höhenstudien sind weltweit bis heute die umfangreichsten Untersuchungen ihrer Art zu den Auswirkungen einer moderaten Höhenexposition auf den Menschen.

Die *Austrian Moderate Altitude Study* (AMAS) wurde finanziell mit mehreren Millionen Schilling durch das österreichische Wirtschaftsministerium und eine Reihe von Tourismusverbänden unterstützt und hatte das Ziel, die gesundheitlichen Aspekte eines Urlaubs in den Bergen auf mittlerer Höhenlage zu untersuchen und mit einem Kollektiv in Tallage zu vergleichen. Zu den Kernfragen, die wir uns stellten, zählten: Welchem Gast kann ein aktiver Bergurlaub empfohlen werden? Wie lange soll im optimalen Fall dieser Aktivurlaub dauern? Welches sind die vom gesundheitlichen Stellenwert her betrachtet angemessenen Urlaubsinhalte? Welchen Gästen sollte von einem Bergurlaub abgeraten werden?

Im Sommer 1998 war es nach mehrjähriger Vorbereitung für die erste Studie endlich so weit. Da waren wir auch nicht mehr nur zu dritt, sondern nahezu zwei Dutzend Wissenschaftler, überwiegend Mediziner und Sportwissenschaftler aus Österreich und Deutschland, die sich mit ihren Teams am Forschungsprojekt beteiligten. Zwei Jahre später folgte die zweite Untersuchung. Die Abschlusssitzung mit allen Teams begann am Morgen des 11. November 2000 in der Universitätsklinik Innsbruck. Um kurz nach 9 Uhr wurden dann zahlreiche Kollegen über ihren Notfallpieper plötzlich aus der Sitzung gerufen. Was war geschehen? In Kaprun hatte sich einige Minuten zuvor das schlimmste Unglück in der Bergbahngeschichte ereignet, eine Brandkatastrophe, die am Ende 155 Personen das Leben kosten sollte. Wir unterbrachen daraufhin die Sitzung, legten neue Besprechungstermine fest, tauschten in den folgenden Monaten Datensätze aus und konnten im Frühjahr 2003 erste Ergebnisse publizieren.

Für die Studien waren Personen ausgewählt worden, die Übergewicht, Störungen im Blutzucker- und Blutfettstoffwechsel sowie einen Bluthochdruck aufwiesen. Dieses Krankheitsbild ist in der Bevölkerung mittleren Alters in den Industriestaaten weit verbreitet und stellt gesundheitspolitisch ein rasant zunehmendes Problem dar. Mediziner fassen diese Kombination unter dem Begriff *metabolisches Syndrom* zusammen. Die Zusammensetzung des Untersuchungskollektivs wurde auch gewählt, weil dieser Personenkreis einen Großteil der zahlungskräftigen Touristen im Sommer wie im Winter stellt. Die erste Studie wurde in Lech durchgeführt und umfasste 22 Männer im Alter von 35 bis 65 Jahren mit einem mittleren BMI von 31.7 (body mass index = Körpergewicht geteilt durch Größe in Metern zum Quadrat). Zunächst erfolgten Voruntersuchungen in Innsbruck, dann ein dreiwöchiger Wanderurlaub. Während dieses Höhenaufenthaltes in Oberlech am Arlberg (1700 m) unternahmen die Studienteilnehmer vier bis fünf von Sportmedizinern und Bewegungstherapeuten begleitete Wanderungen pro Woche. Jede diese Wanderungen dauerte drei bis fünf Stunden.

Zur Beurteilung der langfristigen gesundheitlichen Aspekte wurden eine Woche sowie sechs bis acht Wochen nach Abschluss des Höhenaufenthalts in Lech Nachuntersuchungen in Innsbruck durchgeführt. Es zeigte sich bei den Probanden unter anderem ein signifikanter Abfall der Herzfrequenz sowie des diastolischen und systolischen Blutdrucks. Im Verlauf des Höhenaufenthaltes kam es zu einer Reduktion des Körpergewichts im Mittel um zwei Prozent, und dies ganz ohne diätetische Maßnahmen. Dieser Gewichtsverlust beruhte im Wesentlichen auf einer Verminderung der Körperfettmasse; Körperwasser und fettfreie Körpermasse blieben nahezu unverändert. Als Maß für die Insulinresistenz wurde der HOMA-Index berechnet. Die Abkürzung HOMA steht für *Homeostasis Model Assessment.* Zur Bestimmung des HOMA-Indexes wird eine Blutprobe im nüchternen Zustand benötigt. Aus dieser werden die Werte für den Blutzucker und für das Hormon Insulin erfasst und so das Risiko einer Insulinresistenz bestimmt. Die Insulinresistenz ist ein entscheidendes Merkmal für einen manifestierten Diabetes mellitus Typ 2. Unsere Untersuchungen ergaben, dass der Glukose-Metabolismus, der ständige Auf-, Um- und Abbau von Zuckern im Organismus, essenziell für Gehirn und Muskeln, nach dem Höhenaufenthalt signifikant verbessert war. Auch die Störungen im Fettstoffwechsel, gemessen an den HDL-Cholesterin-Konzentrationen im Blut, wiesen eine signifikante Abnahme auf.

Neben diesen positiven Befunden, aus denen abgeleitet werden konnte, dass ein derartiger Höhenaufenthalt messbare kurative Vorteile für Personen mit metabolischem Syndrom mit sich bringt, spielte die Pilotstudie 1998 in Lech noch eine ganz wesentliche andere Rolle: Sie zeigte uns die Machbarkeit und Sicherheit einer solchen Studie. Dass vergleichbare Studien bislang nicht vorlagen, wird verständlich, wenn man berücksichtigt, wie hoch der Aufwand für die personelle Besetzung und die Rekrutierung von Probanden für derartige Studien ist. Die avisierte Altersgruppe ist meist noch berufstätig und der Zeitaufwand beträchtlich. Für die AMAS-Folgestudie im Jahr 2000 wurden gleichzeitig ein Kollektiv in Obertauern (Land Salzburg, 1700 m) und eines in Bad Tatzmannsdorf (Burgenland, 200 m) untersucht. Das Protokoll beider Studien war identisch mit jenem der Pilotstudie in Lech 1998. Insgesamt 85 Versuchsteilnehmer mit metabolischem Syndrom erfüllten die Einschluss-Kriterien und wurden von einem 36-köpfigen Forschungsteam betreut. Die Auswertung der AMAS-2000-Studie konnte die Ergebnisse der Pilotstudie in Lech bestätigen: Systolischer und diastolischer Blutdruck nahmen ab, der Fettstoffwechsel verbesserte sich, ohne spezielle Diät konnte die Fettmasse gesenkt werden, verschiedene psychologische Tests ergaben eine anhaltende Verbesserung der allgemeinen Befindlichkeit und Zufriedenheit, verbunden mit einer Abnahme körperlicher Beschwerden.

Da einige dieser positiven Veränderungen auch bei den Probanden in Tatzmannsdorf festgestellt werden konnten, galt es in einem weiteren Schritt zu klären: Was waren spezifische Urlaubs- und was höhenspezifische Effekte? Hier zeigte sich, dass die Probanden mit metabolischem Syndrom zunächst die Höhenlage gut tolerierten und bereits in der geringen Höhenlage in Obertauern (1700 m) eine signifikant erhöhte Neubildung von Erythrozyten nachzuweisen war. Es ist davon auszugehen, dass diese Neubildung den Sauerstofftransport ins Gewebe verbesserte.

Abschließend wurde in einer weiteren Studie untersucht, ob sich auch bei einem Kurzurlaub (sechs Nächte) in einem 4-Sterne-Wellness-Hotel in Oberlech (1700 m) positive

Veränderungen im Hinblick auf Stressbewältigung nachweisen lassen. Während ihres Aufenthaltes in Oberlech wurde mit den Probanden ein regelmäßiges Aktivprogramm durchgeführt. Für diese Studie konnten 13 gesunde Probanden (7 Frauen, 6 Männer) mit einem mittleren Alter von 36,5 Jahren gewonnen werden. Alle Teilnehmer waren im Gegensatz zu den vorhergehenden AMAS-Studien gesunde Probanden. Folgende Fragen standen nun zur Klärung im Vordergrund: Kann es, bedingt durch den moderaten Sauerstoffmangel in mittlerer Höhe, bei gleichzeitiger Durchführung eines aktiven Höhenurlaubs zu einer Steigerung der Zahl an sogenannten zirkulierenden Stammzellen kommen? Welchen Einfluss hat ein aktiver Höhenurlaub auf das sympathisch-parasympathische Nervensystem im Sinne einer Stressreduktion? Welche Auswirkungen hat ein alpiner Kurzurlaub auf die psychische Regenerationsfähigkeit?

Im menschlichen Körper zirkulieren sogenannte Progenitor- oder Stammzellen. Sie werden bei schweren Störungen der Gewebsdurchblutung aus dem Knochenmark freigesetzt und gelangen über die Blutbahn zum Zielorgan (etwa zum Herzen). Dort werden sie über den sogenannten Homingprozess aufgenommen und tragen zur Neubildung von Blutgefäßen und zu deren Funktionsverbesserung bei. Die Zahl der zirkulierenden Progenitorzellen ist umgekehrt proportional zum Risiko für Herz-Kreislauf-Erkrankungen. Und ebendiese Zahl der Progenitorzellen (gemessen mittels Durchflusszytometrie) im peripheren Blut stieg nach dem Aufenthalt in 1700 m signifikant an. Dies war die erste wissenschaftliche Beschreibung einer gesteigerten Stammzellzirkulation bei Personen ohne Vorerkrankung des Herz-Kreislauf-Systems.

In Zukunft könnte die Medizin der mittleren Höhen zum wissenschaftlichen Werkzeug der regenerativen Medizin werden und möglicherweise die Tür zu neuen therapeutischen Wegen öffnen. Aus den Veränderungen z.B. der Herz-Rhythmus-Variabilität lassen sich wichtige Informationen zur Belastung des Herz-Kreislauf-Systems und des autonomen Nervensystems, des Sympathikus und Parasympathikus, ziehen. Unter Herz-Rhythmus-Variabilität (HRV) versteht man die Variation der zeitlichen Abstände von Herzschlag zu Herzschlag. Der Abstand zwischen den einzelnen Herzschlägen ist nicht konstant, sondern variiert in einem bestimmten Ausmaß. Eine hohe Herz-Rhythmus-Variabilität wird als physiologisch günstig angesehen, eine niedrige HRV kann mit verschiedenen Krankheitsbildern assoziiert sein. Chronischer Stress kann zum Beispiel zu einer Reduktion der HRV führen. Unsere Untersuchungen ergaben, dass bereits während des kurzen Aktivurlaubs eine erhöhte HRV bei den Probanden beobachtet werden konnte. Die positive Entwicklung setzte sich auch nach dem Höhenaufenthalt fort. Die psychologischen Untersuchungen ergaben, dass während des Kurzurlaubs in Lech körperliche Beschwerden wie Übermüdung, Zeitdruck und Unkonzentriertheit abgenommen hatten. Sämtliche AMAS-Studien weisen demnach darauf hin, dass ein Aufenthalt mit leichtem Aktivprogramm in mittleren Höhen sowohl bei gesunden als auch bei Personen mit metabolischem Syndrom zahlreiche positive Gesundheitseffekte nach sich zieht.

Sportler und ihre Ärzte wissen das bereits seit Jahren und preisen die vorteilhaften Aspekte des Höhentrainings, insbesondere des intermittierenden Höhentrainings. Die Fakten über die Effizienz zur Leistungssteigerung sind jedoch alles andere als klar. Gleichwohl wird das Training in hypoxischen Umgebungen mit unterschiedlichen Trainingsschemata und in unterschiedlichen Höhen seit vielen Jahrzehnten weltweit hauptsächlich als Anreiz zur Steigerung der Ausdauerleistung eingesetzt. Diese Entwicklung kam vor allem durch die Olympischen Spiele 1968 in Mexiko-Stadt ins Rollen, die auf mittlerer Höhenlage von 2300 m ausgetragen wurden. Das intermittierende Höhentraining, kurz IH *(intermittent hypoxic)*-Training genannt, wird unter natürlichen (Höhenaufenthalt) oder artifiziellen Höhenkammer-Bedingungen durchgeführt. Auch das längerfristige Einatmen hypoxischer Gasgemische in Meereshöhe gehört dazu.

Das IH-Training besteht aus sich wiederholenden Hypoxie-Episoden, wobei unterschiedliche zeitliche Zyklen von Minuten bis Stunden gewählt werden und die Anwendung sich über Tage und Wochen hinziehen kann. Ziel dieser IH-Trainingsformen ist, dass eine erhöhte Anzahl von roten Blutzellen und die Bildung von neuen, kleinsten Gefäßen, den Kapillaren, anzuregen, so dass dadurch Stoffwechselprozesse im Gewebe optimiert werden können. Die Wissenschaftler Bonetti und Hopkins führten die erste große Metaanalyse zu den Auswirkungen von IH-Training auf die Leistung von Athleten durch. Es stellte sich heraus, dass Spitzenathleten davon am meisten profitierten. Es wurde aber ebenfalls deutlich: Nicht für jede Sportart ist das IH-Training gleichermaßen geeignet. Allgemeingültige Aussagen zu den Auswirkungen eines Höhentrainings sind deshalb schwer zu treffen. Dass in Höhenlagen über 1500 m pro 100 Höhenmeter die aerobe Leistung im Schnitt um ein Prozent abnimmt, heißt zum Beispiel, dass für die großen Muskelgruppen die Trainingsintensitäten in großer Höhe reduziert werden müssen. Die Abnahme der Leistungsfähigkeit beruht auf dem sinkenden Sauerstoffpartialdruck und macht sich besonders bei Ausdauersportarten wie Langstreckenlauf, Langlaufen und Radfahren bemerkbar, die eine Rekrutierung großer Muskelgruppen erfordern. Dies ist auch der Grund, warum für Mittel- und Langstrecken in der Höhe keine Spitzenzeiten erzielt werden können. Anders sieht dies bei Kurzstreckendistanzen bis zu 400 m und beim Weitsprung aus, Sportarten, die auf anaerobe Energiequellen zurückgreifen und die aufgrund der geringeren Luftdichte von dem geringeren Luftwiderstand in der Höhe profitieren können.

Zusammengefasst ist der Stand der Dinge, dass in der Tat ein geschicktes IH-Training die Leistungsfähigkeit in verschiedenen Sportarten steigern kann, allerdings vor Verallgemeinerungen gewarnt werden muss. Auch die Effekte kurzzeitiger Hypoxie-Exposition für ein paar Minuten über den Tag verteilt bedürfen einer weiteren Prüfung.

Neben der Sportmedizin interessiert sich zunehmend auch die Arbeitsmedizin für die Auswirkung von IT-Hypoxie, vor allem in verschiedenen Andenstaaten Südamerikas. Dort arbeiten mehrere zehntausend Arbeiter in den größten und am höchsten gelegenen Gold- und Kupferminen der Welt auf Lagen zwischen 3000 bis 5000 m. Außerdem werden hier die modernsten astronomischen Observatorien betrieben wie die Radioteleskope in ALMA in über 5000 m Höhe. Das Personal für den Betrieb dieser Industrie- und Forschungsanlagen arbeitet nicht nur in einem 24-Stunden-Schichtbetrieb, sondern pendelt täglich, wöchentlich oder monatlich zwischen dem hoch gelegenen Arbeitsplatz und den in der Regel mehrere tausend Meter niedrigeren Schlaf- und Wohnplätzen. Die gesundheitlichen Risiken, die mit einem derartigen Arbeitsprofil verbunden sind, sind Teil verschiedener national und international besetzter Forschungen. Der Bergbau ist für die Andenstaaten wirtschaftlich ein Kerngeschäft. Insbesondere Chile ist neben Brasilien und Peru der wichtigste Rohstoffproduzent in Südamerika und besitzt etwa 30 Prozent der weltweiten Kupferreserven. Im Jahr 2009 wurde der Wert der gesamten chilenischen Bergbauindustrie auf 31,5 Milliarden US-Dollar geschätzt, von denen nur etwa 140 Millionen US-Dollar aus dem Öl-, Gas- und Kohlebergbau stammten. In Bolivien liegen unter der Salzkruste des Salar de Uyuni im bolivianischen Hochland in 3600 m Höhe die vermutlich größten Lithium-Reserven der Welt, ein essenzieller Rohstoff zur Herstellung von Batterien. Deutschland hätte sich den Zugriff auf diese wichtige Ressource gern gesichert. Aber der Deal zwischen der deutschen Firma ACI Systems Alemania (ACISA) aus Baden-Württemberg und dem bolivianischen Staatsunternehmen YLB platzte Ende 2019 unerwartet.

Bei den großen internationalen und nationalen Bergbauunternehmen handelt es sich um High-Tech-Einrich-

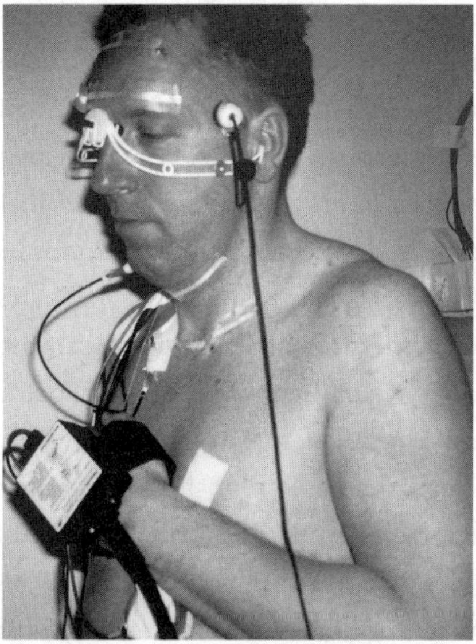

Humanphysiologische Versuche zur Durchblutung des Gehirns und der peripheren Blutgefäße in 4500 m Höhe in den südamerikanischen Anden

tungen, die rund um die Uhr in Betrieb sind und meist im Tagebau betrieben werden. Das Alter der Beschäftigten, die in der Regel aus verschiedenen südamerikanischen Ländern stammen, liegt zwischen 20 und 55 Jahren. Allein in Chile arbeiten in diesem Industriesektor derzeit rund 60 000 Menschen. Nur gelegentlich werden spezielle Teammitglieder aus Ländern wie Kanada, Australien und China eingeflogen. Die überwiegende Zahl der Arbeitnehmer stammt aus den Küstengebieten Südamerikas und ist nicht an Höhenlagen angepasst; Quechua oder Aymara, die angepassten Ureinwohner des andinen Hochlands sind unter dem Personal eher selten zu finden. Früher waren die Minenbetreiber in Chile nicht verpflichtet, sich an besondere Regeln oder Gesetze zu halten, um für die Belegschaft ein sicheres Arbeiten in großen Höhen zu gewährleisten. Seit 2012 aber müssen die Betriebe für eine kontinuierliche Gesundheitsüberwachung sorgen.

Achtzehn Jahre zuvor hatten wir zusammen mit chilenischen (Prof. Klaus Behn und Prof. Anibal Llanos) und peruanischen Physiologen (Carlos Monge und sein Team) das erste internationale Symposium zur Arbeit in großen Höhen, »Adaptación trabajo en altura«, in Copiapó im Norden Chiles durchgeführt. Einige Jahre später sollte an diesem Ort eine der spektakulärsten Rettungsaktionen in der Geschichte des Bergbaus unter weltweiter Anteilnahme stattfinden. In der unterirdischen Kupfer- und Goldmine *San José*, 45 Kilometer nördlich von Copiapó, war es am 5. August 2010 zu einem Grubenunglück gekommen. 33 Minenarbeiter wurden dabei 700 Meter tief unter Tage eingeschlossen. Mehr als zwei Monate mussten die Minenarbeiter auf Rettung warten, bevor am 13. und 14. Oktober alle Arbeiter über einen Rettungsschacht geborgen werden konnten. Unsere eigenen Untersuchungen zur Arbeitsbelastung im chilenischen Bergbau fanden im Tagebau der Mine La Coipa in der Region von Copiapó statt. Eine Studie unter Tage hatten wir bereits einige Jahre zuvor in Ghana durchgeführt.

Wir begannen unsere Forschungen mit Studien zur Blutbildung in der Höhe. Wir untersuchten Bergleute mit einem siebentägigen Schichtzyklus, das heißt, die Minenarbeiter waren sieben Tage lang auf Meereshöhe und danach sieben Tage in Höhenlagen über 3600 m. Diese Ergebnisse verglichen wir mit unseren eigenen Daten, sozusagen das nicht höhenadaptierte, nicht in der Höhenschichtarbeit eingesetzte Kontrollkollektiv. Es zeigte sich überraschenderweise, dass bei den chilenischen Minenarbeitern trotz ihrer jahrelangen intermittierenden Höhenexposition die akute Reaktion der Erythropoietin-Produktion und Freisetzung aus den Nieren im Vergleich zu uns nicht verändert war. Ferner zeigten die Bergleute eine Abnahme der EPO-Konzentrationen, noch während sie sich in der Höhe befanden. Das wiederum bedeutete, dass die Regulation der Erythropoietin-Produktion nicht nur vom Sauerstoffpartialdruck abhängen konnte, sondern nach einer initialen Phase andere Mechanismen die Kontrolle der Produktionsrate übernahmen. Damals kannten wir diesen regulatorischen Mechanismus noch nicht, heute wissen wir, dass der Aufbau und Abbau des »hypoxieinduzierten Faktors-1« (HIF-1 alpha) diese Kontrollfunktion übernimmt. Diese Transkriptionsfaktoren sind regulatorische Proteine. Sie sind in der Lage, durch Bindung an spezifische Regionen in der DNA, fördernd oder hemmend den Start einer Transkription im Zellkern zu beeinflussen, und greifen auf diese Weise regulierend in die Produktion von EPO ein. Für die Entschlüsselung und Beschreibung dieser zellulären Mechanismen, wie es über die Hypoxie im Gewebe unter anderem zu einer Stimulierung der EPO-Produktion kommt, haben drei Forscher 2019 den Medizin-Nobelpreis erhalten.

Dies zeigt auch, dass Forschungsergebnisse aus der angewandten Arbeits- und Umweltphysiologie wissenschaftliche Beiträge zur Grundlagenforschung liefern können. Darüber hinaus sind solche und andere Untersuchungen zum Schlaf-Wach-Rhythmus, zum Wasserhaushalt, zur UV-Exposition wichtig, um die Auswirkungen unterschiedlicher Schichtarbeitsmodelle auf die Gesundheit und Leistungsfähigkeit der Arbeitnehmer besser zu verstehen. Am häufigsten finden sich in den chilenischen Minen 7- bis 10-Tage-Zyklen mit 12-Stunden-Schichten. Geschlafen wird dann in speziellen Unterkünften auf Höhenlagen zwischen 2800 und 3200 m, wo die Bergleute Kantinen und Erholungsplätze finden. Ihre Schlafhöhe liegt somit normalerweise in einer wesentlich geringeren Höhe als ihr täglicher Arbeitsplatz auf 4000 bis 5000 m. Das bedeutet aber auch, dass die Bergleute während ihres Aufenthalts in der Höhe wöchentlich wechselnden Tag- und Nachtplänen sowie wechselnden hypobar-hypoxischen Bedingungen ausgesetzt sind. Diese Art der Schichtarbeit belastet den menschlichen Körper zusätzlich. Unfälle sind daher vorhersehbar, und die langfristigen Auswirkungen auf den menschlichen Körper sind noch nahezu unbekannt. Die vorliegenden Studien weisen darauf hin, dass Höhenschichtarbeit den zirkadianen Rhythmus, den Energiestoffwechsel, das kardio-vaskuläre System, den Hormonhaushalt und grundlegende Funktionen der Zelle, wie etwa die Zellteilung, beeinträchtigt. Das gesamte Spektrum der Auswirkungen intermittierender Höhenschichtarbeit dürfte noch nicht bekannt sein, so dass hier dringender Forschungsbedarf besteht. Eventuell müssen extrem hoch gelegene Arbeitsplätze wie in ALMA (5050 m) in einzelnen Gebäudeabschnitten künstlich mit Sauerstoff angereichert werden.

Allgemein bekannt ist hingegen, dass und welche Probleme auftreten, wenn wir unseren Körper unvorbereitet größeren Höhen aussetzen – so wie ich es getan habe. Die Höhenanpassung hängt, wie bereits ausgeführt, von der Aufstiegsgeschwindigkeit ab, von der absolut erreichten Höhe, der Schlafhöhe, dem allgemeinen Gesundheitszustand, jedoch nicht von der Ausdauerleistung. Außerdem sollte der Aufstieg in Stufen erfolgen. Für eine Höhe von 5000 m sind demnach mindestens, will man es vorschriftsmäßig machen, zwei bis drei Wochen Akklimatisation erforderlich. Erfolgt der Aufstieg zu schnell, zu anstrengend und zu hoch, kann – wie bei meinem ersten Aufstieg zur Blaueis-Hütte – ein Höhenkopfschmerz oder eine akute Bergkrankheit die Folge sein. In Höhen über 3000 m (in seltenen Fällen auch schon darunter) kann zusätzlich ein Lungenödem oder ein Hirnödem auftreten. Der ursächliche Auslöser dieser Krankheiten ist die Senkung des Luftdrucks und des damit einhergehenden Sinkens des Sauerstoffpartialdrucks, was zu einer verminderten arteriellen Sauerstoffversorgung des Gewebes führt. Die Schwere solcher Höhenkrankheiten kann durch andere Faktoren negativ beeinflusst werden. Dazu zählen unter anderem eine verminderte Atemantwort auf die verringerte Verfügbarkeit von Sauerstoff in der Höhe (Stichwort: *hypoxic ventilatory response*), ein verringerter Transport von Sauerstoff in die Organe, insbesondere während des Schlafes, eine ungleichmäßige Verengung der Blutgefäße in der Lunge aufgrund einer spezifischen Reaktion des Organs auf Sauerstoffmangel, eine vermehrte Flüssigkeitsansammlung im Gewebe, ein erhöhter Druck im Gehirn oder entzündliche Prozesse durch vermehrte Bildung von Sauerstoffradikalen.

Diese Veränderungen können unterschiedliche Krankheitsbilder nach sich ziehen. Der Höhenkopfschmerz (*high altitude headache, HAH*) ist dabei die häufigste Erkrankung, von der bis zu 80 Prozent der in großer Höhe lebenden Personen betroffen sind. Er wurde von der International Headache Society als Kopfschmerz definiert, der innerhalb von 24 Stunden nach dem Aufstieg auf 2500 m oder höher zu beobachten ist. Die Kopfschmerzen können isoliert oder als Teil einer akuten Bergkrankheit (AMS) auftreten. Wenn die Symptome ignoriert werden, können sich schwerwiegendere Erkrankungen wie ein Lungenödem (HAPE) oder ein cerebrales Ödem entwickeln (high altitude cerebral edema, HACE). Man vermutet, dass es aufgrund von Sauerstoffmangel im Gehirn zu einer Erweiterung, Dilatation, der Blutgefäße und zur Ausschüttung von Entzündungsmediatoren kommt sowie in der Folge zu einem Hirnödem. Wenn sich die ersten Anzeichen für einen HAH einstellen, wird empfohlen, den weiteren Aufstieg zu stoppen, sich zunächst auf der Höhe zu akklimatisieren und bei schwereren Symptomen gegebenenfalls auch so weit wie möglich abzusteigen.

Kopfschmerzen können auch als ein erster Hinweis für eine beginnende akute Bergkrankheit (*acute mountain sickness,* AMS) angesehen werden, neben dem Höhenkopfschmerz die häufigste Erkrankung bei Aufenthalten über 2500 m. Die akute Bergkrankheit verläuft normalerweise gutartig, kann aber durchaus schnell in schwere Höhenerkrankungen wie das Höhenlungenödem oder Höhenhirnödem übergehen. Hauptsymptome der akuten Bergkrankheit, die individuell stark variieren können, sind neben den Kopfschmerzen Müdigkeit oder Schwäche, Übelkeit oder Erbrechen, Atemnot, eine stark beschleunigte Atmung, Schlafstörungen und ein verminderter Durst. Die Symptome sind am zweiten und dritten Tag nach der Ankunft in der Höhe am intensivsten und verschwinden normalerweise fünf bis acht Tage nach Beginn, solange man nicht in höhere Lagen aufsteigt. Mehrere Untersuchungen haben gezeigt, dass die akute Bergkrankheit bei etwa zehn Prozent der Bergwanderer, die von Meereshöhe direkt auf 2500 m aufsteigen, auftritt – oder wie bei mir beim Aufstieg zur Blaueishütte auch schon darunter. Dieser Anteil steigt jedoch auf 30 bis 40 Prozent, wenn diese Personen auf 3500 m aufsteigen.

Da es eine Vielzahl von AMS-Symptomen gibt, die auch für andere Höhenkrankheiten wie HAH, HAPE und HACE typisch sind, wurde auf einem internationalen Höhensymposium in Lake Louise 1991 der gleichnamige »Lake Louise Score« festgelegt. Das Schema erwies sich in der Zwischenzeit als sehr einfaches, praktikables Mittel zur Unterscheidung der schwersten Höhenkrankheiten AMS, HAPE und HACE. Die Skala führt spezifische Symptome von AMS wie Kopfschmerzen, Magen-Darm-Beschwerden, Müdigkeit oder Schlafstörungen auf. Jedes dieser Symptome wird nun subjektiv von 0 (keine Symptome) bis 3 (schwere Symptome) bewertet. Zur Linderung einer mittelschweren bis schweren akuten Bergkrankheit kann man vor Ort Sauerstoff mit geringem Durchfluss (0,5 bis 1 l/min) mit einer Maske oder Kanüle verabreichen. Sofern möglich, ist auch hier ein sofortiger Abstieg in eine niedrigere Höhe angezeigt. Ähnlich wie beim Höhenkopfschmerz dürfte eine durch den Sauerstoffmangel hervorgerufene Gefäßdilatation, ein Flüssigkeitsaustritt in das Gewebe sowie die vermehrte Ausschüttung von Entzündungsmediatoren die Ursache für das Auftreten einer Bergkrankheit sein – nur im Vergleich zum HAH in einer verstärkten Form.

Das Lungenödem in großer Höhe (HAPE) ist eine lebensbedrohliche Erkrankung beim Höhenaufenthalt, die fälschlicherweise lange als Lungenentzündung angesehen wurde. Beim HAPE kommt es zur Einlagerung von Flüssigkeit in die Lunge, typisch in Höhen über 2500 m. Neben individuellen Vorerkrankungen sind auch beim HAPE zu schnelle Aufstiegsgeschwindigkeit, zu große erreichte Höhe, zu starke körperliche Anstrengung wichtige Auslöser. Bei bis zu fünf Prozent der Personen, die sich ohne Voranpassung rasch auf 4500 m begeben, kommt es zur Ausbildung eines Höhenlungenödems. Frauen scheinen weniger anfällig dafür zu sein als Männer. Nach dem »Lake Louise Consensus« ist das Vorhandensein von mindestens zwei der folgenden Symptome für HAPE charakteristisch: Atemnot in Ruhe, Husten, Schwäche, deutlich herabgesetzte physische Leistungsfähigkeit, Engegefühl in der Brust. Auch das Auftreten von mindestens zwei der folgenden Anzeichen kann ein Hinweis auf HAPE sein: Knistern oder Keuchen über mindestens einem Lungenfeld, eine zentrale blaurote Verfärbung der Haut und der Schleimhäute infolge von Sauerstoffmangel im Blut (Zyanose), eine beschleunigte Atmung oder ein beschleunigter Puls. Besonders gefährdet sind Personen, die schon in Meereshöhe beim Einatmen eines hypoxischen Atemgemisches oder bei körperlicher Belastung einen erhöhten Lungenarteriendruck und Lungengefäßwiderstand aufweisen. Der zu hoch ansteigende Druck führt zum Austritt von Flüssigkeit aus den Blutgefäßen in das umliegende Lungengewebe und gelangt bis in die Lungenbläschen (Alveolen). Die Flüssigkeitsansammlungen behindern den Gasaustausch zwischen den Alveolen und den vorbeiziehenden Erythrozyten in den Lungengefäßen. Hinzu kommt, dass die Areale in der Lunge, die jetzt zunehmend schlecht belüftet werden, durch einen lungeneigenen Reflex von der weiteren Durchblutung abgekoppelt werden. Das bedeutet für die noch intakten Lungenbereiche eine höhere Durchblutung und ein weiteres Ansteigen des pulmonalen Drucks. Ausgelöst durch den Sauerstoffmangel, den erhöhten Lungenarteriendruck, den Flüssigkeitsaustritt aus den Gefäßen und eine Überperfusion noch gesunder Lungenanteile verschärft sich die Situation sozusagen von selbst; es entsteht ein Teufelskreis. Nur so ist zu verstehen, dass auch sonst völlig gesunde, sportliche Menschen innerhalb eines Tages an einem Höhenlungenödem sterben können. Die Maßnahmen bestehen darin, körperliche Anstrengungen zu minimieren, den Betroffenen warm zu halten, Sauerstoff (2–4 L pro Minute) zu geben. Am besten ist der sofortige Abstieg / Abtransport in tiefere Höhenlagen. Ist dies nicht möglich, sollte unter ärztlicher Aufsicht der pulmonale Hochdruck mit Medikamenten gesenkt werden.

In über 4500 m Höhe gehört neben HAPE das Hirnödem (HACE) zu den gefürchtetsten Erkrankungen. Die Häufigkeit des Auftretens von HACE liegt bei 0,5 bis 1 Prozent. Die akute schwere Höhenkrankheit und HACE haben eine ganze Reihe von ähnlichen Symptomen. Die Erkrankten haben starke Kopfschmerzen, sind müde, erschöpft, erbrechen eventuell. Was aber unterschiedlich ist und auffällt, sind mit dem Verlauf der Erkrankung zunehmende neurologische Ausfälle wie Geh- und Stehstörungen (Ataxie), Verwirrtheit, Halluzinationen, Verhaltensänderungen, Krampfanfälle, Lähmungen. Deshalb spricht man medizinisch bei HACE auch von einer *Enzephalopathie*, einer Erkrankung, die die Funktion oder Struktur des Gehirns beeinflusst. Dies ist bei der akuten Höhenkrankheit nicht der Fall. Wie beim Lungenödem kommt es auch beim Hirnödem zu einer vermehrten Flüssigkeitsansammlung im Gewebe. Da aber der knöcherne Schädel keine Ausdehnung des Gehirns zulässt, führt ein Ödem rasch zu einem Druckanstieg und den bereits geschilderten Symptomen bis hin zu einer Atemlähmung mit Todesfolge. Die Behandlung verlangt einen sofortigen Abstieg oder eine sofortige Evakuierung, Sauerstoffgabe, Dexamethason oder eine Überdrucktherapie.

Wie in anderen extremen Umwelten – etwa Trockenheit oder Hitze – ist auch im Falle der Höhenexposition ein kurzer Blick in die vergleichende Physiologie sehr aufschlussreich. Natürlich liegt es in diesem Fall nahe, sich den Vögeln zuzuwenden. Zwei Arten sind hier bemerkenswert und in ihren höhenphysiologischen Leistungen besonders beeindruckend: Der Sperbergeier und die Streifengans. Der Sperbergeier ist ein Greifvogel aus der Unterfamilie der Altweltgeier. Er erreicht eine Flügelspannweite von bis zu 240 cm bei einem Körpergewicht von sechs bis neun Kilogramm. Sein Lebensraum sind die offenen Savannen Afrikas. Er ist mit einer nachgewiesenen Flughöhe von 11 274 m der absolute Rekordhalter. 11 274 m? Woher weiß man diese Höhe so genau? Nun, am 29. November 1973 kollidierte in exakt dieser Höhe ein Vogel mit einem Verkehrsflugzeug, das sich im Luftraum über Westafrika befand. Der Zusammenstoß beschädigte ein Triebwerk so stark, dass es vom Piloten abgeschaltet werden musste. Die Maschine konnte später sicher in Abidjan an der Elfenbeinküste landen. Bei der Inspektion am Boden fanden sich noch zahlreiche Federn im abgeschalteten Triebwerk, die zweifelsfrei einem Sperbergeier zugeordnet werden konnten. Dieser Höhenrekord besteht bis heute.

Die Streifengans oder indische Gans schreckt offensichtlich auch nicht vor extremen Höhen zurück. Streifengänse sind Zugvögel, die halbjährlich zwischen ihren Brut- und Überwinterungsgebieten hin- und herziehen. Die Brutplätze befinden sich vor allem in den Hochebenen Zentralasiens, in Südostrussland, Tibet, Teilen Nordindiens, der Mongolei und der Volksrepublik China. Zur Überwinterung überqueren sie den Himalaya und fliegen in den Süden Indiens. Hierbei wurde Streifengänse in Höhen um 9000 m beobachtet, was der Gipfelregion des Mount Everest entspricht. Der Luftdruck in diesen Höhenlagen beträgt nur noch ein Drittel wie auf Meereshöhe, entsprechend sinkt auch der Sauerstoffpartialdruck. Wenn dieser Druck beim Menschen in den Lungenbläschen unter 35 mm Hg sinkt, ist der Übertritt des Sauerstoffs aus den Alveolen in die Erythrozyten in der Blutbahn gefährdet.

Wie schaffen es Streifengans und Sperbergeier in noch viel höheren Regionen zu überleben? Hier spielen offensichtlich ein paar spezielle Anpassungen eine entscheidende Rolle. So konnte man in der Streifengans eine Mutation des Hämoglobins nachweisen. Diese Mutation betrifft die Aminosäure *Prolin,* die bei den Gänsen durch *Alanin* ersetzt wurde. Das befähigt die Streifengans, auch bei sehr niedrigen Druckverhältnissen den Sauerstoff schnell an das Hämoglobin zu binden. Weitere Anpassungen sind ein sehr starker *hypoxic ventilatory response*, eine Höhenanpassung, die wir auch schon bei den Tibetern gefunden haben, größere Lungen und damit eine größere Austauschfläche sowie eine vermehrte Anzahl von Mitochondrien in der Muskulatur, was die Diffusionsstrecken beispielsweise für Sauerstoff und Kohlendioxyd verkürzt. Nicht zuletzt arbeitet die Lunge eines Vogels generell effektiver als die von Säugetieren, da bei den Vögeln der Gasaustausch in der Lunge nach dem »Gegenstromprinzip« erfolgt. Dieses Gegenstromprinzip ermöglicht eine wesentlich bessere Ausschöpfung, da die Atemluft in verschiedenen Luftsäcken mehrfach entsprechende Membranen passiert – das kennen wir schon und nehmen an, dass so die Lungen des *Brachiosaurus brancai* im Museum für Naturkunde in Berlin gearbeitet haben. Unter anderem wegen dieser Funktion der Lungen gelten die Vögel als eigentliche Nachfahren der Dinosaurier. Aber all diese wunderbaren Anpassungen nutzen nichts, wenn man noch größere Höhen als Geier und Gans anstrebt – und ins All vordringen will.

GATEWAY
oder
DIE ULTIMATIVE REISE

Schwerelos – ein schweres Los?

Jetzt heben wir wirklich ab. Unsere Urahnen haben die Welt besiedelt – jetzt erleben wir den Beginn eines Aufbruchs ins All – die jüngste Epoche des Anthropozäns, das Kosmozän, wenn man so will. Keine Umwelt ist extremer, keine exotischer. Kann das gutgehen? Welche Bedingungen müssen dafür erfüllt sein? Können wir auf dem Mond oder dem Mars tatsächlich überleben, und wenn ja, wie sähe unsere Existenz dort aus? Gäbe es einen Nutzen für jene Menschen, die dann weiterhin auf der Erde leben?

Für einen Augenblick kehren wir an den Ausgangspunkt dieses Buches zurück – nach Westfalen. Anfang 1957 kauften meine Eltern ein kleines Baugrundstück am südlichen Rand von Benninghausen. Nur ein Weg führte damals dorthin. In den folgenden Jahren wurde dort eine ganze Siedlung aufgebaut, in der Flüchtlinge aus den Ostgebieten, aus Schlesien und Pommern, ihr neues Zuhause fanden. So kam es, dass der Pfarrer mit seiner Familie sinnigerweise in den Hexweg zog. Die Bauarbeiten für das Haus gingen trotz Hitzewelle im Juli mit über 35 Grad zügig voran, so dass Anfang Oktober Richtfest gefeiert werden konnte. Die Maurer hatten gerade den Kamin fertiggestellt und verputzt, da erschütterten 98 Minuten die Welt – und ein Maurer tat das, was er in diesem historischen Moment tun musste. Er nahm seinen Finger und zog ihn durch den frischen Verputz: *Sputnick.* So ist es noch heute, inklusive des charmanten Schreibfehlers, auf dem Boden des Hauses am Kamin zu lesen.

Der Start von Sputnik 1 am 4. Oktober 1957 markierte den Beginn des Wettlaufs ins All, der vom Westen zunächst als Bedrohung und dann als Herausforderung empfunden wurde. Als Bedrohung galt dabei nicht der piepsende Satellit, sondern die ihn transportierende Interkontinentalrakete, die das 80 Kilogramm schwere Objekt ins All befördert hatte. Das demonstrierte die technologische Stärke der Sowjetunion. Als dann mit dem ersten bemannten Raumflug von Juri Gagarin am 12. April 1961 noch nachgelegt wurde, waren die USA nicht mehr zu halten. Es folgte im Mai 1961 die Ankündigung von John F. Kennedy, bis zum Ende des Jahrzehnts einen Menschen zum Mond zu bringen, und 1962 in Houston an der Rice University seine legendäre Rede mit der Kernbotschaft: »Wir haben den Mond als Ziel gewählt, nicht weil es leicht zu erreichen ist, sondern gerade, weil es schwierig ist.«

Der Ausgang des Wettlaufs mit der Sowjetunion zum Mond ist bekannt. In den siebziger Jahren erlahmte dann das Interesse an der bemannten Raumfahrt und nahm erst wieder mit den Flügen des Space Shuttle Fahrt auf. Dabei zeigte sich jedoch, dass wiederverwendbare Trägersysteme zum Transport ins All eine sehr komplexe Technologie erfordern, so dass aus der damit beabsichtigten Kostenersparnis eine enttäuschte Hoffnung wurde. Tragische Unglücke wie die *Challenger*-Katastrophe beim Start 1986 oder der Absturz des Shuttles *Columbia* beim Wiedereintritt in die Erdatmosphäre nach einem zweiwöchigen Aufenthalt im All, die jeweils sieben Astronauten das Leben kosteten, machten der Ära der Shuttle-Missionen ein Ende. Bei der *Challenger*-Katastrophe war kurz nach dem Start der große Außentank explodiert. Beim *Columbia*-Absturz 2003 hatte es unbemerkt eine Beschädigung des Hitzeschildes des Space Shuttle gegeben, die den Astronauten beim Wiedereintritt in die Erdatmosphäre zum Verhängnis wurde.

Zweifellos sind die Gefahren eines Raumfluges bei Start und Landung besonders groß, aber auch der Aufenthalt im All in der Schwerelosigkeit birgt zahlreiche Gefahren und führt zu Anpassungsvorgängen im Organismus, denen die Weltraummedizin nachgeht. Sie hat dabei maßgeblich zur Entwicklung verschiedener Gegenmaßnahmen beigetragen, um trotz Schwerelosigkeit die körperliche und psychische Leistungsfähigkeit des Astronauten während des Raumfluges und vor allem bei Rückkehr in das Schwerkraftfeld der Erde zu gewährleisten. Um diese multiplen Anpassungsvorgänge, ihr Ausmaß und ihren zeitlichen Verlauf soll es in diesem letzten Kapitel gehen.

Das All ist für den Menschen die extremste Umwelt, in der er nur mit technischen Hilfsmitteln überleben kann. Um den Herausforderungen und der Komplexität der Anpassungsvorgänge bei einem Aufenthalt im All gerecht zu werden, ist es aus technisch-operationeller und medizinisch-physiologischer Sicht zunächst sinnvoll, unterschiedliche Kategorien in den Blick zu nehmen. Zu diesen Kategorien gehören zum Beispiel die zeitliche Dauer und das Ausmaß der Autonomie der Mission. Letzteres hebt darauf ab, dass bei einem Flug zum Mars nicht mit einer substanziellen Hilfe von außen gerechnet werden kann. Die Crew ist nahezu vollständig auf sich gestellt, und ihr Überleben ist von der einwandfreien Funktionstüchtigkeit der technischen Systeme an Bord eines Raumschiffs oder auf einer Mond-/Mars-Basis abhängig. Andere Kategorien müssen die unterschiedlichen Gravitationsbelastungen wie erhöhte Schwerkraft (Hypergravitation) während Start und Landung, die Schwerelosigkeit während eines interplanetaren Fluges, eine permanent verminderte Schwerkraft (Hypogravitation) bei einem Aufenthalt auf dem Mond oder Mars im Vergleich zu irdischen Verhältnissen berücksichtigen; hinzukommen noch artifizielle Schwerkraftbelastungen in Zentrifugen oder in rotierenden Raumschiffen der Zukunft, eine hypomagnetische Umwelt, kosmische Strahlung unterschiedlicher Herkunft sowie psychosoziale Probleme durch Isolation und Beengtheit.

All diese außergewöhnlichen Umweltbedingungen können bei einem Raumflug oder auf einer Mond-/Marsbasis den Organismus in vielschichtiger Weise beeinflussen. Das führt unter Umständen zu Beeinträchtigungen der Leistungsfähigkeit, der Gesundheit und des allgemeinen Wohlbefindens der Astronauten. So können beispielsweise Reaktionszeiten, Tastsinn, grob- und feinmotorische Bewegungsabläufe und die Muskelkraft Veränderungen im All unterworfen sein, die substanzielle Auswirkungen auf das Gesundheitsmanagement und die Trainingsprogramme der Astronauten haben und unter Umständen die Sicherheit der gesamten Crew beeinträchtigen. Hier gilt es festzuhalten, dass auch scheinbar marginale medizinisch-physiologische oder psychologisch-soziale Veränderungen im Rahmen von Kurzzeitflügen ins All sich bei Langzeitmissionen zu handfesten pathologischen Problemen auswachsen und den Erfolg einer ganzen Mission in Frage stellen können. Langzeitstudien in terrestrischen Laboren und Simulationsanlagen wie dem *:envihab* in Köln beim Deutschen Zentrum für Luft- und Raumfahrt, Isolationsanlagen wie SIRIUS in Moskau oder der Mock-up-Mars-Simulator in Houston im Johnson Space Center sowie die laufenden humanphysiologischen und -medizinischen Studien auf der Internationalen Raumstation ISS liefern hier wertvolle Erkenntnisse über die Langzeitauswirkungen auf den menschlichen Organismus. Solche terrestrischen humanphysiologischen Begleituntersuchungen – seien es wochenlange Isolationsstudien, Bed-rest- oder Kopftieflage-Studien – werden von der Öffentlichkeit kaum wahrgenommen. Für Raumfahrtmediziner sind diese Studien aber ein wichtiger und aufschlussreicher Bestandteil ihrer Forschung. Nur im Rahmen dieser begleitenden Untersuchungen können neue Methoden getestet und spezielle Anpassungen des Körpers, beispielsweise bei körperlicher Inaktivität, von unterschiedlichen Wissenschaften gleichzeitig an einem größeren Probandenkollektiv unter weitgehend standardisierten Bedingungen untersucht werden. Ich habe keinen Zweifel, dass ihre Bedeutung für die Planung und Durchführung von Langzeitflügen ins All in Zukunft deutlich zunehmen wird.

Die europäische Raumfahrtbehörde, European Space Agency (ESA), hat sich bereits frühzeitig mit den vielschichtigen medizinisch-physiologischen, psychosozialen und technischen Problemen, die bei einem Langzeitaufenthalt des Menschen im All eine Rolle spielen könnten, auseinandergesetzt. Es wurde erkannt, dass dem »Faktor Mensch« insbesondere bei Langzeitmissionen ins All eine kaum zu unterschätzende Rolle zukommt. Will man dieses Thema bearbeiten, hat man es naturgemäß mit einem maximal interdisziplinären Forschungsgebiet zu tun. Wissenschaftler aus den verschiedensten Fachgebieten wie Medizin, Physiologie, Psychologie, Soziologie, Biomechanik oder den Ingenieurswissenschaften sind gefragt und müssen für derartige Studien zusammengebracht werden, was ein Problem in sich darstellen kann. Interdisziplinär zusammenzuarbeiten und neue Erkenntnisse von einem Fachgebiet in das andere zu überführen fällt vielen Institutionen und ihren beteiligten Wissenschaftlern immer noch schwer – ist aber für die Raumfahrt unerlässlich. So saß ich in Gremien der ESA für die Planung von Studien mit Ernährungswissenschaftlern, Psychologen, Sportmedizinern, Ergonomen, Umweltwissenschaftlern, Ingenieuren, Maschinenbauern, Prozessentwicklern und Vertretern des Technischen Überwachungsvereins zusammen, um Systeme, Arbeitsabläufe, Wartungsaufgaben, Trainingsgeräte und Fitnessprogramme so zu gestalten, dass diese unter Ruhe-, Arbeits- und Erholungsbedingungen möglichst sicher, komfortabel und effektiv ablaufen und gleichzeitig die wissenschaftlichen Ziele erreicht werden konnten.

In den achtziger Jahren wurde von der ESA eigens eine interdisziplinäre Arbeitsgruppe mit dem Akronym SIMIS – Simulation Mission Study Group – eingerichtet. Die Aufgabe von SIMIS bestand darin, weltweit Simulationseinrichtungen wie Tauchkammern, Forschungsstationen unter Wasser, Bunkeranlagen oder andere sehr abgelegene Plätze auf der Erde zu identifizieren, in denen Menschen in Kleingruppen Langzeitflüge ins All simulieren können. Die daraus entstandenen wissenschaftlichen Arbeiten und Reports an die ESA geben weitreichende Empfehlungen zur Planung und Durchführung von Langzeitmissionen.

Aber sind solche bemannten Missionen ins All, mal abgesehen von den technischen Schwierigkeiten, die es noch zu meistern gilt, überhaupt notwendig? Sind sie bei sorgfältiger Kosten-Nutzen-Abschätzung sinnvoll? Sind die gewaltigen Ausgaben der bemannten Raumfahrt der Öffentlichkeit, dem Steuerzahler gegenüber zu rechtfertigen? Ich denke schon. Nehmen wir nur als ein bekanntes Beispiel das berühmte Hubble-Teleskop. Mit seiner Hilfe konnten entscheidende astronomische und kosmologische Fragestellungen geklärt werden, die zum Teil das bekannte Weltbild revolutioniert haben. Es wurde 1990 im Weltraum positioniert, aber aufgrund eines technischen Fehlers war es in der Erdumlaufbahn zunächst nur bedingt einsatzbereit. Erst durch Astronauten, die in mehreren Außenbordeinsätzen das Teleskop reparierten, erhielt es seine endgültige außergewöhnliche Leistungsfähigkeit.

Menschen auf der Erde profitieren vor allem im medizinischen Bereich aus den Errungenschaften in der Raumfahrt, denn weltraummedizinische Forschung zeichnet sich durch innovative wissenschaftliche Ansätze und neuartige technologische Umsetzungen aus. Das scheinbar sehr exotische, spezielle Fachgebiet hat eine häufig unterschätzte enge klinische Anbindung. Hierzu an dieser Stelle ein paar praktische Belege. Bei der Osteoporose-Forschung liegt das praktisch auf der Hand. Die Prozesse des Muskel- und Knochenumbaus im All verlaufen im Zeitraffer. Veränderungen, die hier auf der Erde nur in einer Zeitspanne von Jahren und Jahrzehnten gemessen werden können, ereignen sich in der Schwerelosigkeit innerhalb von Tagen und Wochen. Erkenntnisse und Methoden in der Raumfahrt fließen heute unmittelbar in den klinischen Alltag ein, wenn es zum Beispiel um Heilungsprozesse nach Muskel- und Knochenverletzungen sowie um Rehabilitationsmaßnahmen geht. Ein herausragendes Beispiel hierfür ist die inzwischen weit verbreitete Anwendung von Vibrationsplatten entweder zur Prophylaxe von Osteoporose im Alter oder zum Wiederaufbau der Muskel- und Knochenmasse nach längerer Immobilisation. Diese Platten wurden zunächst Anfang der neunziger Jahre in Bettruhe-Studien der ESA auf ihre Wirksamkeit getestet, um zu klären, ob sie geeignet sind, den Knochen- und Muskelverlust bei Astronauten unter Schwerelosigkeit zu vermindern oder wenigstens zu verzögern. Im immunologischen Bereich hat Weltraumforschungen dazu beigetragen, die Rolle von Stress und von Entzündungsprozessen bei der Tumorgenese besser zu verstehen. In den Ernährungswissenschaften hat die Raumfahrt die Entwicklung der Sondennahrung entscheidend vorangetrieben, und durch ihre Studien im All und auf der Erde die Rolle des Salz-Wasser-Haushaltes bei der Entstehung von Bluthochdruckerkrankungen durch neue Ansätze bereichert, etwa durch die anfangs schon einmal erwähnte Erkenntnis über die nicht-osmotische Speicherung von Natrium in der Haut. In den Neurowissenschaften tragen die Forschungen unter Schwerelosigkeit zu einem besseren Verständnis der Funktionsweise des Gleichgewichtsorgans und der Entstehung von Schwindel bei. Speziell für die Untersuchungen an Astronauten entwickelten Geräte, wie der Video-Okulograph, haben Eingang in Forschungsinstitute und Praxen gefunden. Die dafür gleichzeitig benötigten ultraschnellen Kameras und Software-Programme finden darüber hinaus heute bei Augenärzten Verwendung, die täglich tausendfach Korrekturen der Hornhaut des Auges, der Cornea, vornehmen. Hier ist eine extrem genaue Steuerung des Lasers elementar und wird durch die entsprechende Software sichergestellt. Was die Forschung der medizinischen Strahlungsbiologen und -physiker auf der ISS angeht, so tragen deren Ergebnisse unter anderem zu einem besseren Verstehen von Strahlungstherapien bei. Jährlich erkranken über 18 Millionen Menschen an Krebs. Die Hälfte von ihnen kann dank vielfältiger Behandlungsmethoden derzeit geheilt werden. Dabei kommt – je nach Krebsart – unter anderem die Strahlentherapie zum Einsatz. Vielversprechend ist in diesem Zusammenhang die Behandlung mit hochenergetischen Teilchen, insbesondere mit Protonen oder Kohlenstoffionen. Als Teil kosmischer Strahlung von der Sonne, der Milchstraße und fernen Galaxien treffen diese Teilchen auf die ISS und werden dort mit entsprechenden Verfahren auf ihre biologische Wirkung hin untersucht. Diese Erkenntnisse wiederum schlagen sich im sogenannten RasterScan-Verfahren nieder. Dabei wird durch eine Änderung der Ionenstrahlenergie und der magnetischen Felder, die die Teilchen ablenken, eine sehr präzise Zerstörung des Tumors im Gewebe erreicht. Umliegende Organe werden dadurch weniger in Mitleidenschaft gezogen als bei herkömmlichen Verfahren.

Ohne die bemannte Raumfahrt wären manche dieser Erkenntnisse, von denen wir gleich noch einige im Einzelnen betrachten, gar nicht oder zumindest später gemacht worden. Dabei blickt die bemannte Raumfahrt erst auf kaum mehr als ein halbes Jahrhundert Erfahrung zurück. Rund siebenhundert Menschen waren bislang im All, unterschiedlich lang, überwiegend Männer, nur zehn Prozent der Astronauten waren Frauen. Das Wissen um die Anpassungen und Belastungen eines Raumfluges basiert somit zurzeit noch im Wesentlichen auf Untersuchungen an Männern; es wäre sehr wünschenswert, wenn es hier in Zukunft einen Ausgleich geben könnte. Hinzu kommt, dass zahlreiche Aufenthalte nur Kurzzeitaufenthalte unter zwei Wochen waren. Die Anzahl der Langzeitflüge ins All hat erst in den letzten Jahren durch die Inbetriebnahme der Internationalen Raumstation (ISS) spürbar zugenommen. Den Rekord des längsten kontinuierlichen Aufenthalts hält immer noch der russische Arzt Dr. Waleri Poljakow mit einem Raumflug von 437 Tagen auf der MIR-Station in den Jahren 1994 bis 1995. Auch bei den kumulativen Rekorden für Langzeitaufenthalte in der Schwerelosigkeit, also aufgestellt durch mehrfache Flüge ins All, führen bis heute die russischen Kosmonauten die internationale Rangliste an. Rekordhalter ist mit 769 Tagen Alexander Kaleri im Zeitraum 1992 bis 2011, Sergei Awdejew mit 747 Tagen durch Flüge von 1992 bis 1999 und Oleg Kononenko mit 736 Tagen durch Aufenthalte auf der ISS in den Jahren 2008 bis 2019. Insbesondere die Langzeitflüge ins All mit ihren Zeitreihenuntersuchungen über mehrere Wochen und Monate hinweg haben unseren Kenntnisstand über die Anpassungen des menschlichen Organismus an die Schwerelosigkeit entscheidend verbessert. Wir wissen also durch die terrestrischen Versuchsreihen und die Flüge ins All mittlerweile einiges über die physiologischen Anpassungen der Organe und Organsysteme sowie über das Ausmaß der Veränderungen und die Zeitspannen, in denen diese Veränderungen erfolgen.

Beim Herz-Kreislauf-System und dem Salz-Wasser-Haushalt stellt sich nach etwa sechs Wochen ein stabiles Gleichgewicht ein. Auch über das Muskel- und Skelettsystem konnten zahlreiche neue Erkenntnisse gewonnen werden. So kommt es vor allem in den ersten zwei Monaten zu einem raschen Abbau der Stütz- und Haltemuskulatur im Bereich des Beckens und der unteren Extremitäten. Im Zuge dieser Veränderungen wird auch das dazugehörige Skelettsystem in Mitleidenschaft gezogen, so dass im Schnitt ein bis zwei Prozent der Knochenmasse des Menschen pro Monat verlorengehen, jedoch nicht gleichmäßig, sondern insbesondere dort, wo die Schwerkraft am deutlichsten den Bauplan prägt: der untere, lumbale Anteil der Wirbelsäule, das Becken, die Ober- und Unterschenkel. Die stärkste Abnahme an Knochenmasse haben die Forscher im Calcaneus, an der Hacke im Fußgewölbe ermittelt. Ein bis zwei Prozent, das klingt zunächst mal nach wenig, aber wenn ein Flug zum Mars hin und zurück drei Jahre dauert, führte dies zu einer beträchtlichen Abnahme der Knochendichte von circa einem Drittel. Die Knochendichte eines jungen, dreißigjährigen Astronauten entspräche dann bei Rückkehr einem Mann im Senium, Greisenalter, jenseits der achtzig Jahre. Keine gute Voraussetzung für eine komplikationslose Rückkehr in das Schwerefeld der Erde. Ähnliches gilt für die Langzeiteffekte erhöhter Strahlenexposition im All – worauf wir gleich noch gesondert eingehen werden.

Hinzu kommen psychologische Probleme bei Langzeitflügen durch das weitgehende Fehlen einer Privatsphäre, die Trennung von der Familie sowie interpersonelle Konflikte durch Territorial- und Dominanzverhalten einzelner Gruppenmitglieder, die Gruppenstruktur, das Gruppendenken und die Gruppendynamik – und dies alles forciert durch Stressoren wie Isolation, das Beengtsein, eine Reizverarmung oder Reizüberflutung, Bewegungsarmut, ein Gefühl der ultimativen Abhängigkeit von technischen Systemen, mangelnder Komfort und nicht zuletzt der Lärm an Bord. Durch Motoren, Experimente, Klimaanlage liegt zum Beispiel heute die Geräuschbelastung in manchen Modulen der ISS bei Werten von 60 bis 100 dB, was dem Lärmpegel eines vorbeifahrenden Autos entspricht. Darüber hinaus kann es durch die artifizielle Umgebung und den vorher festgelegten Arbeits- und Ruherhythmus der Mission zu einer Nivellierung endogener Biorhythmen kommen, wodurch das Schlaf-Wach-Verhalten beeinträchtigt wird, was wiederum die allgemeine Leistungsfähigkeit des Astronauten herabsetzt. Um das so weit wie möglich zu verhindern, ist die künstliche Beleuchtung im Raumschiff heute zwar der natürlichen so gut wie möglich nachempfunden, kann sie aber nicht vollständig ersetzen. Hinzu kommt das weitgehende Fehlen von sozialen Kontakten, von Familie, von den Freunden im Arbeits- und Freizeitbereich.

Russische Wissenschaftler unterscheiden nach ihren Untersuchungen eine Anfangsphase, die circa zwei Wochen dauert und durch Umstellungsvorgänge im Organismus gekennzeichnet ist. Im Anschluss erfolgt bis zum dritten Monat eine vollständige Anpassungsphase. Danach treten häufiger Schlafstörungen auf, die Aktivität der Besatzungsmitglieder lässt nach, und eine Einengung des Interessenspektrums ist zu beobachten. Erhöhte Erregbarkeit und Müdigkeit machen sich bemerkbar. Nach eigenen, gerade abgeschlossenen Langzeituntersuchungen auf der ISS zeigen die Astronauten überraschenderweise ausgeprägte rhythmische Schwankungen der Körperkerntemperatur im Verlauf von 24 Stunden. Eigentlich war man davon ausgegangen, dass durch den stetigen Wechsel von Tag und Nacht auf der Raumstation – immerhin geht dort an einem Tag die Sonne 16-mal auf und unter – der zirkadiane Rhythmus der Körpertemperatur durcheinanderkommt. Das ist aber nach unseren laufenden Untersuchungen für den Gesamtorganismus nicht der Fall. Ob Prozesse der Biorhythmik auf zellulärer und molekularer Ebene davon betroffen sind, muss noch geklärt werden.

Zusammengenommen tragen alle genannten Faktoren dazu bei, dass ein Langzeitflug ins All auch nach jahrelangem Training für Astronauten eine außergewöhnliche, wirklich extreme Belastung bleibt, die weit über den irdischen Erfahrungshorizont hinausgeht. Wie aber unterscheiden sich die vier unterschiedlichen Missionsszenarien: erdnaher Raum (ISS, Low Earth Orbit – LEO, Szenario 1), interplanetarer Raumflug (Transit, Szenario 2) oder ein Aufenthalt auf Mond (Szenario 3) und schließlich Mars (Szenario 4)? Da sind zunächst drei wichtige Parameter zu berücksichtigen: die Entfernung von der Erde, die unterschiedlich starken Gravitationskräfte (g) (Mikro-Gravitation, ein µg oder 10^{-6} g im LEO, 0 g während eines interplanetaren Transits, 0,16 g auf dem Mond, 0,38 g auf dem Mars) sowie die zeitliche Dauer der Reise. Die unterschiedlichen Missionsszenarien führen im Hinblick auf Gesundheit, Sicherheit und das Wohlbefinden der Crew zwangsläufig zu unterschiedlichen Belastungsprofilen. Darüber hinaus beeinflussen sie entscheidend die operationelle Planung sowie technologische Fragestellungen bis hin zur Konstruktion und Gestaltung entsprechender Raumschiffe oder Raumstationen, wobei man generell davon ausgehen kann, dass Gefährdungs- und Gesundheitsprobleme von Szenario 1 zu Szenario 4 substanziell zunehmen. Das liegt nicht zuletzt daran, dass eine Echtzeit-Telekommunikation mit wachsender Entfernung von der Erde zunehmend ineffizient wird. Für eine Mission zum Mars bedeutet das eine Zeitverzögerung von mindestens 40 Minuten. 20 Minuten braucht die Nachricht von der Erde bis zum Mars, und weitere 20 Minuten braucht die Antwort von dort zurück, wenn sie sofort erfolgt. Es leuchtet ein, dass bei solchem verzögerten Ablauf kein vernünftiger Dialog zwischen der Crew auf dem Mars und der Bodenstation zustande kommen kann.

Außerdem unterscheiden sich die Missionsszenarien beträchtlich im Hinblick auf Hilfe von der Erde zum Beispiel bei einem medizinischen Notfall. Im LEO kann ein Astronaut innerhalb von 24 Stunden zur Erde gebracht werden. Vom Mond würde dies ein paar Tage in Anspruch nehmen, wäre aber immerhin möglich. Bei einem Notfall während des Transits zum oder auf den Mars ist dies ausgeschlossen. Die Evakuierung würde mit den herkömmlichen

Antriebssystemen im günstigsten Fall Monate in Anspruch nehmen. Dementsprechend müssen die Szenarien 3 und 4 die höchste Missionsautonomie aufweisen. Was bedeutet, dass in der Planung für derartige Missionen ein Arzt mit an Bord ist, der vielleicht gleichzeitig als Kommandant und Vertrauensperson für die Missionsmitglieder fungiert.

Das Strahlungsrisiko wiederum ist bei den Szenarien 2, 3 und 4 gegenüber dem LEO substanziell erhöht, wenn keine entsprechenden Maßnahmen zur Abschirmung getroffen werden, wie beispielweise durch den Bau von Unterkünften auf Mond und Mars in Tunnelsystemen im Untergrund. Aber bevor wir daran denken können, Tunnelsysteme auf Monden und Planeten anzulegen, um uns vor den Auswirkungen kosmischer Strahlung zu schützen, ist es zumindest genauso wichtig, darüber zu sprechen, welche anderen grundlegenden Lebenserhaltungssysteme im Weltraum notwendig sind, um ein Überleben im All sicherzustellen – und diese Liste ist lang!

Die Lebenserhaltungssysteme in der Raumfahrt haben von ihren Ingenieuren vielfältige Namen für ihre spezielle Aufgaben bekommen: *Closed Equiliberated Biological Aquatic System*, *Bioregenerative Life Support System*, *Atmosphere Revitalization Subsystems*, *Environmental Control and Life Support System* oder *Controlled Ecological Life Support Systems Closed Ecology Experiment Facility*. Gemeinsam ist allen diesen Systemen, dass sie auf der einen Seite eine protektive Komponente besitzen, indem sie beispielsweise Kohlendioxyd (CO_2), das in unserem Stoffwechsel anfällt und mit der Atmung an die Umgebung abgeben wird, beseitigen, und auf der anderen Seite durch chemisch-physikalische Prozesse essenziellen Sauerstoff zur Verfügung stellen. Gleichzeitig haben diese Systeme eine Lebenserhaltungskomponente: Sie sollen energiereiche Substrate, die zum Verzehr geeignet sind, liefern. Diese regenerativen Lebenserhaltungssysteme (*Biological Life Support Systems*) sind, wenn sie ihren Zweck erfüllen sollen, auf die pflanzliche Photosynthese angewiesen, die CO_2 und Wasser unter der Nutzung von Lichtenergie in Kohlenhydrate und Sauerstoff umwandelt und dabei chemische Energie liefert. Um voll wirksam zu sein, müssen neben ausreichenden Konzentrationen von CO_2 in der Umgebungsluft auch andere Umweltparameter stimmen, wie beispielweise der Feuchtigkeitsgehalt des Nährbodens, die Temperatur und der Barometerdruck sowie Licht von geeigneter Wellenlänge. Die Kulturen in diesen künstlichen Systemen sind zumeist als Monokulturen angelegt, so dass die Pflanzen in kein natürliches Biotop eingebunden sind, was, wie aus terrestrischer Erfahrung hinreichend bekannt, Risiken in sich birgt. Das Fehlen der Gravitation ist allerdings der größte Nachteil, denn die meisten bislang entwickelten Systeme verwenden Landpflanzen. Diese sind in ihrem Wachstum gravitrop, das heißt von der Schwerkraft abhängig, und gedeihen nach bisherigen Zuchtversuchen im All unter Schwerelosigkeit schlecht beziehungsweise gar nicht oder bringen keine essbaren Früchte hervor. Vermutlich ist hierfür die unter Schwerelosigkeit fehlende thermische Konvektion um die Wurzeln der Pflanzen herum verantwortlich. Deshalb wurde unter anderem das CEBAS-System entwickelt, das im aquatischen Milieu und unter Verwendung nichtgravitroper Pflanzen Biomasse produziert und neben pflanzlichem Material auch tierisches Eiweiß liefern kann.

In sich völlig geschlossene Systeme, die abgeerntet werden können, wird man wahrscheinlich in absehbarer Zeit nicht konstruieren können. Warum? Meist muss an irgendeiner Stelle im System entweder etwas zugeführt und an anderer Stelle etwas beseitigt werden. Die Systeme bezeichnet man deswegen als »halboffen«. Die Korrekturen eines solchen Lebenserhaltungssystems kosten Energie, was man vermeiden möchte, weshalb die Ingenieure weiter an geschlossenen Systemen arbeiten. Aus ernährungsphysiologischer Sicht schützt eine abwechslungsreiche Kost vor Mangelzuständen. Deshalb plädieren Mediziner und Psychologen bei Langzeitaufenthalten für eine möglichst große Vielfalt von frischen, durch die Astronauten selbst geernteten Nahrungsmitteln. Das ist auch aus psychologischer Sicht zu empfehlen, weil das Säen und Ernten für Abwechslung in einer sonst monotonen Umgebung sorgt und es ermöglicht, zu agieren, statt nur zu reagieren.

Es mag überraschen, aber der Verlust von Appetit gehört zu den am häufigsten beklagten Symptomen bei einem Raumflug. Deshalb dreht sich im Vorfeld vieles um die Ernährung von Astronauten. Heute kreieren Sterneköche in Zusammenarbeit mit Ernährungswissenschaftlern die mehrgängigen Tagesmenüs, und die Astronauten wählen schon Monate vor ihren Raumflügen Lieblingsgerichte aus, das sogenannte *bonus Food* oder die *special meals* zu besonderen Anlässen. Der künftige deutsche Astronaut Matthias Maurer, der Ende 2021 auf die Raumstation starten soll, wird dafür ein spezielles Gericht aus seiner Heimat, dem Saarland, mitnehmen: Ragout vom Reh und Hoorische, das der Chefkoch der Taverne in Perl-Borg, Christian Heinsdorf, vorgeschlagen hat. Er muss dieses Essen natürlich von einem zertifizierten Unternehmen unter strengen Auflagen herstellen und weltraumtauglich konservieren lassen. Die einzelnen Schritte hierzu werden von Spezialisten der Europäischen Weltraumorganisation ESA überwacht. Das Menu ist eines von beinahe 100 Speisen und 20 verschiedenen Getränken, auf die der Astronaut Maurer zurückgreifen kann. Das ist wichtig. Aufgrund der Vielzahl der entsprechenden Gerichte erfolgt somit eine Wiederholung der Mahlzeiten mit genügend zeitlichem Abstand, und das erfreut die Sinne und das Gemüt. Dies ist keine neue Erkenntnis des Raumfahrtzeitalters; schon die alten Lateiner wussten: *variatio delectat* – Abwechslung erfreut. Und das Essen, besonders das Essen in Gemeinschaft, ist eine hervorragende Gelegenheit, im All-Tag innezuhalten, sich mit den anderen auszutauschen und unter Umständen über den Tag hin aufgestaute Spannungen abzubauen. Dies belegen zahlreiche Berichte unter anderem von U-Boot-Personal und von Überwinterern in Antarktisstationen. Dort ist bekanntlich der Koch, neben dem Kapitän oder Missionsleiter, die unangefochten wichtigste Person.

Auf der ISS oder in naher Zukunft auf den Mond- und Mars-Stationen ist jedoch noch kein Koch vorgesehen. Was müssen die Köche also vor Reiseantritt der Astronauten bedenken, mal abgesehen davon, dass jeder eben seine eigenen Geschmacksvorstellungen hat? Gibt es spezielle limitierende Faktoren in dieser extremen Umwelt, die es zu berücksichtigen gilt? Früher wurden sämtliche Gerichte bis zur Unkenntlichkeit püriert, zu Würfeln geformt und in Plastik eingeschweißt oder in Tuben verbracht. Diese Darreichungsform dürfte gewiss kaum ein Gaumenschmaus gewesen sein. Gefriergetrocknet werden einige Speisen auch heute noch, um Gewicht und Platz zu sparen, aber mit jedem Versorgungsschiff, das an der ISS andockt, werden auch frisches Gemüse und Obst auf die Raumstation gebracht. Was die Verpackung der Nahrung angeht, so sind weiterhin spezielle Gesichtspunkte im All zu berücksichtigen. Zum einen sollte sie leicht zu öffnen sein, anderseits das Eindringen von Keimen während der monatelangen

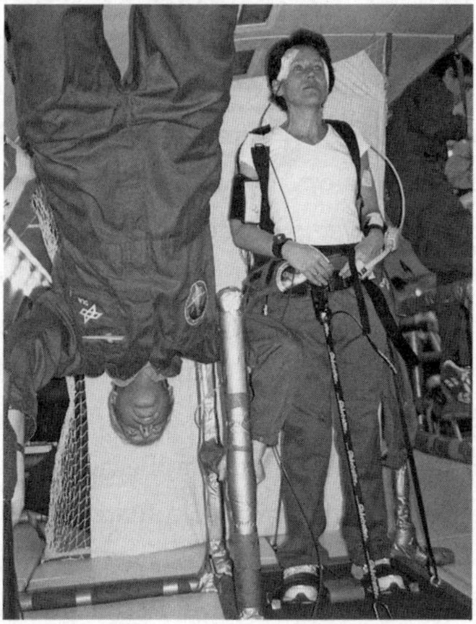

Parabelflug

Lagerung unbedingt verhindern. Eine Lebensmittelvergiftung bei einer Raumfahrtmission würde einem Worst-case-Szenario gleichkommen. Dann sollte beim Öffnen sichergestellt sein, dass keine Splitter, sei es Metall oder Plastik, entstehen können, die unter Umständen im Innenraum der ISS schwebend eingeatmet oder ins Auge fliegen könnten.

Bei der Zubereitung der Menüs muss der im wahrsten Sinne doppelte *Sterne*-Koch so gut wie möglich auf Salz verzichten, da dieses einem beschleunigten Abbau von Kalzium aus den Knochen Vorschub leistet. Solcher Abbauprozess ist durch die Schwerelosigkeit ohnehin beschleunigt, was Raumfahrtmedizinern sowieso schon Kopfzerbrechen bei Langzeitmissionen bereitet. Er muss darüber hinaus auf scharfe Gewürze zurückgreifen, denn die Geschmackssinne im Nasen- und Rachenraum sind abgeschwächt – und nichts richtig riechen oder schmecken zu können ist ein schmerzlicher Verlust. Bei den Astronauten beruht dieser Sinnesverlust vermutlich darauf, dass es durch die Flüssigkeitsverlagerung von den Füßen zum Kopf hin, dem *fluid shift*, zu einer ödematösen Schwellung der Haut und Schleimhäute kommt. Hierdurch wird die Übermittlung von Signalen der Geschmackszellen im Gewebe der Zunge – wie süß, sauer, bitter, salzig, scharf oder fleischartig – erschwert. Hinzu kommt, dass das Essen nicht blähen darf, und bei den Getränken muss darauf geachtet werden, dass diese keine Kohlensäure enthalten. Letzteres könnte dazu führen, dass gleichzeitig aus dem Magen Nahrungsbestandteile mit aufgestoßen werden und so Erbrochenes in die Luftröhre gelangt, ein unter Umständen lebensgefährliches

Ereignis. Alkohol ist auf der ISS offiziell verboten, aber es gibt unbestätigte Gerüchte, dass kleine Mengen doch auf geheimen Wegen an Bord gelangt sind.

Hat aber die Allgemeinheit von diesen exotischen, extrem teuer herzustellenden Weltraumgerichten – auch ohne die besonderen Zubereitungskosten des Kochs kostet es immerhin mehr als 20 000 Euro, ein Kilogramm auf die Raumstation zu bringen – irgendetwas? Ja, alltäglich, weltweit. Nicht umsonst trägt in der Intensivmedizin die künstliche Ernährung eines Patienten über Sonden den Namen »Astronautennahrung«. Damit werden in flüssiger Form sämtliche täglich erforderlichen Nahrungsbestandteile wie Kalorien, Nährstoffe und Spurenelemente bereitgestellt. Sie hat es als Produkt für Astronauten nicht ins All geschafft, aber ihre Entwicklung in den 1960er Jahren führte dazu, dass die Astronautenkost am Ende der Dekade erstmals erfolgreich bei chronischen Darmerkrankungen eingesetzt wurde und heute aus der Intensivmedizin nicht mehr wegzudenken ist.

Das Problem, den Appetit in der Schwerelosigkeit zu behalten, ist zwar nicht vollkommen gelöst, aber in den letzten Jahrzehnten offensichtlich erkannt und zumindest entschärft worden. Allerdings ist der Appetitverlust nur eines von vielen kleinen und größeren Problemen, denen sich der Astronaut ausgesetzt sieht, die bereits angesprochen wurden, aber jetzt nochmals eingehender behandelt werden sollen. Da ist insbesondere in den ersten Tagen des Raumflugs z. B. die Übelkeit, die *space motion sickness*, ausgelöst durch inkongruente Informationen, die das Gehirn vor allem vom Gleichgewichtsorgan im Innenohr und den Augen empfängt. Der Konflikt bei der Verarbeitung der Sinneseindrücke im Gehirn entsteht, weil der optische Apparat Änderungen der Lage des Körpers im Raum wahrnimmt, entsprechende Informationen aus dem Innenohr aber in der Schwerelosigkeit fehlen. Unwohlsein und erhöhter Stress durch permanente Leistungsanforderungen können sich in den folgenden Tagen und Wochen im All aufsummieren und zu Erschöpfungszuständen und Schlaflosigkeit führen. Die Entlastung der Wirbelsäule, insbesondere im Bereich der Lendenwirbel, macht sich durch Rückenschmerzen bemerkbar, was die Erholung obendrein erschwert. Die Rückenschmerzen entstehen dadurch, dass die unter terrestrischen Bedingungen S-förmig gebogene Wirbelsäule im All eine gestreckte, geradere Form annimmt und die Nerven des Rückenmarks bei diesem Vorgang gedehnt werden. Darüber hinaus kommt es zu Klagen über Kopfschmerzen, die mit dem *fluid shift* in Verbindung gebracht werden. Vereinzelt berichten Astronauten über Diarrhöen, Verstopfung, sensorische Missempfindungen, trockene, rissige Haut, die schlecht heilt, allergische Reaktionen und Pilzinfektionen.

Mit der Länge der Mission nehmen auch psychologische Probleme wie Depression, Angst, Gereiztheit zu, die die mentale Leistungsfähigkeit, die Konzentrationsfähigkeit, das Interesse allgemein, die psychische Stabilität und die Belastbarkeit der Astronauten herabsetzen können. Russische Raumfahrtmediziner, die erfahrensten in Fragen zu den Auswirkungen von Langzeitaufenthalten im All, bezeichnen diesen Zustand, der durch allgemeine Schwäche und Kraftlosigkeit des Astronauten gekennzeichnet ist, als *Asthenia*. Verantwortlich für die Kraftlosigkeit sind unter anderem handfeste physiologische Anpassungen unter Schwerelosigkeit, wie neben dem bereits erwähnten Verlust an Muskelmasse auch eine Verringerung des Blutvolumens und der roten Blutzellen, die für den Sauerstofftransport zu den Zellen verantwortlich sind. Warum es zu diesem Abbau von Erythrozyten kommt, wird aktuell gerade unter Wissenschaftlern heiß diskutiert. Bislang ging man davon aus, dass es durch den *fluid shift* im All zu einer zu großen Blutvolumenansammlung im Brustkorb (Thorax) kommt. Hierdurch wird die Freisetzung des blutbildenden Hormons Erythropoietin, EPO, aus der Niere unterdrückt, eine Beobachtung, die wir mit eigenen Untersuchungen auf Shuttle- und MIR-Missionen untermauern konnten. Diese verminderte Freisetzung von EPO würde dazu führen, so die Annahme, dass insbesondere junge, noch nicht vollständig ausgereifte Erythrozyten, sogenannte Retikulozyten, in der Milz herausgefischt und aktiv zerstört werden. Für diesen Prozess wurde eigens eine Bezeichnung geprägt: *Neocytolysis*, die Zerstörung junger Zellen. Aufgrund der Analyse terrestrischer Versuche, bei denen es zu schnellen Veränderungen des zentralen Blutvolumens im Thorax gekommen ist, hegt man jetzt jedoch Zweifel daran, ob dieser Zusammenhang so stimmt. Warum ist das wichtig? Es gibt eine Vielzahl von Erkrankungen, die mit einem erhöhten Blutvolumen und einer erhöhten Anzahl von Erythrozyten einhergehen und deren pathophysiologische Mechanismen noch nicht hinreichend verstanden sind. Ein Verständnis der Abläufe ist aber notwendig, wenn man Ansatzpunkte für therapeutische Maßnahmen finden will.

Für den Astronauten bedeutet die Abnahme der roten Blutzellen zunächst eine Minderung der physischen Leistungsfähigkeit. Um dieser Entwicklung entgegenzusteuern, trainieren die Astronauten täglich zweieinhalb Stunden Kraft und Ausdauer; wenn eine Rückkehr zur Erde bevorsteht, wird dieses Training noch intensiviert. Das alltägliche Leben und Sich-Bewegen in der Schwerelosigkeit erfordert, wenn keine besondere Anlässe vorliegen, wie beispielsweise Arbeiten außerhalb der Raumstation, so gut wie keinen Kraft- und Energieaufwand, was zur Folge hat, dass die Herz-Kreislauf-Belastung, die Durchblutung des Muskelgewebes, selbst die Belüftung der Lungen auf ein Minimum herabgesetzt sind. Noch nicht einmal orthostatische Belastungen, wie sie beim Aufstehen entlang der Körperachse unter terrestrischen Bedingungen entstehen, fallen unter Schwerelosigkeit an. Das Erfordernis, im All motorische Bewegungen sehr exakt durchführen zu müssen, zum Beispiel bei Andockmanövern, jedoch bleibt. Dies ist eine besondere Herausforderung für den Astronauten, da die motorischen Programme für Bewegungsabläufe unter Schwerkraftbedingungen vor allem im Kleinhirn abgelegt worden sind. Diese Programme müssen jetzt unter Schwerelosigkeit sozusagen ein *update* erfahren, was unter anderem Informationen über die Körperhaltung und die Kraftentwicklung in beteiligten Muskelgruppen miteinschließt.

Hier zeigen sich auch die Limitationen terrestrischer Begleitstudien, wie zum Beispiel der Bedrest-Studien. Bei diesen Simulationsstudien auf der Erde hat die Versuchsperson durch taktile Sinnesreize zusätzliche Informationen über die körperliche Lage im Raum, die in der Schwerlosigkeit wegfallen. Nichtsdestoweniger bleiben terrestrische Begleitstudien wichtig, denn einige Anpassungen im All sind tendenziell mit Veränderungen während strikter Bettruhe vergleichbar. Schon in den 1960er Jahren wurde erkannt, dass die Minderbelastung verschiedener Organe und Organsysteme im All insbesondere das Herz-Kreislauf-System und das Muskel- und Skelettsystem belastet, wie man es bei Bettruhe – wenn auch in abgemilderter Form – beobachtet. Um einer weitreichenden Dekonditionierung beziehungsweise Funktionsverlusten und strukturellen Degenerationen im Organismus vorzubeugen, wurden deshalb dem Astronauten tägliche konsequente Trainingsprogramme auferlegt und dafür zum Teil neue Trainingsgeräte entwickelt. Dabei galt es, mehrere Aspekte zu berücksichtigen, wie Trainingsintensität, Trainingsumfang und Sicherheit. Da Gewichte in der Schwerelosigkeit als Trainingsreiz ohne Wirkung sind, ist man bei der Konstruktion von Trainingsgeräten auf elastische Widerstände – wie zum Beispiel Gummibänder – angewiesen oder erzeugt elektromagnetische oder pneumatische Widerstände, die mit Muskelkraft überwunden werden müssen. Für Ausdauerbelastungen, die insbesondere das Herz-Kreislauf-System vor einer zu starken Dekonditionierung schützen sollen, dienen auf der Raumstation ein Laufband, ein Fahrradergometer und ein Rudergerät. Zum Training großer Muskelgruppen mit hohem Kraftaufwand steht neuerdings das *Advanced Resistive*

Exercise Device, kurz genannt ARED, zur Verfügung – wie man hört, der neue Liebling aller Astronauten auf der ISS. Der Astronaut sitzt beim ARED in der Mitte eines aus mehreren Stangen zusammengesetzten Trainingsgerätes, dessen einzelne Glieder entweder mit den Füßen, dem Rücken oder den Armen gegen interne, durch Luftdruck erzeugte Widerstände bewegt werden können. Hierdurch werden beispielsweise sehr dosierte Kniebeugen ermöglicht, und Übungen wie das Bankdrücken und Kreuzheben können mit der nötigen Sicherheit durchgeführt werden. Der Astronaut trainiert somit beinahe die gesamte Muskulatur.

Sowohl die Muskulatur als auch das Skelettsystem benötigen diesen Stimulus in Form mechanischer Beanspruchung, man spricht hier von *strain*, um ihre Struktur zu behalten. Unter den Bedingungen der Schwerelosigkeit sinkt diese Beanspruchung, wie besprochen, bekanntlich auf ein Minimum, und bereits nach ein paar Tagen im All ist eine Muskelatrophie zu verzeichnen, einhergehend mit strukturellen und funktionellen Veränderungen der Muskulatur. Diese Atrophie ist besonders ausgeprägt in der Haltungsmuskulatur, welche den Körper gegen die Schwerkraft stützt. Ohne Anwendung von Gegenmaßnahmen verlieren Astronauten bis zu 20 Prozent ihrer Muskelmasse bei einer kurzen Mission und bis zu 50 Prozent während Langzeitmissionen. Dieser Verlust ist ausgeprägter in den Muskelgruppen, die strecken, als in jenen, die beugen. Die Beinmuskulatur ist mithin am deutlichsten vom Verlust an Muskelmasse betroffen. Das ist ein ernstes Problem, wenn sich der Astronaut nach langer Schwerelosigkeit wieder einer Umwelt mit Schwerkraft aussetzt, sei es auf dem Mond, dem Mars oder bei Rückkehr auf die Erde. Deshalb ist ein Krafttraining zum Erhalt der Muskulatur bei einem Raumflug unerlässlich.

Eng an die Veränderungen der Muskulatur sind auch die des Skelettsystems geknüpft. Ohne eine adäquate Beanspruchung, diesen *strain*, kommt es zu einem Ungleichgewicht zwischen Knochenauf- und -abbau. Der Verlust der Knochenmasse liegt bei durchschnittlich ein bis drei Prozent pro Monat. In Arealen mit besonders geringer Belastung nimmt die Knochendichte um bis zu zehn Prozent ab. Das hebt nochmals die Bedeutung von konsequenten Trainingsprogrammen und speziellen Trainingsgeräten für dieses Organsystem hervor. Bei der Entwicklung derartiger Geräte spielen allerdings nicht nur sportmedizinische und sportphysiologische Aspekte eine Rolle, sondern auch die Auswirkungen auf die Raumstation selbst. Intensives Training führt zu Erschütterungen und Vibrationen, die die gesamte Raumstation und die darin stattfindenden Experimente beeinträchtigen können. Vor allem physikalische Experimente können hiervon betroffen sein. Deshalb werden entsprechende Pilotstudien zum Beispiel von Vibrationsmessungen begleitet. Dies trifft insbesondere auch für laufende Studien zur Nutzung von Vibrationsplatten, wie beispielweise der *Powerplate*, im All zu. Diese neuartige Technologie hat unter terrestrischen Bedingungen erstaunliche Resultate für Erhalt und Aufbau von Muskelgeweben und Skelettstrukturen gezeigt. Die hochfrequenten Vibrationen lösen Sehnen- und Muskeldehnungsreflexe aus, und um diese auszugleichen, spannen und entspannen sich die Muskeln in extrem schneller Folge. Dadurch kommt es zum Muskelaufbau, zu einer besseren Durchblutung der Muskulatur und gleichzeitig durch den Zug der Muskelsehnen an den Ansätzen zum Knochen zu einem Stimulus für Knochenwachstum. Ein günstiger Nebeneffekt der Anwendung solcher Vibrationsplatten könnte in Zukunft sein, dass unter Umständen die Trainingszeiten im All, zumindest für den Knochen- und Muskelaufbau, verkürzt werden könnten. Zusätzliche Gabe von pharmakologischen Substanzen – etwa die Gabe von Aminosäuren zur Stimulation der Proteinsynthese – zum Erhalt der Muskulatur und des Skelettsystems sind in der Erprobung.

Die Verringerung der Knochenmasse hat nicht nur negative Auswirkungen auf die Stabilität des Skelettsystems; es kommt außerdem durch den beschleunigten Abbau zu einem kritischen Anstieg der Kalziumkonzentrationen im Harn. Diese wiederum erhöhen deutlich das Risiko für die Bildung von Nierensteinen, was unter Umständen zu medizinischen Notfällen während einer Raumfahrtmission führen kann. Wer einmal eine Kolik durch den Abgang von Gallen- oder Nierensteinen erlebt hat, weiß, wie schmerzhaft, geradezu maximal quälend das sein kann! Und das Schmerzempfinden verändert sich nach augenblicklichem Erkenntnisstand im Gegensatz zu vielen anderen Sinneswahrnehmungen in der Schwerelosigkeit nicht.

Den Geschmackssinn und seine Veränderungen unter Schwerelosigkeiten hatte ich bereits erwähnt, aber wie sieht es eigentlich mit den anderen Sinnen aus? Man nimmt an, dass unter terrestrischen Bedingungen circa 40 Prozent der Sinneszellen mit der Informationsverarbeitung aus der Haut, der Muskulatur und den Gelenken beschäftigt sind, um Lage und Bewegungsabläufe im Raum zu kontrollieren. Weitere 30 Prozent setzen sich mit visuellen Signalen und deren Analyse auseinander. Der Rest entfällt zu ungefähr gleichen Teilen auf akustische Reize und sonstige Organe. Damit wird deutlich, dass unser Gehirn zu einem ganz wesentlichen Teil mit kinästhetischen Aufgaben ausgelastet ist, also solchen, die sich auf die Bewegungsempfindung im Raum und visuelle Bildverarbeitung beziehen. Insofern verwundert es nicht, dass in der Embryonalentwicklung die Bewegungsempfindung vor allen anderen Sinnessystemen wie dem Hören, Schmecken, Riechen seine Funktionstätigkeit aufnimmt, und zwar bereits in der siebten Schwangerschaftswoche. Zu diesem Zeitpunkt ist der Embryo noch nicht einmal zwei Zentimeter groß. Das unterstreicht die offensichtliche Bedeutung der Raumempfindung für das Leben an sich. Ohne dieses Sinnessystem ist keine zielgerichtete Bewegung möglich, weder vor noch nach der Geburt. Selbst die Entwicklung der inneren Organe ist zu diesem Zeitpunkt noch nicht abgeschlossen. Dieser Schritt vollzieht sich in der neunten Schwangerschaftswoche und leitet die fötale Entwicklung ein. Das auditive Sinnessystem nimmt seine Funktion im Übrigen erst in der 24. Schwangerschaftswoche auf, das Gleichgewichtsorgan in der 25. Schwangerschaftswoche und das visuelle System ist gar erst im vierten Lebensjahr nach der Geburt voll einsatzfähig.

Unterstützt wird der Tastsinn durch ein feines Haarkleid, das beim Erwachsenen circa fünf Millionen Haare zählt.

Damit ist es zu dünn, um wie früher in unserer Entwicklungsgeschichte zur Thermoregulation dienen zu können, aber es kann tastsensible Funktionen übernehmen. Da ein Haarfollikel mit durchschnittlich 50 verschiedenen Tastsinnrezeptoren versehen ist, ergeben sich rechnerisch circa 250 Millionen Rezeptoren in der Haut. Hinzukommen circa 200 Millionen freie Nervenendungen, die circa zehn verschiedene Modalitäten unterscheiden können. Ein gigantisches nervales *body wide web*, was unter anderem in der Lage ist, den applizierten Druck, die Hauttemperatur oder die Hautverformungen zu erkennen. Man schätzt allein die Sensoren, die die Hautverformungen erfassen können, auf circa 60 Millionen. Der Normalbürger ist zwar nicht so empfindlich wie die Prinzessin auf der Erbse in Hans Christian Andersens gleichnamigem Märchen, aber auf der Stirn beispielweise nehmen wir Berührungen wahr, die deutlich unter einem Tausendstel Gramm liegen.

Insgesamt schätzt man die Anzahl der sensorischen Zellen auf fast eine Milliarde. Dieser ganze Hintergrund, die besondere Rolle der Haut, des Gleichgewichtsorgans und des visuellen Systems erklären, warum der plötzliche Wegfall vielfältiger Stimuli im All, die *sensory deprivation*, für das zentrale Nervensystem ein massives Problem darstellt. Nicht ohne Grund wurden in den *Geschichten vom Piloten Pirx* des Science-Fiction-Autors Stanisław Lem die Pilotenanwärter nach einem schon sehr anspruchsvollen Auswahlverfahren noch dem ultimativen Stresstest für ihre Eignung unterzogen. Sie wurden der sensorischen Deprivation in einem absolut schalldichten Isolationstank ohne

Licht ausgesetzt, freischwebend in einem hochprozentigen Salzwasserbad wie im Toten Meer, bei einer Wassertemperatur, in der der Mensch weder schwitzt noch friert. Dort erfährt er zunächst einen Zustand der Entspannung, der sich mit zunehmender Expositionszeit zu einem Horrortrip entwickelt, bevor es ihm gelingt, den Wahnvorstellungen zu entkommen. Lems Protagonist, der Antiheld Kadett Pirx, besteht diese Prüfung der Anwärter am besten, so dass ihm ein besonderes Praktikum auf einer Raumstation auf der Mondrückseite angeboten wird.

Die *sensory* oder *stimulus deprivation* im All sind nicht so weitreichend wie im Immersionstank des Kadetten Pirx, weil hier in der ISS der Astronaut nicht von allen Außenreizen ausgeschlossen und unser Gehirn so plastisch in seiner Funktionsweise ist, dass es bereits nach ein paar Tagen gelernt hat, Sinneseindrücke neu zu bewerten. So lassen beispielweise in der Folge die Symptome der *space motion sickness* nach beziehungsweise verschwinden ganz. Um in der ersten Anpassungsphase nicht zu sehr unter den Symptomen der Raumkrankheit zu leiden, können die Astronauten an Bord der ISS im Notfall auch auf Medikamente wie Scopolamin zurückgreifen, ein klassisches Mittel gegen Reisekrankheit auch auf der Erde. Dieses Medikament macht allerdings als Nebenwirkung müde, deshalb nehmen die Astronauten üblicherweise gleichzeitig Amphetamin ein, was die Wachheit und den Antrieb fördert.

Wesentlich komplizierter verhält es sich mit dem sogenannten *spaceflight associated neuro-ocular syndrome*, kurz SANS genannt. Eine Erkrankung, für die es noch keine geeignete Präventionsmaßnahme gibt. SANS wird insbesondere bei längeren Weltraummissionen beobachtet. Worum handelt es sich? Das Krankheitsbild ist bislang nicht vollständig geklärt. Symptome sind eine Zunahme des Drucks im Hirn, eine gestörte Zirkulation des Liquors im Hirn, einer im Gehirn und Rückenmark vorkommenden zirkulierenden, wasserklaren, protein- und zellarmen Körperflüssigkeit und eine mögliche Kompression der Sehnerven, die sich bei einigen Astronauten nach Rückkehr von einem Langzeitaufenthalt auf der ISS durch eine Einschränkung der Sehkraft geäußert hat. Eine aktuelle Hypothese ist, dass die Entwicklung von SANS mit dem *fluid shift* unter Schwerelosigkeit zur oberen Körperhälfte hin zu tun hat. Die Ursachen für eine Einschränkung der Sehkraft oder die Ödembildung im Gehirn muss aber geklärt werden, bevor Astronauten zu noch viel längeren Reisen ins All aufbrechen können. Weltweit gehen verschiedene Forschungsgruppen dieser Fragestellung zurzeit nach – wir auch.

Wenn der deutsche Astronaut Matthias Maurer im Herbst dieses Jahres zu seinem Raumflug startet, wird er nicht nur Ragout vom Reh und saarländische Kartoffelklöße im Gepäck haben, sondern auch ein Stirnband mit einem integrierten Wärmefluss-Sensor von der Charité in Berlin, genannt *Thermo-Mini*. Bei vorangegangenen Raumfahrtmissionen haben wir erstaunlicherweise festgestellt, dass in den ersten zwei Monaten im All die Körperkerntemperatur sukzessive um mehr als ein Grad Celsius ansteigt und auf diesem Niveau bis Ende der üblicherweise halbjährigen Missionen verbleibt. Es gibt erste Hinweise darauf, dass parallel zu diesem Anstieg der Körperkerntemperatur bestimmte biochemische Marker im Blut, die typisch für chronische Entzündungen sind, bei den Astronauten erhöht sind. Dies könnte dazu führen, dass die Zellmembranen im zentralen Nervensystem durchgängiger werden, was dann die Entwicklung von Ödemen im Nervengewebe begünstigt. Da das Gehirn wegen seines knöchernen Schädels in seiner Ausdehnung begrenzt ist, würde dies einen Anstieg des Hirndrucks zur Folge haben. Davon wiederum bliebe der Sehnerv nicht unbeeinflusst. Denn dieser zieht vom hinteren Augapfel durch eine schmale Öffnung im Schädel ins Gehirn. Eine auch nur geringfügige Druckerhöhung im Gehirn würde an dieser Eintrittsstelle leicht den Sehnerv schädigen. Der von uns gleichzeitig beobachtete Anstieg chronischer Entzündungsparameter könnte unter anderem darauf zurückzuführen sein, dass die Astronauten auf der ISS einer deutlichen höheren Strahlenbelastung ausgesetzt sind als auf der Erde. Wie SANS ist dies ein sehr ernstes Problem für Langzeitaufhalte im All, und obgleich die Gefahr seit den ersten Tagen der Raumfahrt bekannt ist, eine richtig praktikable Lösung hat man bislang noch nicht gefunden.

Diesem gravierenden Problem der Strahlenbelastung und seiner Effekte wollen wir uns am Ende jetzt noch zuwenden. Die Effekte der Strahlenbelastung für die Astronauten lassen sich operationell in Kurzzeit- und Langzeiteffekte aufteilen. Grundlage für beide ist die Bildung hochreaktiver freier Radikale, chemischer Elemente, die sehr reaktionsfreudig sind und die wir schon im Hochgebirge kennengelernt hatten. Auch hier trägt die Strahlung zu der vermehrten Bildung von freien Radikalen bei. Darüber hinaus kann die Strahlung in den Zellen, insbesondere an der DNA und Kontrollmolekülen, Schäden hervorrufen. Zu den Kurzzeiteffekten zählt man die Strahlenkrankheit. Sie beinhaltet Symptome wie Übelkeit, Erbrechen, Diarrhöe, verminderte Blutzellzahl, Blutungen bis hin zum Tod, je nach Stärke der erlittenen Dosis. Die Langzeiteffekte beruhen auf einer strahlenbedingten Schädigung der DNA, was zu unkontrolliertem Zellwachstum und letztlich zu Krebs führen kann.

Unter irdischen Bedingungen bekommt ein Bewohner in Deutschland jährlich rund ein bis zwei Millisievert (mSv) an natürlicher Hintergrundstrahlung ab. Zu dieser natürlichen Belastung kommt eine mittlere zivilisationsbedingte Strahlenexposition von jährlich rund 1,8 mSv. Diese zusätzliche Strahlenbelastung setzt sich aus medizinischen Untersuchungen, den Atombombenfallouts der fünfziger und sechziger Jahre und den Folgen der Katastrophen in den Atomkraftwerken von Tschernobyl in Russland 1986 und von Fukushima in Japan 2011 zusammen. So kommt man in Deutschland auf eine mittlere Strahlenexposition aus natürlichen und zivilisationsbedingten Quellen von etwa vier mSv pro Jahr. Das »Sievert« ist in der Strahlenbiologie eine Maßeinheit, mit der die biologische Wirkung der radioaktiven Strahlung auf Menschen, Tiere oder Pflanzen angegeben wird. Da eine Strahlenbelastung von einem Sievert bereits eine sehr hohe Strahlendosis für biologische Systeme darstellt, erfolgen üblicherweise die Dosisangaben in Tausendstel Sievert (Millisievert, mSv). Laut Strahlenschutzverordnung darf die Bevölkerung in Deutschland durch die

Nutzung von radioaktiven Stoffen mit maximal 1 Millisievert pro Jahr zusätzlich belastet werden. Aus beruflichen Gründen, so beispielweise bei Röntgenärzten, darf diese Strahlendosis bei maximal 20 Millisievert pro Jahr liegen. Zum Vergleich: Die Arbeiter in Fukushima waren mindestens der beinahe zehnfachen Dosis (170 mSv) ausgesetzt. Exposition von einem bis sechs Sievert führen zu Übelkeit, Erbrechen, Fieber und Haarausfall. Bei 5 bis 20 Sievert treten bereits Schock und Blutungen auf, und bei mehr als 20 Sievert tritt der Tod innerhalb von zwei Tagen ein. Rechnet man die Strahlungsbelastung auf den Tag um, so erhält jeder Mensch auf der Erde durchschnittlich eine Strahlendosis von etwa 0,0025 bis 0,005 Millisievert. Auf der Internationalen Raumstation ISS in 400 km über der Erde fehlen weitgehend die schützenden Mechanismen der Erdatmosphäre und des Magnetfeldes vor der kosmischen Strahlung. Deshalb bekommen Astronauten deutlich mehr Strahlung ab: durchschnittlich 0,8 mSv pro Tag. Das Strahlungsrisiko für die Astronauten ist demnach höher und steigt beträchtlich an, wenn der Astronaut den erdnahen Raum verlässt und sich zum Beispiel auf dem Mond aufhält. Nach neuesten Ergebnissen der chinesischen Mondsonde »Chang'e 4« ist die Strahlungsdosis dort nochmals zehnmal höher als auf der Raumstation ISS.

Und all das sind die Strahlungswerte in ruhigen Sonnenphasen, ohne das Auftreten von Eruptionen auf der Sonne, die gegebenenfalls, wenn auch selten, die Strahlenbelastung vervielfachen können. Was also gedenkt man zu tun gegen die Auswirkungen der Strahlung? Als pharmakologischer

Strahlenschutz stehen Radikalfänger sowie neuartige radioprotektive Wirkstoffe zur Verfügung. Außerdem gibt es inzwischen Wirkstoffe, die die Umwandlung einer bereits strahlengeschädigten Zelle in kanzeröse Zellen verhindern. Auf technischer Seite stellt die Schutzhülle des Raumschiffs oder der Station eine Möglichkeit dar, um Strahlenschutz für die Astronauten zu gewährleisten. Da das Gros der Gefährdung von hochenergetischen solaren Partikeln ausgeht, die sich mit Sublichtgeschwindigkeit bewegen, könnte außerdem ein satellitengestütztes Frühwarnsystem eingesetzt werden. Im Falle eines solaren Ereignisses wie einer Eruption würde diese Gefährdung nahe der Sonne erkannt und die Nachricht an die Crew an Bord eines Raumschiffes oder einer Station mit Lichtgeschwindigkeit übermittelt werden. So könnte Zeit für die Besatzung gewonnen werden, besonders strahlengeschützte Räume aufzusuchen.

Weitere technische Ansätze wären spezielle Materialen, die die Strahlung effizient abschirmen, oder der zusätzliche Einsatz von abschirmenden, magnetischen Feldern, was allerdings viel Energie kostet. Neue supraleitende Magnetspulen, die keiner Tiefstkühlung mehr bedürfen, zeigen erste erfolgsversprechende Resultate im Labor. Unterirdische Bunkeranlagen auf dem Mond und Mars könnten sicherlich den besten Strahlungsschutz bieten, und Außeneinsätze müssten auf das Notwendigste beschränkt werden.

Bevor solche Stationen Realität werden, wird man Langzeiterfahrungen auf einer um den Mond kreisenden Station sammeln, die den Namen *Gateway* tragen wird. Wenn die Messungen zur Körperkerntemperatur mit Matthias

Maurer auf der ISS Ende dieses Jahres erfolgreich verlaufen, dann könnte in der Mitte bis zum Ende dieses Jahrzehnts *Thermo-Mini* mit auf die Reise zum Mond gehen. Die Planungen hierzu sind vorangeschritten. Dann wäre ich wieder auf der Rückseite des Mondes gelandet.

Die erste Kontaktaufnahme mit der Rückseite war ja persönlich eine ziemliche Bruchlandung geworden. Aber es zeigt sich, aus solchen Ereignissen ist so viel mehr zu lernen als aus Erfolgen. Um aus dem Scheitern allerdings wirklich »gescheiter« herauszukommen und nicht gleich wieder unterzugehen, bedarf es gerade in extremen Umwelten einer verantwortungsvollen, umfassenden Vorbereitung. Eingedenk der Tatsache, dass komplexen Aufgaben besonders in extremen Umwelten immer ein hohes Risiko des Scheiterns innewohnen, folgt man in der britischen Armee den, zugegebenermaßen etwas derben, sieben *P's: Proper Planning and Preparation Prevents Piss Poor Performance.*

Denn in extremen Umwelten – heiß, kalt, hoch –, so viel sollte klargeworden sein, endet ein Scheitern schnell tödlich. Hier lauten die entscheidenden Fragen deshalb: Wie lässt sich die Gefahr des Scheiterns verringern oder gar vermeiden? Und was ist zu tun, wenn es dennoch eintritt? Es sind diese Fragen, die eine (meine) Beschäftigung mit extremen Umwelten antreiben, denen wir uns aber auch als Gesellschaft immer dringender stellen müssen. Hier stehen der Klimawandel und seine Auswirkungen an erster Stelle. Denn erst die Antworten darauf werden darüber entscheiden, ob wir eine Zukunft haben und wie hell oder düster diese Zukunft aussehen wird. Deshalb dieses Buch.

Danksagung

Zunächst möchte ich meiner Familie danken. Meine Frau Luise hat auch dieses Buchprojekt kritisch, liebevoll begleitet, und meine Söhne Leonard, Maxim und Arthur haben mir zahlreiche Anregungen zum Thema aus den neuen Medien zukommen lassen. Meinen Geschwistern Martin und Ulrike danke ich für ihr großes Verständnis, wenn ich mal wieder gar nichts von mir habe hören lassen und sie umso interessierter waren, wenn es dazu kam – das berührte mich. Meiner Agentin Dr. Frauke Lindemann danke ich ein weiteres Mal für das richtige Gespür, dass das Thema in anderer Form etwas werden könnte. Meinem Lektor Dr. Rüdiger Dammann vom S. Fischer Verlag bin für die ganz ausgezeichnete, intensive Zusammenarbeit und die anregenden Diskussionen über Format, Inhalt und Ausrichtung des Buches zu tiefem Dank verpflichtet. Dann danke ich natürlich all jenen, die in den zurückliegenden Jahren durch ihre Kommentare und Hinweise in vielfältiger Weise zum Buch beigetragen haben. Allen voran Prof. Karl Kirsch und Prof. Lothar Röcker, Prof. Alexander Choukèr, Prof. Egon Humpeler, Prof. Wolfgang Schobersberger und Prof. Claus Behn in Chile sowie meinem Team am Institut für Physiologie an der Charité in Berlin. Hier danke ich meiner umsichtigen und unermüdlich genauen Sekretärin Felicitas Kern und meinen zum Teil langjährigen wissenschaftlichen Mitarbeiterinnen und Mitarbeitern Katharina Brauns, Dorothée Grevers, Camilla

Kienast, Dr. Martina Maggioni, Dr. Oliver Opatz, Stefan Mendt, Alain Riveros, Dr. Mathias Steinach, Dr. Alexander Stahn, Dr. Andreas Werner, Annika Werner und Magdalena Wypukol sowie auf technischer Seite Brigitte Bünsch, Bärbel Himmelsbach, Björn Hoffmann und Sylvia Plog. Besonderer Dank gilt auch den Mitgliedern des Zentrums für Weltraummedizin und extreme Umwelten, hier stellvertretend Prof. Blottner, Prof. Habazettl und ihren Teams sowie den zahlreichen Personen, die sich so bereitwillig für die humanphysiologischen Versuche auf der Erde und im All zur Verfügung stellten. Der deutschen Agentur für Luft- und Raumfahrt, speziell Dr. Peter Gräf, Dr. Markus Braun, Dr. Christian Rogon und Dr. Katrin Stang, danke ich für die finanzielle Unterstützung zahlreicher Forschungsvorhaben auf der Erde und im All, der Deutschen Forschungsgemeinschaft (DFG) für die Förderung von exotischen Themen wie der Paläophysiologie und hochaktueller Forschungen zum Einfluss des Klimawandels auf die Gesundheit und Produktivität der Bevölkerung in der Subsahara, dem Deutschen Akademischen Austauschdienst (DAAD) und dem High-End Foreign Experts Recruitment Program der Volksrepublik China für die finanzielle Unterstützung von Gastprofessuren in Südamerika und Asien. Und nicht zuletzt danke ich einmal der Charité-Universitätsmedizin Berlin und Studentinnen und Studenten der Humanmedizin für den stetigen, hinterfragenden Gedankenaustausch. Ein Engagement und Interesse, das letztlich in der Medizinerausbildung an der Charité zur Etablierung des Moduls M24 »Der Mensch in extremen Umwelten« geführt hat – was mich besonders freut.

Ausgewählte Literatur

Adolph, E. F., Physiology of man in the desert. New York: Interscience; 1947.

Ames, B. N., Cathcart, R., Schwiers, E., Hochstein, P., Uric acid provides an antioxidant defense in humans against oxidant- and radical-caused aging and cancer: a hypothesis. Proc Natl Acad Sci USA 1981;78:6858–62.

Angeli, A., Minetto, M., Dovio, A., Paccotti, P., The overtraining syndrome in athletes: a stress-related disorder. J Endocrinol Invest 2004 June;27(6):603–12.

Arad, Z., Water relations and resistance to desiccation in three Israeli desert snails, Eremina desertorum, Euchondrus desertorum and Euchondrus albulus. J Arid Environ. 1993; 24: 387–95.

Astrand, P.-O., Rodahl, K., Textbook of work physiology. McGraw-Hill; 1977.

Bar-Or, O., Effects of age and gender on sweating pattern during exercise. Int. J. Sports Med. 1998; 19 (Suppl. 2): S106–7.

Barger, L. K., Lockley, S. W., Rajaratnam, S. M., Landrigan, C. P., Neurobehavioral, health, and safety consequences associated with shift work in safety-sensitive professions. Curr Neurol Neurosci Rep 2009, March;9(2):155–64.

Bärtsch, P., Saltin, B., General introduction to altitude adaptation and mountain sickness. Scand J Med Sci Sports 2008;18(s1):1–10.

Beall, C. M, Cavalleri, G. L., Deng, L., Elston, R. C., Gao, Y., Knight, J. et al., Natural selection on EPAS1 (HIF2α) associated with low hemoglobin concentration in Tibetan highlanders. Proc Natl Acad Sci 2010;107:11459–64.

Behn, C., Araneda, O. F., Llanos, A. J., Celedón, G., González, G.,

Hypoxia-related lipid peroxidation: evidences, implications and approaches. Respir Physiol Neurobiol 2007, September 30;158(2–3):143–50.
Berry, H. L., Bowen, K., Kjellstrom, T., Climate change and mental health: a causal pathways framework. Int. J. Public Health 2010; 55(2):123–32.
Binder, A. B., Gunga, H.-C., Young thrust-fault scarps in the highlands: evidence for an initially totally molten moon. Icarus 1985;63:421–41.
Bjornerud, M., Zeitbewusstheit. Geologischen Denken und wie es helfen könnte, die Welt zu retten. MSB Matthes & Seitz, Berlin; 2020.
Blixen, K., Afrika – dunkel lockende Welt. Manesse 1986.
Bouvier, A., Wadhwa, M., The age of the Solar System redefined by the oldest Pb-Pb age of a meteoritic inclusion. Nat Geosci 2010;3:637–41.
Boyd, R., Silk, J. B., How humans evolved. Norton 1997.
Brasier, M., McLoughlin, N., Green, O., Wacey, D., A fresh look at the fossil evidence for early Archaean cellular life. Philos Trans R Soc B 2006;361:887–902.
Briggs, E. G., Crowther, P. R., Palaeobiology, a synthesis. Blackwell Science; 1990.
Bryson, B., Eine kurze Geschichte des menschlichen Körpers. Goldmann; 2019.
Burtscher, M., Bachmann, O., Hatzl, T., Hotter, B., Likar, R., Philadelphy, M. et al., Cardiopulmonary and metabolic responses in healthy elderly humans during a 1-week hiking programme at high altitude. Eur J Appl Physiol 2001;84(5):379–86.
Cairns, S. P., Lactic acid and exercise performance: culprit or friend? Sports Med 2006;36(4):279–91.
Canup, R. M, Righter, K., Origin of the Earth and Moon. Tucson, AZ: University of Arizona Press; 2000.
Cheung, S. S., Advanced environmental exercise physiology. Human Kinetics; 2010.

Chouker, A. (Ed), Stress Challenges and Immunity in Space. From Mechanisms to Monitoring and Preventive Strategies. Springer; 2020.
Coste, O., Beaumont, M., Batéjat, D., Beers, P. V., Touitou, Y., Prolonged mild hypoxia modifies human circadian core body temperature and may be associated with sleep disturbances. Chronobiol Int 2004, May;21(3):419–33.
Crawshaw, L. I., Wallace, H. L., Dasgupta, S., Thermoregulation. In: Auerbach, P. S. (Ed), Wilderness medicine. 5th ed. Philadelphia: Mosby Elsevier; 2007. p. 110–24.
Cross, D. L., The influence of physical fitness training as a rehabilitation tool. Int J Rehabil Res 1980;3(2):163–75.
Czeisler, C. A., Moore-Ede, M. C., Coleman, R. H., Rotating shift work schedules that disrupt sleep are improved by applying circadian principles. Science 1982, July 30;217(4558):460–3.
de Duve, C., Ursprung des Lebens. Präbiotische Evolution und die Entstehung der Zelle. Heidelberg, Berlin, Oxford: Spektrum; 1994.
de Leeuw, N. H., Catlow, C. R. A, King, H. E., Putnis, A., Muralidharan, K., Deymier, P., Stimpfl, M., Drake, M. J., Where on Earth has our water come from? Chem Commun 2010;46:8923–5.
Denton, D., The hunger for salt. Berlin, Heidelberg, New York: Springer-Verlag; 1982.
Di Prampero, P. E., Boutellier, U., Pietsch, P., Oxygen deficit and stores at onset of muscular exercise in humans. J Appl Physiol 1983 July;55(1 Pt 1):146–53.
Diamond, J., Arm und Reich. Frankfurt / Main: S. Fischer; 1998.
Dunne, J. P., Stouffer R. J., John, J. G., Reductions in labour capacity from heat stress under climate warming. Nat. Clim. Change 2013; 3(6): 563–6.
Eaton, S. B., Konner, M., Paleolithic nutrition – a consideration of its nature and current implications. N Engl J Med 1985;312:283–9.

Economos, A. C., The largest land mammal. J Theor Biol 1981;89:211–5.
Edholm, O. G., Man – Hot and Cold. London: Edward Arnold Ltd., 1978.
European Space Agency, Exobiology in the solar system & the search for life on Mars. Report from the ESA exobiology team study 1997–1998. European Space Agency; 1999
Falk, B., Dotan, R., Children's thermoregulation during exercise in the heat: a revisit. Appl. Physiol. Nutr Metab. 2008; 33(2): 420–7.
Fitzsimons, J. T., The physiology of thirst and sodium appetite. Cambridge University Press; 1979.
Folk, G. E., Semken, H. A., The evolution of sweat glands. Int. J. Biometeorol. 1991; 35(3): 180–6.
Folk, G. E., Textbook of environmental physiology. Philadelphia: Lea & Febiger, 1974.
Frasnelli, J., Wir riechen besser, als wir denken: Wie der Geruchssinn Erinnerungen prägt, Krankheiten vorhersagt und unser Liebesleben steuert. Molden Verlag; 2019.
Fumagalli, M., O'Meara, J. M., Prochaska, J. X., Detection of pristine gas two billion years after the Big Bang. Science 2011;334:1245–9.
Gaffin, S. L., Moran, D. S., Pathophysiology of heat-related illness. In: Auerbach, P. S. (Ed).
Wilderness medicine. 5th ed. Philadelphia: Mosby Elsevier; 2007. p. 228–68.
Gagnon, D., Jay, O., Lemire, B., Kenny, G. P., Sex-related differences in evaporative heat loss: the importance of metabolic heat production. Eur J Appl Physiol 2008; 104(5): 821–9.
Ganten, D., Spahl, T., Deichmann, T., Die Steinzeit steckt uns in den Knochen: Gesundheit als Erbe der Evolution. 2nd ed. München: Piper; 2009.
Gauer, O. H., Henry, J. P., Neurohormonal control of plasma volume. Int Rev Physiol 1976; 9:145–90.

Budde, G., Burkhardt, C., Kleine, T., Molybdenum isotopic evidence for the late accretion of outer Solar System material to Earth. In: Nature Astronomy. Online-Veröffentlichung vom 20. Mai 2019, doi:10.1038/s41550-019-0779

Glaw, F., Köhler, J., Townsend, T. M., Vences, M., Rivaling the world's smallest reptiles: discovery of miniaturized and microendemic new species of leaf chameleons (Brookesia) from Northern Madagascar. PLoS ONE 2012;7(2):e31314.

Gomez, C. R., Disorders of body temperature. In: Handbook of clinical neurology. Vol. 120: Neurologic aspects of systemic disease Part II, Elsevier, 2014, 947–57.

Greie, S., Humpeler, E., Gunga, H.-C., Koralewski, E., Klingler, A., Mittermayr, M., Fries, D., Lechleitner, M., Hoertnagl, H., Hoffmann, G,. Strauss-Blasche, G., Schobersberger, W., Improvement of metabolic syndrome markers through altitude specific hiking vacation. J Endocrinol Invest 29: 497–504, 2003.

Greiffenhagen, M. (Hrsg.), Pfarrerskinder. Autobiographisches zu einem protestantischen Thema. Kreuz Verlag; 1982.

Grocott, M. P., Martin, D. S., Wilson, M. H., Mitchell, K., Dhillon, S., Mythen, M. G, et al., Caudwell xtreme Everest expedition. High Alt Med Biol 2010;11(2):133–7.

Grossman, S. P., Thirst and sodium appetite. Academic Press; 1990.

Groß, M., Exzentriker des Lebens. Zellen zwischen Hitzeschock und Kältestreß. Spektrum Akademischer Verlag; 1997.

Gunga, H.-C., Human physiology in extreme environments. American Academic Press, Elsevier 2021. 2. Edition

Gunga, H.-C., Am Tag zu heiß und nachts zu hell. Rowohlt; 2019.

Gunga, H.-C., Nathan Zuntz. His Life and Work in the Fields of High Altitude Physiology and Aviation Medicine. American Physiological Society, Elsevier, 2009.

Gunga, H.-C., Kirsch, K. A., Röcker, L., Kohlberg, E., Tiedemann, J., Steinach, M. et al., Erythropoietin regulations in

humans under different environmental and experimental conditions. Resp Physiol Neurobiol 2007;158:287–97.
Gunga, H-C., Steinach, M., Wärmehaushalt und Temperaturregulation. In: Speckmann, H., Hescheler, J., Köhling, R. (Eds.), Physiologie. 7. Auflage Elsevier; 2019, 625–652.
Gunga, H.-C., Rice, L., Neocytolisis on descending the mountain and ascending into space. Acta Physiol. (Oxf) 2021, May 16; e13676; doi:10.1111/alpha
Gunga, H.-C., Suthau, T., Bellmann, A., Friedrich, A., Schwanebeck, T., Stoinski, S., Trippel, T., Kirsch, K., Hellwich, O., Body mass estimations for Plateosaurus engelhardti using laser scanning and 3D reconstruction methods. Naturwissenschaften 2007;94:623–30.
Gunga, H.-C., Suthau, T., Bellmann, A., Stoinski, S., Friedrich, A., Trippel, T., Kirsch, K., Hellwich, O., A new body mass estimation of Brachiosaurus brancai Janensch, 1914 mounted and exhibited at the Museum of Natural History (Berlin, Germany). Fossil Rec 2008;11:33–8.
Gunga, H.-C., Weller-Ahlefeld, V., Appell Coriolano, H. J., Werner, A., Hoffmann, U., The cardiovascular system, red blood cells and oxygen transport in space. Springer Briefs; 2016.
Gunga, H.-C., Sandsund, M., Reinertsen, R., Sattler, F., Koch, J., A non-invasive device to continuously determine heat strain in humans. J. Therm. Biol. 2008; 33(5): 297–307.
Günther, B., Morgado, E., Kirsch, K., Gunga, H.-C., Gravitational tolerance and size of Brachiosaurus brancai. Mitteilungen aus dem Museum für Naturkunde in Berlin. Geowiss Reihe 2002;5:263–7.
Gunz, P., Neubauer, S., Falk, D., Tafforeau, P., Le Cabec, A., Smith, T. M., Kimbel, W. H., Spoor, F., Alemseged, Z., Australopithecus afarensis endocasts suggest ape-like brain organization and prolonged brain growth. Science Advances 6 (14): eaaz4729. DOI: 10.1126/sciadv.aaz4729
Haber, H., Unser blauer Planet. rororo; 1967.

Hackett P., Roach R., High-altitude medicine. In: Auerbach P., editor, Wilderness medicine. Philadelphia: Mosby-Elsevier; 2007; 2–36.

Hackett PH, Rennie D, Levine HD, The incidence, importance, and prophylaxis of acute mountain sickness. Lancet 1976, November 27;2(7996):1149–55.

Hardy, R. N., Temperature and animal life. London: Edward Arnold Ltd.; 1979.

Havenith, G., Fogarty, A., Bartlett, R., Smith, C. J., Ventenat, V., Male and female upper body sweat distribution during running measured with technical absorbents. Eur J Appl Physiol 2008; 104(2): 245–55.

Haynes, G., The early settlement of North America: the Clovis era. Cambridge: Cambridge University Press; 2002.

Heath, D., Williams, D. R., Man at high altitude: pathophysiology of acclimatization and adaptation. Churchill Livingstone; 1981.

Hoad, R., Moore, P., The world's toughest endurance challenges. Bloomsbury; 2012.

Hochachka, P. W., Gunga, H.-C., Kirsch, K., Our ancestral physiological phenotype: an adaptation for hypoxia tolerance and for endurance performance? Proc Natl Acad Sci 1998;95(4):1915–20.

Hochachka, P. W., Somero, G. N., Biochemical adaptation. Princeton University Press; 1984.

Hölder, H., Geologie und Paläontologie in Texten und ihrer Geschichte. Freiburg, München. Verlag Karl Alber; 1960.

Holloszy, J. O., Coyle, E. F., Adaptations of skeletal muscle to endurance exercise and their metabolic consequences. J Appl Physiol 1984 April;56(4):831–8.

Hultgren, H. N., High altitude medicine. Hultgren Publications Stanford; 1997.

Hiebl, I., Schneeganß, D., Braunitzer, G., High-altitude respiration of birds. The primary structures of the alpha D-chains of the Bar-headed Goose (Anser indicus), the Greylag Goose

(Anser anser) and the Canada Goose (Branta canadensis). In: Biological Chemistry Hoppe-Seyler. Band 367, Nummer 7, Juli 1986, ISSN 0177–3593, S. 591–599, PMID 3755960.

Janvier, P., Clément, G., Muddy tretrapod origins. Nature 2010;463:40–1.

Järvelä, I., Torniainen, S., Kolho, K.-L., Molecular genetics of human lactase deficiencies. Ann Med 2009;41:568–75.

Jelkmann, W., Regulation of erythropoietin production. J Physiol 2011, March 15;589(Pt 6):1251–8.

Jessen, C., Temperature regulation in humans and other mammals. Berlin / Heidelberg: Springer, 2001.

Jiricka, M. K., Activity tolerance and fatigue. In: Porth, C. M., Matfin, G. (Eds), Pathophysiology concepts of altered health states. 8th ed. Wolters Kluwer Health / Lippincott Williams & Wilkins; 2009. p. 231–51.

Jones, S., Martin, R., Pilbeam D., The Cambridge encyclopedia of human evolution. New York: Cambridge University Press; 1992.

Jordan, T. H., Structural geology of the Earth's interior. Proc Natl Acad Sci 1979;76:4192–200.

Joyce, G. F., The antiquity of RNA-based evolution. Nature 2002;418:214–21.

Kamler, K., Extreme survival. London: Robinson; 2004.

Kenefick, R. W., Leon L. R., Pathophysiology of heat-related illnesses. In: Auerbach, P. S. (Ed.), Wilderness medicine. Philadelphia: Elsevier, 2012; 215–31.

Kirsch, K., Gunga, H.-C., Der Mensch in extremen Umwelten, 100 Jahre Urania Berlin (Festschrift) 1988; 155–161.

Kirsch, K., Thermoregulation und cardiovasculäre Adaptation. Der Kassenarzt 1979; 19(1): 31–5.

Kjellstrom, T., Friel, S., Dixon, J., Corvalan, C., Rehfuess, E., Campbell-Lendrum, D., Gore, F., Bartram, J., Urban environmental health hazards and health equity. J. Urban Health 2007; 84 (3 Suppl.): i86–97.

Kleiber, M., The fire of life: an introduction to animal energetics. New York: Wiley, 1961.
Klein, N., Remes, K., Gee, C.T., Sander, P.M., Biology of the sauropod dinosaurs. Understanding the life of giants. Bloomington, Indianapolis: Indiana University Press; 2012.
Kolbert, E., The sixth extinction. Picador; 2014.
Krause J., Die Reise unserer Gene. Eine Geschichte über uns und unsere Vorfahren. Propyläen; 5. Auflage 2019.
Kreher, J.B., Schwartz, J.B., Overtraining syndrome: a practical guide. Sports Health 2012 March;4(2):128–38.
Kunsch, K., Der Mensch in Zahlen. G. Fischer;1997.
Kunsch, K., Kunsch, S., Der Mensch in Zahlen: eine Datensammlung in Tabellen mit über 20 000 Einzelwerten. München: Spektrum, Akademischer Verlag; 2007.
Lambert, D., The diagram group. The field guide to early man. New York: The Diagram Visual Information Ltd.; 1987.
Lang, K.R., The Cambridge guide to the solar system. Cambridge: Cambridge University 2. Ed.; 2011.
LaPlante, M.D., Superlative. The biology of the extremes. BenBella Books, Inc.; 2019.
Leakey, R., Die ersten Spuren. Über den Ursprung des Menschen. C. Bertelsmann; 1997.
Leakey, M.D., Hay, R.L., Curtis, G.H., Drake, R.E., Jackes, M.K., White, T.D., Fossil hominids from the Laetoli Beds. Nature 1976;262:460–6.
Lem, S., Pilot Pirx. Erzählungen. Suhrkamp; 2003.
Lenton, T., Watson, A., Revolutions that made the earth. Oxford University Press; 2014.
León-Velarde, F., Maggiorini, M., Reeves, J.T., Aldashev, A., Asmus, I., Bernardi, L. et al., Consensus statement on chronic and subacute high altitude diseases. High Altitude Med Biol 2005;6(2):147–57.
Levine, B.D., VO2max: what do we know, and what do we still need to know? J Physiol 2008 January 1;586(1):25–34.

Liem, K. F., Form and function of lungs: the evolution of air breathing mechanisms. Am Zool 1988;28:739–59.
Loewy, A., Mörikofer, W., Physiologie des Höhenklimas. J. Springer; 1932.
Lorente-Galdos, B., Lao, O., Serra-Vidal, G. et al., Whole-genome sequence analysis of a Pan African set of samples reveals archaic gene flow from an extinct basal population of modern humans into sub-Saharan populations. Genome Biol 20, 77 (2019). https://doi.org/10.1186/s13059-019-1684-5
Lundby, C., Millet, G. P., Calbet, J. A., Bärtsch, P., Subudhi, A. W., Does ›altitude training‹ increase exercise performance in elite athletes? Br J Sports Med 2012;46(11):792–5.
Luo, Z.-X., Yuan, C.-X., Meng, Q.-J., Ji, Q., A Jurassic eutherian mammal and divergence of marsupials and placentals. Nature 2011;476:442–5.
Mack, G. W., Nadel, E. R., Body fluid balance during heat stress in humans. In: Fregly M, Blatteis CM, editors. Handbook of physiology. Oxford: Oxford University Press; 1996. p. 187–214.
Mackenzie, D., The big splat, or how the Moon came to be. John Wiley & Sons; 2003.
Mair, J., Hammerer-Lercher, A., Mittermayr, M., Klingler, A., Humpeler, E. et al., 3-week hiking holidays at moderate altitude do not impair cardiac function in individuals with metabolic syndrome. International Journal Cardiology 2008; 23: 186–188, 2008.
McArdle, W. D., Katch, F. I., Katch, V. L., Human energy expenditure during rest and physical activity. In: McArdle WD, Katch FI, Katch VL, editors. Exercise physiology: energy, nutrition and human performance. Baltimore / Philadelphia: Lippincott Williams & Wilkins; 2007, 95–207.
Milan, F. A., The human biology of circumpolar populations. Cambridge University Press; 1980.

Mora, C., Tittensor, D. P., Adl, S., Simpson, A. G. B., Worm, B., How many species are there on Earth and in the ocean? PLoS Biol 2011;9:http://dx.doi.org/10.1371/journal.pbio.1001127.

Morbidelli, A., Chambers, J., Lunnie, J. I., Petit, J. M., Robert, F., Valsecchi, G. B., Cyr, K. E., Source regions and timescales for the delivery of water to the Earth, Meteoritics and Planetary Science 2000; 35, 1309–1329

Mortlock, D. J., Warren, S. J., Venemans, B. P., Patel, M., Hewett, P. C., McMahon, R. G. et al., A luminous quasar at a redshift of z = 7.085. Nature 2011;474:616–9.

Mueck-Weymann, M., Leichtfried, V., Schobersberger, W., Hoffmann, G., Greie, S., Reicht, I., Humpeler, E., AMAS II (Austrian Moderate Altitude II): Auswirkungen eines einwöchigen Aktivurlaubs (1700 m) in mittleren Höhen auf bio-psychologische Parameter. In: Schobersberger, W. et al., Jahrbuch 2007 der Österreichischen Gesellschaft für Alpin- und Höhenmedizin, Raggl digital graphic+print, Innsbruck 2007; 209–226.

Münker, C., Pfänder, J. A., Weyer, S., Büchl, A., Kleine,T., Mezger, K., Evolution of planetary cores and the Earth-Moon system from Nb/Ta systematics. Science 2003;301:84–7.

Nesse, R. M., Williams, G. C., Warum wir krank werden. Die Antworten der Evolutionsmedizin. C. H. Beck; 1997.

Opatz, O., Trippel, T., Lochner, A., Werner, A., Stahn, A., Steinach, M., Lenk, J., Kuppe, H., Gunga, H.-C., Temporal and spatial dispersion of human body temperature during deep hypothermia. Br. J. Anaesth. 2013; 111(5): 768–75.

Opher, M., Loeb, A., Drake, J. et al., A small and round heliosphere suggested by magnetohydrodynamic modelling of pick-up ions. Nat Astron (2020). https://doi.org/10.1038/s41550-020-1036-0

Pandolf, K. B., Sawka, M. N., Gonzalez, R. R., Human performance physiology and environmental medicine at terrestrial extremes. Indianapolis: Brown & Benchmark; 1988.

Parsons, K., Human thermal environments. London: Taylor & Francis; 2003.

Perry, S. F., Lungs: comparative anatomy, functional morphology, and evolution. In: Gans, C., Gaunt, A. S., editors. Biology of the reptilia, vol. 19, morphology G, visceral organs. Ithaca, N. Y., Society for the Study of Amphibians and Reptiles; 1998, 1–92.

Piantadosi, C. A., The biology of human survival life and death in extreme environments. Oxford University Press; 2003.

Piantadosi, C. A., Mankind beyond earth. The history, science, and future of human space exploration. Columbia University Press; 2012.

Piil, J. F., Christiansen, L., Morris, N. B., Jacob Mikkelsen, C. J., Ioannou, L. G., Flouris, A. D., Lundbye-Jensen, J., Nybo, L., Direct exposure of the head to solar heat radiation impairs motor-cognitive performance. Sci Rep, 2020; 10 (1) DOI: 10.1038/s41598-020-64768-w

Probst, E., Windolf, R., Dinosaurier in Deutschland. München: Bertelsmann; 1993.

Reich, D., Patterson, N., Kircher, M., Delfin, F., Nandineni, M. R., Pugach, I., Min-Shan Ko, A., Ko, Y.-C., Jinam, T. A., Phipps, M. E., Saitou, N., Wollstein, A., Kayser, M., Pääbo, S., Stoneking, M., Denisova admixture and the first modern human dispersals into Southeast Asia and Oceania. Am J Hum Genet 2011;89:516–28.

Richalet, J. P., Donoso, M. V., Jiménez, D., Antezana, A. M., Hudson, C., Cortès, G. et al., Chilean miners commuting from sea level to 4500 m: a prospective study. High Alt Med Biol 2002;3(2):159–66.

Rosler, K., Hoppeler, H., Conley, K. E., Claassen, H., Gehr, P., Howald, H., Transfer effects in endurance exercise. Adaptations in trained and untrained muscles. Eur J Appl Physiol Occup Physiol 1985;54(4):355–62.

Rowell, L. B., Human cardiovascular control. New York: Oxford University Press; 1993.

Sawka, M. N., Wenger, C. B., Pandolf, K. B., Thermoregulatory response to acute exercise-heat stress and heat acclimation. In: Fregly M, Blatteis CM, editors. Handbook of physiology. Oxford: Oxford University Press; 1996, 157–86.

Schmidt-Nielsen, K., Animal physiology. 5th ed. Cambridge University Press; 1997.

Schobersberger, W., Greie, S., Humpeler, E., Mittermayr, M., Fries, D. et al., Austrian Moderate Altitude Study (AMAS 2000): Erythropoietic activity and HB-O2 affinity during a 3-week hiking holiday at moderate altitude in persons with metabolic syndrome. High Altitude Medicine and Biology 6: 167–177, 2005.

Schobersberger, W., Hoffmann, G., Fries, D., Gunga, H.-C., Greie, S. et al., AMAS (Austrian Moderate Altitude Study)-2000: Effects of hiking holidays at moderate altitude on immune system markers in persons with metabolic syndrome. Pteridines 15: 149–154, 2004.

Schopf, J. W., Cradle of life: the discovery of Earth's earliest fossils. Princeton University

Schopf, J. W., Disparate rates, differing fates: tempo and mode of evolution changed from the Precambrian to the Phanerozoic. Proc Natl Acad Sci 1994;91:6735–42.

Schopf, J. W., Major events in the history of life. Jones & Bartlett Learning; 1992.

Schopf, J. W. Microfossils of the Early Archean Apex chert: new evidence of the antiquity of life. Science 1993;260:640–6.

Schroter, R. C., Robertshaw, D., Baker, M. A., Shoemaker, V. H., Holmes, R., Schmidt-Nielsen, K., Respiration in heat stressed camels. Respir. Physiol. 1987; 70(1): 97–112.

Sender, R., Fuchs, S., Milo, R., Are we really vastly outnumbered? Revisiting the ratio of bacterial to host cells in humans, Cell 2016; 164: 337-340.

Sharkey, B., Gaskill, S., Fitness and health. Champaign: Human Kinetics; 1997.

Shave, R., Franco, A., The physiology of endurance training. In: Whyte, G. (Ed). The physiology of training. Elsevier Limited; 2006. p. 61–85.
Shkolnik, A., Taylor, C. R., Finch, V., Borut, A., Why do Bedouins wear black robes in hot deserts? Nature 1980; 283(5745): 373–5.
Sinclair, W. H., Crowe, M. J., Spinks, W. L., Leicht, A. S., Prepubertal children and exercise in hot and humid environments: a brief review. J. Sports Sci. Med. 2007; 6(4): 385–92.
Sloan, A., Man in extreme environments. Springfield, IL: Charles C. Thomas; 1979.
Smith FA, Boyer AG, Brown JH, Costa DP, Dayan T, Ernest SKM, et al., The evolution of maximum body size of terrestrial mammals. Science 2010;330:1216–9.
Smith, C. J., Havenith, G., Body mapping of sweating patterns in athletes: a sex comparison. Med. Sci. Sports Exerc. 2012; 44(12): 2350–61.
Smith, C. J., Havenith, G., Body mapping of sweating patterns in male athletes in mild exercise induced hyperthermia. Eur. J. Appl. Physiol. 2011; 111: 1391–404.
Solomon, S. C., Chaiken, J., Thermal expansion and thermal stress in the Moon and terrestrial planets: clues to early thermal history. Proc Lunar Sci Conf 7th 1976;3229–43.
Spurway, N., Origins. In: Spurway N, Wackerhage H, editors. Genetics and molecular biology of muscle adaptation. London: Churchill Livingstone Elsevier; 2006, 1–23.
Staron, R. S., Human skeletal muscle fiber types: delineation, development, and distribution. Can J Appl Physiol 1997 August;22(4):307–27.
Strickberger, M. W., Evolution. 3rd ed. Sudbury, MA: Jones and Bartlett; 2000.
Suedfeld, P., Weiss, K., Antarctica natural laboratory and space analogue for psychological research. Environ Behav. 2000 Jan;32(1):7–17.

Theiss, H. D., Adam, M., Greie, S., Schobersberger, W., Humpeler, E., Franz, W. M., Increased levels of circulating progenitor cells after 1-week sojourn at moderate altitude (Austrian Moderate Altitude Study II, AMAS II). Respir Physiol Neurobiol 160: 232–238, 2008.

Tice, M. M., Lowe, D. R., Photosynthetic microbial mats in the 3,416-Myr-old ocean. Nature 2004;431:549–52.

Uhen, M. D., Evolution of marine mammals: back to the sea after 300 million years. Anat Rec (Hoboken) 2007, June;290(6):514–22.

Unknown. Report from Heidelberg. The story of the Army Air Forces Aeromedical Center in Germany 1945–1947.

Van der Bogert, C. H., Hiesinger, H., Banks, M. E., Watters, T. R., Robinson, M. S., Derivation of absolute model ages for lunar lobate scarps. Lunar Planet Sci 2012;43: 1847.

Vrba, E. S., Denton, G. H., Partridge, T. C., Burckle, L. H., Paleoclimate and evolution with emphasis on human origins. New Haven, CT: Yale University Press; 1994, 1–547.

Ward, M., Milledge, J. S., West, J. B., High altitude medicine and physiology. London: Chapman and Hall Medical; 1989.

Watson, J. W., Bolle, F., Die Welt, in der wir leben. Droemer Knaur; 1957.

Wendt, H., Ehe die Sintflut kam. Forscher entdecken die Urwelt. Stalling; 1965.

West, J. B., American medical research expedition to Everest. High Alt Med Biol 2010;11(2):103–10.

West, J. B., High altitude physiology. Hutchinson Ross; 2006.

West, J. B., High life: a history of high-altitude physiology and medicine. New York: Oxford University Press; 1998.

Westall, F., Life on the early Earth: a sedimentary view. Science 2005;308:366–7.

Winsley, R., Matos, N., Overtraining and elite young athletes. Med Sport Sci 2011;56:97–105.

Winslow, R. M., Monge, C. Hypoxia, polycythemia, and chronic

mountain sickness. Baltimore: Johns Hopkins University Press; 1987.
Wu, T. Y., Ding, S. Q., Liu, J. L., Yu, M. T., Jia, J. H., Chai, Z. C., Chen Dai, R. C., Zhang, S. L., Li, B. Y., Pan, L., Liang, B. Z., Zhao, J. Z., Qi, D. T., Sun, Y. F., Kayser, B., Who should not go high: chronic disease and work at altitude during construction of the Qinghai-Tibet railroad. High Alt Med Biol 2007;8(2):88–107.
Wu, X., Muzny, D. M., Lee, C. C., Caskey, C. T., Two independent mutational events in the loss of urate oxidase during hominoid evolution. J Mol Evol 1992;34:78–84.
Zalmout, I. S., Sanders, W. J., MacLatchy, L. M., Gunnell, G. F., Al-Mufarreh, Y. A., Ali, M. A., Nasser, A.-A. H., Al-Masari, A. M., Al-Sobhi, S. A., Nadhra, A. O., Matari, A. H., Wilson, J. A., Gingerich, P. D., New oligocene primate from Saudi Arabia and the divergence of apes and Old World monkeys. Nature 2010;466:360–4.
Zaryski, C., Smith, D. J., Training principles and issues for ultra-endurance athletes. Curr Sports Med Rep 2005 June;4(3):165–70.
Zhang, X., Liu, W., Zhao, Y., Cambrian Burgess Shale-type Lagerstätten in South China: distribution and significance. Gondwana Res 2008;14:255–62.
Zulley, J., Knab, B., Unsere innere Uhr. Herder; 2000.
Zuntz, N., Loewy, A., Müller, F., Caspari, W., Höhenklima und Bergwanderungen in ihrer Wirkung auf den Menschen. Berlin, Leipzig, Wien, Stuttgart. Deutsches Verlagshaus Bong; 1906.

Film

Jenseits von Afrika, Regie: Sydney Pollack, 1985.

Internet

http://de.wikipedia.org/wiki/Laktoseintoleranz

http://solar-center.stanford.edu/about/

http://sora.unm.edu/sites/default/files/journals/wilson/v086n04/p0461-p0462.pdf

http://www.handelsblatt.com/archiv/laengstes-offizielles-rennen-der-welt-deutscher-stellt-weltrekord-im-ultra marathon-auf/2188086.html

http://www.tagesanzeiger.ch/zuerich/region/37jaehriger-Zuercher-joggt-4988-Kilometer-in-49-Tagen/story/19261558

https://www.gesundheit.gv.at/leben/bewegung/gesunde-bewegung/extremsport-risikosport

https://www.scinexx.de/news/kosmos/heliosphaere-mischung-auscroissant-und-kugel/

https://www.bmu.de/ fileadmin/ Daten_BMU/ Download_PDF/ Klimaschutz/ hap_handlungsempfehlungen_bf.pdf

http://www.fossilmuseum.net/Tree_of_Life/Stromatolites.htm

https://www.bundesaerztekammer.de/fileadmin/user_upload/downloads/pdf-Ordner/Pressemitteilungen/20191114_Klimawandel/3_Lancet_Countdown_Policy_brief_for_Germany_German_v01b.pdf

http://www.enchantedlearning.com/subjects/astronomy/sun/

https://www.dwd.de/ DE/ leistungen/nationalerklimareport/report.html (letzter Zugriff am 19. November 2019).

http://en.wikipedia.org/wiki/Oort_cloud; 2012